生物医学数字图像处理技术

马义德　孙文灏　马玉润
廉　敬　漆云亮　刘冀钊　著

U0199989

科学出版社

北京

内 容 简 介

本书主要介绍几类常见的生物医学信息智能处理的新方法，主要针对生物细胞图像、乳腺钼靶 X 射线影像、胆囊超声影像、磁共振成像心室影像、磁共振成像脑部影像和心电信号的分析处理，以及医学图像加密等，涉及的智能信息处理方法包括脉冲耦合神经网络、活动轮廓模型、深度学习、三维重构技术、压缩感知、数学形态学、优化算法、小波理论、混沌理论等。

本书内容系统、新颖，图像类别涵盖面广，适合生物医学工程、人工智能与计算机视觉、数字图像处理等方向的高年级本科生、研究生阅读，也可供智能信息处理与软计算理论、通信工程等相关领域的研究人员参考。

图书在版编目（CIP）数据

生物医学数字图像处理技术 / 马义德等著. —北京：科学出版社，2024.1
ISBN 978-7-03-074815-7

Ⅰ. ①生… Ⅱ. ①马… Ⅲ. ①生物工程-医学工程-图像数字化处理
Ⅳ. ①R318.04

中国国家版本馆 CIP 数据核字（2023）第 023794 号

责任编辑：宋无汗 郑小羽 / 责任校对：周思梦
责任印制：赵 博 / 封面设计：陈 敬

科学出版社 出版
北京东黄城根北街 16 号
邮政编码：100717
http://www.sciencep.com
固安县铭成印刷有限公司印刷
科学出版社发行 各地新华书店经销
*
2024 年 1 月第 一 版 开本：720×1000 1/16
2024 年 6 月第二次印刷 印张：16 3/4
字数：338 000
定价：180.00 元
（如有印装质量问题，我社负责调换）

前　言

数字图像处理技术的广泛应用促进了生物医学工程的飞速发展，生物医学数字图像处理技术已经渗透到生物生长发育、医学疾病诊断等研究的方方面面。近年来，人工智能和计算机视觉领域各种新理论、新技术的出现使得生物医学数字图像处理技术得以蓬勃发展，各种生物医学图像分析的设备更离不开这项技术的深层次开发和应用研究。

脉冲耦合神经网络(PCNN)模型固有的人眼视觉信息处理机制，使其非常适合于生物医学数字图像的分析处理；参数活动轮廓模型常用于数字图像中感兴趣目标的分割处理；深度神经网络模型能够提取生物医学图像中从低层次到高层次的特征信息，便于进行图像分析和目标分类等研究；压缩感知模型可将欠采样图像重构达到临床诊断的水平；小波理论的时频特性加速了心电信号分析的轻量化算法研究，方便了基于嵌入式平台的心电分析系统的实现；基于混沌序列的图像加密技术方便了生物医学图像信息的安全传输。

生物医学数字图像处理技术发展具有视野宽、范围广、成果丰富的特点。本书结合作者长期的理论研究和项目实践，对生物医学数字图像处理分析相关方向进行深入研究，是作者团队多年研究成果的体现。本书内容主要有生物医学数字图像处理中用到的主要方法及应用实例，包括活动轮廓模型理论、脉冲耦合神经网络、深度学习和卷积神经网络等；乳腺影像数据集建设和乳腺密度测量；基于深度学习的乳腺图像处理，包括乳腺癌检测、分割及分类研究；超声图像分析处理，主要阐述胆囊结石超声图像处理；医学图像研究中的磁共振成像(MRI)影像心室分割与重构的图像处理方法；压缩感知理论与磁共振(MR)图像重构技术；生物细胞图像处理，包括植物细胞分割、血细胞分割与计数、苏木素-伊红(HE)图像细胞核定位、基于乳腺肿瘤细胞形态特征参数的乳腺癌诊断；基于混沌理论的医学影像加密方法研究，以及心电信号的小波分析与嵌入式平台实现研究。全书共8章，具体内容如下：

第1章将脉冲耦合神经网络模型、数学形态学、生物细胞形态特征计算应用于生物细胞图像的分析处理研究。本章在阐述生物细胞图像分割技术研究现状的基础上，分别介绍基于PCNN自动波特征的血细胞图像分割与计数方法、基于同步可调点火脉冲耦合神经网络的细胞核分割、基于距离估计的HE图像细胞核标定，并介绍了基于乳腺肿瘤细胞形态特征参数的乳腺癌诊断发展研究。

第 2 章将脉冲耦合神经网络模型、深度神经网络模型、支持向量机(SVM)等应用于乳腺密度测量研究，在综述乳腺密度测量技术研究现状的基础上，分别介绍基于乳腺纹理特征的乳腺密度测量方法和基于 SVM 的乳腺密度分类方法，最后介绍基于医学影像信息管理系统的乳腺影像数据集建设情况。

第 3 章将深度学习神经网络模型应用于乳腺图像处理。本章在阐述基于深度学习的生物医学图像处理技术发展动态的前提下，分别介绍基于深度学习的乳腺密度测量方法、基于深度学习的乳腺肿块感兴趣区域提取及肿块分割方法。另外，本章还阐述基于深度学习的乳腺图像异常分类新方法研究。

第 4 章将脉冲耦合神经网络模型、形态学、活动轮廓模型等应用于医学超声图像分析处理。本章主要进行胆囊超声图像处理方法研究，包括整个胆囊图像的预处理，胆囊区域、结石区域的图像分割。另外，本章还介绍基于脉冲耦合神经网络的前列腺超声图像病理区域检测方法。

第 5 章将脉冲耦合神经网络、参数活动轮廓模型、水平集、数学形态学、OpenGL、三维重构技术等应用于心室磁共振影像分析处理研究，分别进行心室分割所需的感兴趣区域提取方法研究，左心室内、外膜分割方法研究，右心室内、外膜分割方法研究，左心室三维重构实现方法研究。

第 6 章将压缩感知、稀疏变换、字典学习等应用于磁共振成像(MRI)脑部影像的欠采样 k 空间数据的高质量图像快速重构研究。本章在简单介绍压缩感知、欠采样 k 空间数据重构图像基本概念的基础上，重点研究了几种 MRI 脑部图像欠采样数据的高质量恢复方法，分别是基于非子采样 Shearlet 稀疏先验的高度欠采样 MRI 图像重构、基于扩展的约束型分裂增广拉格朗日收缩算法的 MRI 重构和基于 UDCT 域多尺度字典学习的 MRI 图像重构。

第 7 章将小波理论、嵌入式系统软硬件开发应用于心电信号的分析与监护研究。本章在阐述心电信号的功能、心电信号分析与波形变化检测的基础上，重点开展基于提升小波变换的心电图(ECG)滤波和 ECG 信号的 QRS 波群检测方法研究，将研究的 ECG 小波分析算法应用于嵌入式平台，分别完成基于 MSP430 的 ECG 智能监控系统设计、基于 STM32 和 FPGA 双处理器架构的 ECG 监护系统设计。

第 8 章主要针对现有医学影像信息系统中医学图像存在易被他人盗取、篡改等风险，结合现有图像加密研究热点，开展基于混沌系统的医学图像加密方法研究，重点研究双曲正弦混沌系统在医学图像加密中的应用，该系统可抵御多种已知图像加密攻击方案。

本书主要内容既是作者团队多年科研工作的积累，也是国家自然科学基金项目(No.61175012、No.61961037、No.62061023)和甘肃省自然科学基金项目(No.18 JR3RA288)研究内容的部分成果展示。感谢课题组所有成员的辛勤劳动和出色工作，大家一直以来的持续努力使本书得以面世。本书第 1 章主要由孙文灏、马义德撰写；第 2 章主要由漆云亮、宫晓楠、张怀清撰写；第 3 章主要由孙文灏、王润泽、魏新磊、王文刀撰写；第 4 章主要由廉敬、石斌撰写；第 5 章主要由马玉润、王莉、雷若鸣、王德远撰写；第 6 章主要由袁敏、杨臻、杨冰心撰写；第 7 章主要由马玉润、张燕、张少华、马义德撰写；第 8 章主要由刘冀钊、张新国、马义德撰写。鲁相玉、娄蒙、王润泽、张怀清等参与本书整理和校对。马义德、漆云亮、孙文灏负责统稿。

科学研究是站在巨人肩膀上的不懈努力，是前赴后继的不断延续。本书撰写过程中引用了其他科研人员的相关文献，在此对他们表示真诚的感谢！

生物医学图像的智能处理理论性强、技术更新快，由于作者水平有限，书中难免有不足之处，恳请广大读者批评指正。

作　者

2023 年 6 月 26 日

目　　录

第1章 生物细胞图像处理

1.1 深度学习方法概述

生物细胞图像是在数字显微镜下捕获，用于观察生物组织结构形态变化的一类图像。医学细胞图像是其中较为常见且被研究较多的一种图像。医学细胞图像分析作为计算机辅助诊断(computer aided diagnosis，CAD)系统中不可或缺的一部分，被广泛应用于细胞形态、组织结构评估等研究中。

医学细胞图像，又称病理细胞图像，是经过染色、制片等步骤制成的人体组织样本图像。一般来说，细胞图像通常被分为苏木素-伊红(hematoxylin and eosin，HE)染色图像和特殊染色图像两类。其中，HE 染色是一类历史悠久且应用广泛的经典染色手段；特殊染色则是一系列以免疫组化染色为代表的新型染色方式的统称。除免疫组化染色外，常见的特殊染色还有银染色、淀粉染色、Masson 三色染色等。如果从制片角度分类，细胞图像还常被分为切片图像、涂片图像和印片图像等；如果从制作手段分类，细胞图像还可分为石蜡制片和冰冻制片等，这里不再赘述。

数字病理细胞图像在病理疾病诊断决策过程中起着非常重要的作用，可以以更高的效率实现病理图像的定量分析。近年来，随着数字图像处理与分析技术的不断进步，特别是深度学习方法的逐步完善，病理图像处理领域也迎来了井喷式发展。自 2012 年卷积神经网络(convolutional neural network，CNN)模型 AlexNet 在 ImageNet 图像识别竞赛中斩获冠军之后，深度学习方法在图像处理领域掀起了一股新的应用热潮。众多医学图像的研究者也开始尝试在医学图像分析处理中引入这一新兴技术。

1.1.1 深度学习方法在细胞图像处理中的新进展

Ehteshami 等[1]提出了一种在完整切片图像中分割乳腺原位癌的方法，首先采用超像素的分类方法在完整切片上搜索腺上皮区域；其次使用基于图的聚类方法对超像素进行处理找到可能的感兴趣区域；最后判断找到的感兴趣区域是否为原位癌。Wan 等[2]使用特征级联与多尺度图像结合的方法对乳腺癌病理图像进行诊断评级。该方法采用传统的特征提取加支持向量机(support vector machine，SVM)的方式对图像进行分类，其中的亮点是引入了卷积神经网络的输出作为 SVM 输入特征的一部分，提高了评级的准确率。Bejnordi 等[3]提出了根据组织的基质特性区别乳腺癌与正常乳腺组织的方法。这个方法使用了两个卷积神经网络：第一个网络用于分类图像中的上皮、基质和脂肪区域；第二个网络则是在像素水平上判断组织的正常与否及良恶性。

Pan 等[4]首先利用稀疏重构方法对图像进行去噪处理，然后使用一种无下采样的多层卷积神经网络实现对细胞核的分割。Xu 等[5]将 HE 染色图像划分为若干子图后使用卷积神经网络对各个子图分别进行处理并生成图像的分割结果。Xing 等[6]提出了一种结合卷积神经网络与字典学习的细胞核分割方法，其中卷积神经网络生成细胞核的初始化形状，字典学习则用于预测细胞核的形状轮廓。

基于卷积神经网络模型，Ling 等[7]提出了一种用于宫颈细胞良恶性分类的框架，同时迁移学习的引入进一步提升了该框架的分类性能。Zheng 等[8]采用一种由细胞核位置信息作为先验知识的卷积神经网络来判断乳腺组织是否具有损伤。Naylor 等[9]采用深度学习的语义分割网络结合分水岭算法分割细胞核，并取得了良好的结果。Beevi 等[10]基于多分类器系统深度信念网络来识别分裂期细胞。

1.1.2 深度学习方法的局限性

深度学习方法的引入的确为医学图像处理技术的发展注入了强大的活力，但就目前深度学习方法的发展水平而言，单纯使用深度学习方法具有诸多缺陷，如大量的样本数据采集，高昂的训练、使用成本，黑箱特性(模型原理不可解释性)等，无法满足稳健、严谨、保守的医学应用需求。

在这些缺陷中，黑箱特性是对深度学习方法在医学领域应用的最大限制。深度学习网络的黑箱特性，又被称为模型原理不可解释性。到目前为止，学术界尚未对网络各层的具体作用给出明确、统一的解释[11]，故完全基于深度学习方法的医学辅助诊断系统，会存在不可解释、不可追溯和不可干预的特性。也就是说，基于深度学习方法的医学辅助诊断系统具体的工作流程无法被理解和完全掌握，并且无法得出相关辅助诊断结果的依据；如果机器给出的诊断结果出现了误差，也无法明确解释误差出现的原因。

此外，黑箱特性还为深度学习系统带来了危险的"脆弱性"。例如，日本九州大学研究团队的研究表明，改动图像上的一个像素，就能让神经网络识别出现错误[12]；纽约大学研究团队发现了一种攻击和干扰操纵基于深度学习方法的自动驾驶系统的方法[13]；伯克利大学研究团队则在其博客[14]上详细引用[15]和解释了神经网络容易被对抗样本攻击的原因，并在商业性人工智能分类系统中发起了一次成功的攻击[16]。

尽管如此，相比于传统的模式识别技术，深度学习方法已成为目前工业界使用最为普遍的人工智能(artificial intelligence，AI)技术之一，这是因为在有效和充足数据量的支持下，深度学习方法的准确率远远胜于其他神经网络模型。例如，在 CityScape 场景分割、COCO 目标检测、ImageNet 图像分类任务中，深度学习方法都有很明显的优势。

受深度学习方法局限性的限制，基于深度学习方法的医学应用还需要更多的探索实践。事实上，采用传统数字图像处理和深度学习的复合方法，是目前解决医学图像问题的主要思路之一。因此，成本低廉、具有较高可解释性的传统图像处理方法，在医学图像处理的研究领域内依然是不可或缺的。

在本章中，1.2 节将对生物医学细胞图像的几种常见传统分割方法进行简要介绍；1.3 节以血细胞涂片为例，介绍一种经典的细胞图像分割、计数的处理方法；1.4 节介绍一种基于同步可调点火脉冲耦合神经网络的细胞核分割方法；1.5 节介绍一种较新的基于距离估计的细胞核标定方法；1.6 节以乳腺癌为例，简单地对细胞形态特征参数与癌症诊断之间关系进行讨论。

1.2 生物医学细胞图像分割的常用方法

在生物细胞结构解析和形态变化的研究中，细胞形态的识别和分割是比较重要且实现困难的任务。对各细胞器结构变化、大分子分布变化进行量化分析与处理，以及对细胞之间信号传输机制、能量交换、信息处理原理的探讨都是基于细胞图像的分割，已逐步由定性描述走向定量研究。

细胞图像通常利用生物细胞图像特有的统计特性，图像中细胞及细胞器的轮廓、边缘和纹理等视觉特性进行分割。本节将简要介绍一些较为常见的传统细胞图像分割算法[17]，如基于灰度特征的阈值分割方法、基于边界提取的分割方法、基于边缘检测和边缘连接的分割方法、基于区域生长的分割方法、基于小波变换的分割方法、基于数学形态学的分割方法、基于模糊数学的分割方法及基于遗传算法的分割方法和基于人工神经网络的分割方法等。

1. 基于灰度特征的阈值分割方法

基于灰度特征的阈值分割方法主要根据细胞图像灰度分布直方图，通过设置阈值把像素点按灰度级分为内部点集和外部点集，实现细胞图像分割。常见的主要有单阈值法、双阈值法及自适应阈值法等。一般基于灰度特征的阈值分割方法都比较简单、计算量小，算法上容易实现。对目标和背景对比反差较大的图像，这种分割方法很有效，而且总能用封闭、连通的边界定义不交叠的区域。

由于阈值确定主要依赖于灰度直方图，很少考虑图像中像素的空间位置关系，因此当背景复杂，特别是在同一背景上重叠出现若干个研究目标时，容易丧失部分边界信息，造成分割不完整。

2. 基于边界提取的分割方法

基于边界提取的分割方法的基本思想是，利用由边界细胞像素灰度的反差或不连续造成的边界梯度变化的特性来提取边界。较为常见的方法有边界跟踪法和 Kirch 算法等。边界跟踪法从原始细胞图像的梯度幅值图像着手处理、跟踪、提取边界；Kirch 算法则是利用目标和背景像素的差异，阈值化处理梯度图像，并采用分水岭算法作为最终的分割手段。基于边界提取的分割方法对噪声较为敏感，易受边界断层和伪轮廓等干扰，难以保证边界的完整性。

3. 基于边缘检测和边缘连接的分割方法

基于边缘检测和边缘连接的分割方法认为图像中细胞边界由灰度的不连续性引起，边缘像素点为分割图像灰度的突变点。其思路是先通过邻域像素之间的运算求取边缘点，再把边缘点连接起来得到一条闭合的连通边界。在这类边缘检测方法中，常见的有梯度算子边缘检测方法、拟合算子边缘检测算法(参数模型匹配算法)等。

梯度算子边缘检测方法对于灰度变化复杂且细节较丰富的图像，处理的结果并不理想。不同的算子提取的边缘具有不同的特性，并且对噪声较为敏感，结果易受干扰。拟合算子的参数模型，记录着很多边缘结构信息，计算开销很大，并且算法复杂度较高，对边缘类型的特异性有较高的要求。

4. 基于区域生长的分割方法

基于区域生长的分割方法是早期计算机视觉研究中较为常用的图像分割方法之一，常见的有区域增长分割方法和区域分裂、聚合分割算法等。该算法对有复杂物体定义的复杂场景、自然景物，先验知识不足图像的分割效果均较理想。例如，Wu 等[18]利用肺部癌细胞图像的均值、标准偏差构成的矢量作为细胞分割的特征，提出的区域生长分割算法分割肺部癌细胞纹理图像，取得较好结果。

基于区域生长的分割方法抗噪性能优于基于边缘检测的分割方法，但相比其他算法，其计算开销较大，且当计算过程中引入的预定误差 e 值选取不当时，还会引入误判，分析目标内部组织之间的重叠也会干扰到最终的结果。因此，基于区域生长的分割方法一般适合于边缘光滑、无重叠的非丛聚细胞图像的分割。

5. 基于小波变换的分割方法

基于小波变换的分割方法可将原始细胞图像分解为一系列具有不同空间分辨率、不同频率特性和不同方向特性的子带信号分量。这些子带信号分量具有良好的时域、频域等局部特征。这些特征可用来表示原始信号的局部特征，用于不同分辨率层次上的图像分割。在分解过程中，一般在低频段采用长时间窗，在高频段采用短时间窗，以克服傅里叶分析在处理非平稳复杂图像时所存在的局限性。

图像分解后，低分辨率分量会反映原图中一些较明显和较大尺寸的结构特征，高分辨率分量会反映原图中快速变化的细节。因此，通常会在低分辨率分量上对图像进行粗分割，寻找目标的大致轮廓，并在高分辨率分量上进行精细分割，优化分割结果。

小波变换具有很多优秀的特性，但如果直接用于边界提取可能出现孤立像素点和不连续，还会检测到伪边缘点。同时，离散小波变换只能以一定精度记录和处理各分辨率上的分析结果，不可避免地引入了频率分量的截断误差，造成部分边缘信息的丢失。同时，图像噪声也会对准确识别边缘位置产生很大影响。

因此，小波变换方法常会和其他方法结合使用。例如，戴青云等[19]提出小波变换与数学形态学结合算法，此算法分割、定位效果较好，但数学形态结构元素的尺寸和形态对分割结果影响很大；王浩军等[20]把小波变换与大津(Otsu)阈值方法结合提出了一种改进的快速 Otsu 阈值分割方法，此方法在速度和精度上都有优势，只适合对细小目标的分割，对大目标的分割效果不明显；另外，耿伯英等[21]提出了将小波变换与超图模型结合的小波分割算法，此处不再赘述。

6. 基于数学形态学的分割方法

基于数学形态学的分割方法的基本思路是先对图像进行某种结构元素的卷积操作，再与原图像进行比较。它利用图像的拓扑特性，并结合数学集合理论对图像进行非线性变换。其最基本的变换操作有腐蚀和膨胀两种，通过两种基础操作的不同组合，可以完成形态闭、形态开、顶帽和底帽等高阶变换。例如，Wu 等[18]提出了数学形态学膨胀、腐蚀运算在建议代价函数最小前提下的迭代自动分割算法，实现了胸腺细胞纹理图像的分割。

另外，数学形态学潜在的并行性，还可用于实时处理。特别是柔性(soft)形态变换[22]，它是在经典形态算子基础上提出的一类非线性变换，利用柔性形态变换的性质，通过图像之间的差运算得到原始图像的边缘信息。

7. 基于模糊数学的分割方法

基于模糊数学的分割方法主要有广义模糊算子与模糊阈值法两类。广义模糊算子认为灰度的变化是光照不均造成的，由于图像生成的量化采样效应，灰度值在边缘处产生突变。因此，图像的高频边缘同时包含了图像其他部分的灰度信息。基于广义模糊集合的图像处理计算简明、边缘处理细腻，使边缘处于较低灰度级。但是，一些不是边缘的像素点的灰度也在较低灰度级中，使边缘图出现断线问题。为此，洪文松等[23]提出了一种基于广义模糊集合的邻域加权预处理算法，改进广义模糊算子，基本上解决了广义模糊算子在边缘检测时出现的断线问题。

模糊阈值法通过引入灰度图像的模糊数学描述[24]，计算图像的模糊率(或模糊熵)来选取图像的分割阈值，最后用阈值法处理图像得到边界。金立左等[25]提出了一种利用目标和背景之间对比度自动选取隶属函数窗宽的算法，对模糊阈值法进行改进，解决了当图像改变从而使直方图分布改变时，预选窗宽可能失效的问题。但此方法根据目标与摄像机的相对距离估计目标和背景之间的对比度，局限性较大。模糊阈值法的使用限制较为严格，仅当隶属函数满足边界条件和对称性时，模糊阈值法才能使用。并且，窗宽的设置对分割结果的影响较大，窗宽取值过小，可能在直方图的谷点出现振荡，造成假阈值的出现；窗宽取值过大，则可能会平滑直方图的谷点，造成阈值丢失。

8. 基于遗传算法的分割方法

遗传算法是Holland受生物进化论思想启发提出的一种优化问题的解决方法，通过模拟进化，以适者生存的策略搜索函数的解空间。其采用参数编码集而不是参数本身，在点群中寻优。遗传算法在求解过程中使用随机转换规则而不是确定性规则来工作，通过对群体进行简单的复制(duplication)、杂交(crossover)、变异(mutation)来完成搜索过程。因为遗传算法进行的是全局最小的优化搜索，可以降低搜索空间维数和对模板初始位置的敏感程度，减少算法的时耗，所以曾被广泛应用于阈值法、基于参数模型匹配算法及区域生长法的改进优化中。

由于标准遗传算法(standard genetic algorithm，SGA)须用固定的交叉概率和变异概率，本身容易收敛于局部最优，于是产生了自适应遗传算法(adaptive genetic algorithm，AGA)，它根据解群中所有个体的最大适应度和平均适应度，以及交叉和变异个体的适应度来确定交叉概率和变异概率，效果比标准遗传算法好，但是用它来寻找二值化图像分割阈值时，往往会收敛于局部最优，使算法无法达到预定的效果。为此，魏志成等[26]对自适应遗传算法进行了改进，引入窗口法增强指导性，以便选择阈值，且用单点变异算子和双点变异算子结合的自适应遗传算法来增强遗传算法的随机性，有效避免了遗传算法收敛于局部最优的缺点。

9. 基于人工神经网络的分割方法

人工神经网络本身具有的分类属性是实现边缘检测、区域分割的基础，基于神经网络的分割算法[27-29]是目前文献报道较多、研究较热的分割算法。例如，Spreeuwers[27]提出一种两层的前馈神经网络边缘检测算法，并开展了与传统边缘检测算子的分析讨论；Dhawan等[28]提出一种自组织神经网络边缘检测算法；Xue等[29]提出一种Hopfield神经网络边缘检测算法，等等。

值得一提的是，近二十多年来持续研究的脉冲耦合神经网络(pulse coupled neural network，PCNN)模型[30]，是在哺乳动物初级视觉皮层神经元信号传导特性研究中建立的人工神经网络模型，非常适合于图像分割、降噪、平滑和图像融合等应用。PCNN 模型与以往经典神经网络模型相比，不需要训练过程即可实现图像分割。但是，PCNN 模型需要设置门限参数、衰减时间常数，同时较好分割效果依赖于实验参数的多次经验选择。也就是说，模型参数与分割效果之间的关系还需要进一步探索实践。

10. 其他方法

除上述分割方法外，还有一些结合细胞本身生化属性的细胞图像分割方法。例如，Fernandez 等[31]利用细胞具有的两种色素——甜菜花青素(betacyanines)和甜菜黄素(betaxanthines)，分别对紫光、黄光光谱的吸收特性，提出结合形态学和多种光谱分析的细胞分割方法。Wu 等[18]利用椭圆形参数模型法对人颈部和胸部细胞涂片图像进行自适应分割，对于椭圆形重叠和非重叠细胞的分割取得了较好的效果。Pal 等[32]研究了利用细胞主要轮廓点的自动分割。陆宗骐等[33]提出灰度 Sobel 算子细化，不再需要二值化处理，而且不易造成灰度边缘图的失真。Ma 等[30]提出了一种基于最大熵的细胞分割算法，其利用信号系统中熵的概念、灰度直方图的全局性和客观性对细胞进行分割，该算法分别假设了目标和背景的概率分布，并在分割时要求这两个概率分布的熵最大，以确定分割阈值。此外，还有基于可变形模板进行图像内容分割的方法和基于规则图像的分割方法[34]等。

图像分割是从复杂图像场景中分离出感兴趣目标物的方法。生物医学细胞图像分割，是病理细胞图像中关键信息提取、分析与定量研究的必要步骤，也是进行细胞三维形态结构重建研究的关键环节之一。

即使是如今深度学习流行的时代，细胞图像的分割算法仍然是国内外研究的热点。但如 1.1 节所述，深度学习方法具有的诸多缺陷，阻碍了其在要求稳健、保守的医疗领域的直接应用。与深度学习分割算法相比，传统细胞图像分割算法或多或少需要用户介入控制(或手动调参)才能得到一个较为优秀的分割模型。更重要的是，不同种类的生物医学细胞的复杂性和多样性，也是导致很难找到一个泛用性足够强大的传统的全自动分割方法的重要因素。因此，传统图像处理+深度学习的复合方法，是目前解决医学图像处理问题的主要思路之一。显然，传统的基于模式识别的数字图像分析与处理技术在这个时代依旧具有鲜活的生命力。

1.3　基于 PCNN 自动波特征的血细胞图像分割和计数方法

判别某类细胞结构与功能之间的联系，在病理诊断、胚胎研究及伤口愈合、免疫、肿瘤细胞的代谢与侵入机理探索中，是一项重要的工作。

基于量化分析的细胞图像分割和计数，受图像的低灰度、亮度不均匀性及细胞图像特有的复杂结构等特性影响，实现较为困难[35-41]。

较为常见的基于数学原理的分割方法：Anoraganingrum 等[35]提出了一种基于中值滤波和数学形态算法的肿瘤细胞图像分割方法；Wu 等[36]提出了活细胞标本的两级近似区域分割方法；Jeacocke 等[37]提出了改进的基于多分辨率算法的细胞图像分割算法；Fern 等[40]提出了基于细胞形态和梯度信息的植物细胞图像分割算法。除此之外，还有一些结合细胞本身生化属性的细胞分割方法，如 Fernandez 等[41]利用红甜菜细胞所具有的两种色素(甜菜花青素和甜菜黄素)，分别对紫光、黄光光谱吸收特性提出结合形态学和多种光谱分析的植物细胞图像分割方法等。

考虑到细胞结构的复杂性，对不同的细胞图像，采用不同的分割方法才能获得较为理想的效果。随着人们对 PCNN 研究的不断加深，PCNN 较为优秀的部分图像处理能力也逐步显现。本节通过对 PCNN 模型及其自动波特征的研究，提出一种基于 PCNN 自动波特征的血细胞图像处理新算法[42]，该算法不仅对血细胞图像进行了分割处理，而且采用 PCNN 的自动波特征，滤除细胞图像中存在的干扰物，达到对血细胞计数的目的。

1. PCNN 模型

PCNN 模型[43]的数学迭代关系式如下：

$$F_{ij}(n) = e^{-\alpha_F} F_{ij}(n-1) + V_F \sum M_{ijkl} Y_{kl}(n-1) + S_{ij} \tag{1.1}$$

$$L_{ij}(n) = e^{-\alpha_L} L_{ij}(n-1) + V_L \sum W_{ijkl} Y_{kl}(n-1) \tag{1.2}$$

$$U_{ij}(n) = F_{ij}(n)[1 + \beta L_{ij}(n)] \tag{1.3}$$

$$Y_{ij}(n) = \begin{cases} 1, & U_{ij}(n) > E_{ij}(n-1) \\ 0, & 其他 \end{cases} \tag{1.4}$$

$$E_{ij}(n) = e^{-\alpha_E} E_{ij}(n-1) + V_E Y_{ij}(n-1) \tag{1.5}$$

式中，n 为迭代次数；S_{ij} 为外部输入刺激信号；$U_{ij}(n)$ 为神经元内部活动项；β 为突触之间连接强度；$F_{ij}(n)$ 为反馈输入；$L_{ij}(n)$ 为连接输入；$E_{ij}(n)$ 为激发脉冲产生所需的动态门限；连接矩阵 M_{ijkl}、W_{ijkl} 分别为 $F_{ij}(n)$、$L_{ij}(n)$ 中 Y_{kl} 的加权系数；V_F、V_L、V_E 分别为 F_{ij}、L_{ij}、E_{ij} 中的固有电势；α_F、α_L、α_E 分别为 F_{ij}、L_{ij}、E_{ij} 的衰减时间常数(须满足约束条件：$\alpha_F < \alpha_E < \alpha_L$)。

如果神经元有脉冲输出，则其动态门限值突然增加，因为门限值增大使得第二次不可能产生脉冲输出，于是门限值又开始指数衰减，当门限值衰减到小于其内部活动项时，脉冲再次产生，如此周而复始，这些脉冲串输入到与之相连的其他神经元的树突上，从而影响这些神经元的激发。

$M×N$ 二维图像矩阵可以理解为 $M×N$ 个 PCNN 神经元模型，其每一个像素的灰度值对应每个神经元的输入。当内部连接矩阵 M、W 所在邻域内有灰度值相近的像素存在时，其中某一个像素的激发将会引起附近其他类似灰度值像素对应神经元的激发，产生脉冲序列输出 $Y(n)$。显然，序列 $Y(n)$ 包含图像区域、边缘、纹理等特征信息，它所构成的二值图像就是 PCNN 输出分割图像，这就是 PCNN 进行图像分割的简单原理。

2. PCNN 的自动波特征

在 PCNN 模型中，首先点火灰度值较高的目标，其次以指数型下降方式点火其他低灰度值目标，并输出由序列 $Y(n)$ 所构成的二值图像序列。受到已点火像素的影响，其周围像素也开始逐步点火。随着迭代的进行，点火的像素就像波一样向四周传开(图 1.1)，这就是 PCNN 的自动波特性。在图像中，仅有灰度值相近且位置邻近区域，才会被自动波传播到。自动波在图像的目标和背景之间传播，可以改变目标和背景的大小和形状，图 1.1 展示了 PCNN 自动波的传播效果(n 代表 PCNN 迭代次数)。

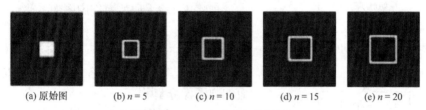

(a) 原始图　　　(b) $n = 5$　　　(c) $n = 10$　　　(d) $n = 15$　　　(e) $n = 20$

图 1.1　PCNN 自动波的传播效果

随着研究的深入，发现 PCNN 模型参数的变化可以改变自动波的传播方式(如波传播的方向和速度等)。若令参数 $V_F = 0$，那么自动波在传播过程中遇到灰度值为零的区域就会停止传播。如果改变参数连接矩阵 M 或 W 的维数，则会改变自动波的传播速度。若连接矩阵 M 或 W 修改为对称结构，则自动波将会改变传播方向和波阵面的形状。在参数设置为 $V_F = 0.2$，$W = [0\,1\,0, 1\,0\,1, 0\,1\,0]$ 时，得到的自动波正向传播效果图如图 1.2 所示。

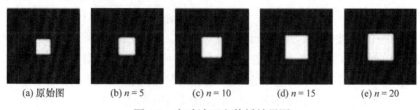

(a) 原始图　　　(b) $n = 5$　　　(c) $n = 10$　　　(d) $n = 15$　　　(e) $n = 20$

图 1.2　自动波正向传播效果图

在实验中，设置神经元的点火状态保持不变，即自动波传播过的区域都点火，由此可以利用 PCNN 来使目标轮廓和面积扩大，而使背景区域所对应的面积缩小，这时自动波是由目标向背景传播的，称为正向传播。

反之，让目标变成黑色区域，采取与正向传播相同的操作，并对结果做一次取补运算，得到的自动波传播方式为反向传播。反向传播使得目标面积缩小，背景区域面积扩大。图 1.3 为模拟实现的自动波反向传播效果图。

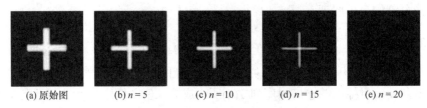

(a) 原始图　　　(b) $n = 5$　　　(c) $n = 10$　　　(d) $n = 15$　　　(e) $n = 20$

图 1.3　　自动波反向传播效果图

3. PCNN 算法原理及实现

对 PCNN 模型及其自动波特性的分析，可以得出整个细胞分割和计数算法实现的思路，如图 1.4 所示，具体的算法流程如下。

步骤 1：输入原始血细胞图像。

步骤 2：基于 PCNN 和中值滤波的图像去噪[44]。

步骤 3：对步骤 2 的输出结果进行 PCNN 血细胞图像分割[45]。

步骤 4：利用 PCNN 自动波特征，去除分割结果图像中面积较小的干扰物体，提升血细胞分割的准确性。

步骤 5：对得到的图像取 8 邻域连通域，实现对血细胞的标记计数和特定细胞图像分割。

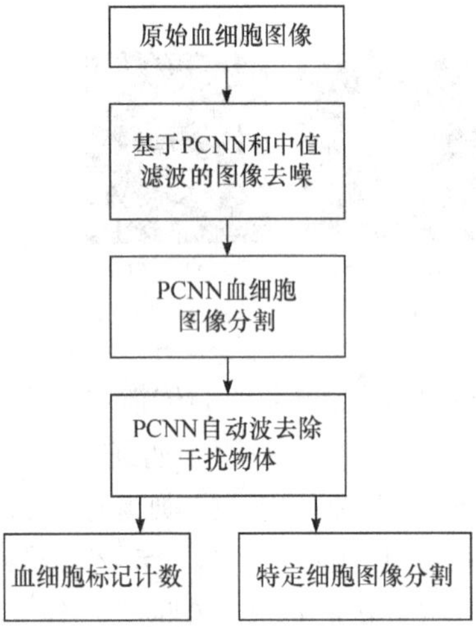

```
┌──────────────────┐
│   原始血细胞图像    │
└──────────────────┘
         ↓
┌──────────────────┐
│  基于PCNN和中值    │
│  滤波的图像去噪     │
└──────────────────┘
         ↓
┌──────────────────┐
│   PCNN血细胞       │
│    图像分割        │
└──────────────────┘
         ↓
┌──────────────────┐
│  PCNN自动波去除    │
│    干扰物体        │
└──────────────────┘
     ↓        ↓
┌──────────┐ ┌──────────────┐
│血细胞标记计数│ │特定细胞图像分割│
└──────────┘ └──────────────┘
```

图 1.4　算法流程图

4. PCNN 噪声抑制

PCNN 的状态类似神经元同步点火的性质，使它能够根据不同神经元的点火模式发现噪声点的具体位置，从而采取相应算法(如中值滤波)对噪声点进行处理[44,46]。这一方式，在去除图像噪声的同时，还能较好地保持图像的细节信息，可以有效避免对非噪声像素点的误操作。

本节采用脉冲耦合神经网络和中值滤波的混合滤波算法对原始图像除噪[44]。待处理的血细胞图像如图 1.5(a)所示，结果如图 1.5(b)所示。

5. 血细胞分割

在 PCNN 中，一个神经元的兴奋会引起相邻连接区域中相似神经元的兴奋，

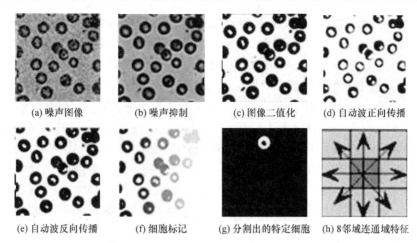

| (a) 噪声图像 | (b) 噪声抑制 | (c) 图像二值化 | (d) 自动波正向传播 |
| (e) 自动波反向传播 | (f) 细胞标记 | (g) 分割出的特定细胞 | (h) 8 邻域连通域特征 |

图 1.5 血细胞图像分割和计数处理过程

从而同步产生脉冲簇。这说明 PCNN 能缩小灰度值相近像素的差别，弥补细小灰度值差别造成的图像中边缘间隙的不连续性，这正是细胞图像分割所必需的。PCNN 具有的这一显著特点，使其非常适合于细胞图像的二值化分割[47,48]。

利用基于 PCNN 的最小交叉熵阈值算法[45]，对去噪后图像进行二值化分割处理，结果如图 1.5(c)所示。通过调整 PCNN 参数和自动波可以改变图像中目标和背景的大小及形状特性，有效去除分割图像背景上存在的小黑块等细胞液中其他物质，以及噪点、干扰点的影响。

在精细分割的过程中，首先让自动波在图像(图 1.5(c))中正向传播(图 1.5(d))，保证干扰物体被去除，干扰物体的面积减小为零，去除了干扰点，再让自动波反向传播(图 1.5(e))。经过这样的操作，在去除干扰物体的同时，就可以依据存在的细胞形状信息，恢复出原有大小和形状的血细胞图像。

6. 血细胞计数和特定细胞分割

细胞计数是各种病理检查等生物医学研究的常用手段，一般采用在显微镜下人眼粗略估算的方式。这种方式费时费力，且人眼易疲劳，故本节采用如下步骤来实现对血细胞的自动计数[48]。

(1) 在图 1.5(e)中，找出 8 邻域连通的几何外凸形态的血细胞，即将水平、垂直或对角方向相连的相邻像素视为同一对象(图 1.5(h))，不相连的像素将被认为属于另外一个细胞，这样可以将图像中各个不相连的血细胞找出来。

(2) 对这些血细胞进行标记[48](图 1.5(f))。同时，在上述过程中用矩阵保存和更新各个细胞在图像中的坐标信息。

(3) 根据血细胞的标号和位置信息，可以很容易地找到和分割出指定的细胞。图 1.5(g)所示为分割出的一个血细胞图像。

本节通过对 PCNN 及其自动波特性的研究,提出了一种基于 PCNN 自动波特征的血细胞图像分割和计数算法。该算法利用 PCNN,不仅能够实现血细胞图像的去噪和分割处理,而且还可以利用其自动波特性,有效去除图像中的干扰物体,从而达到对血细胞准确计数和对特定细胞单独分割的目的。

本节所提出的算法适合于类似动物血细胞图像这种具有特定属性的细胞图像的分割,但是这种细胞计数方法和单独分割方法是比较粗糙的。例如,对于两个相邻重叠的血细胞的计数不太准确,并且单独分割不适用于相邻联系紧密、形状特殊的植物细胞图像,但在生物学意义上已经足够了,进一步的改进研究正在进行中。

1.4　基于同步可调点火脉冲耦合神经网络的细胞核分割

HE 染色是一种便捷、快速且可靠的石蜡切片常用染色方法。它作为一种成熟的病理学工具,在病理学诊断中扮演着非常重要的角色。HE 图像的数字化处理与分析,可帮助病理学家提高阅片效率,避免病理医生的经验积累、主观判断及精神状态等因素带来的稳定性风险。同时,智能病理辅助诊断应用的推广,还能减轻病理医生的工作负担,有助于提高我国医疗欠发达地区的诊断水平和操作规范,是未来病理科智能化发展的必然趋势。

通常来说,病理学家通过观察 HE 图像中的细胞核分布、形态、大小及其周围组织之间的关联来分析、诊断疾病。准确提取 HE 图像细胞核的位置信息,是与病理学诊断相关的计算机辅助诊断系统的基石之一,对 HE 图像中细胞核的分割则是确定细胞核位置的第一步。

1.4.1　同步可调点火的脉冲耦合神经网络

PCNN 是由 Eckhorn 和 Johnson 于 20 世纪 90 年代至 21 世纪初基于哺乳动物视皮层神经网络中神经细胞信号传导机理逐步迭代构建的一种神经元模型,已被广泛应用于图像分割、图像融合、特征提取、模式识别、目标检测等领域。尽管 PCNN 模型在图像处理和视觉分析应用中表现非常优秀,但也存在不足和缺陷。首先,PCNN 的指数阶梯式点火不适用于处理色调信息。其次,耦合点火模式在一次点火时刻,可能无法同时激活子区域内具有相似属性的全部神经元,从而产生误分割。这些问题使得 PCNN 模型处理 HE 染色细胞图像较为困难。为此,本节提出一种改进的脉冲耦合神经网络模型——同步可调点火的脉冲耦合神经网络 (synchronized adjustable fired pulse coupled neural network, SAFPCNN)。

SAFPCNN 是一种在 PCNN 模型基础上建立起来、专门用于处理色调信息的 PCNN 改进模型。SAFPCNN 的神经元由色调提取器与区域生长单元两部分构成,如图 1.6 所示。色调提取器与区域生长单元是完全不同的两种简化 PCNN 神经元,色调提取器专门用于实现 PCNN 模型中的自然点火机制，而区域生长单元则用于实现 PCNN 模型中的耦合点火机制。这种点火分离的方式很好地继承了 PCNN 在视觉模拟方面的诸多优点，同时避免了 1.3 节提到的缺点。

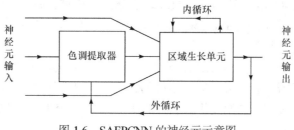

图 1.6　SAFPCNN 的神经元示意图

1.4.2　色调提取器

色调提取器是一种仅保留了自然点火能力的简化 PCNN 模型(或者说，其仅保留了 PCNN 脉冲生成的功能)。同时，为了使模型能够处理色调信息，色调提取器的非均匀阶梯点火模式被修正为可调点火模式，以适应具有不同彩色特征的图像处理需求。色调提取器的公式如下：

$$y_{ij}(n)=\begin{cases}1, & S_{ij}>E_{ij}(n-1)\\0, & \text{其他}\end{cases} \tag{1.6}$$

$$E_{ij}(n)=E_{ij}(n-1)-\alpha_E(n)+V_E y_{ij}(n) \tag{1.7}$$

式中，$y_{ij}(n)$ 为色调提取器神经元的输出；S_{ij} 为神经元的输入。色调提取器的点火阶梯曲线(也是 SAFPCNN 的点火阶梯曲线)如图 1.7 所示。模型的初始化条件为 $y_{ij}(0)=0, E_{ij}(0)=0, E_{ij}(-1)=0$，且待处理图像的每一个像素对应输入的一个神经元。

色调提取器的活动阈值 $E_{ij}(n)$ 为可调的线性衰减方式。随时间变化的衰减常数 $\alpha_E(n)$，被称为点火分辨率(firing resolution, FR)。$\alpha_E(n)$ 的集合向量 FRF $=[\alpha_E(1),\alpha_E(2),L,\alpha_E(k),L]^{\mathrm{T}}$ 则被称为点火分辨率函数(firing resolution function，FRF)。

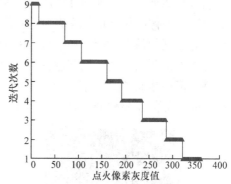

图 1.7　色调提取器的点火阶梯曲线

1.4.3　区域生长单元

每当区域生长单元完成一次迭代，SAFPCNN 模型就会进入区域生长单元的迭代计算中。如上所述，区域生长单元是 SAFPCNN 中用于实现耦合点火机制的模块，它也是 PCNN 模型的一种简化版本(对应于 PCNN 模型的部分输入级与耦合连接级)。其最明显的特征在于，它是一个不完整的 PCNN 模型，区域生长单元缺少自己的活动阈值。这与其他双级同步 PCNN 模型，如并行点火耦合脉冲神经网络(parallelized firing pulse coupled neural network，PFPCNN)[49]，在结构和逻辑上均存在较大的差异。

在计算中，区域生长单元借助色调提取器的活动阈值来进行比较计算(如式(1.9))。这为区域生长单元带来了很好的解释性，即将色调提取器模型的输出作为种子，利用输入图像的相关信息进行迭代生长，直到满足迭代截止条件。区域生长单元的公式如下：

$$L_{ij}(m_n) = S_{ij} + V_L \sum_{ijkl} W_{ijkl} Y_{kl}(m_n - 1) \tag{1.8}$$

$$Y_{ij}(m_n) = \begin{cases} 1, & L_{ij}(m_n) > E_{ij}(n-1) \\ 0, & 其他 \end{cases} \tag{1.9}$$

$$\varepsilon = \sum_i \sum_j [Y_{ij}(m_n) - Y_{ij}(m_n - 1)] \tag{1.10}$$

式中，ε 为区域生长单元的迭代截止条件；$Y_{ij}(m_n)$ 和 $Y_{ij}(m_n - 1)$ 分别为区域生长单元相邻两次的输出结果。当 ε 满足 $\varepsilon \leqslant a (a \geqslant 0)$ 时，区域生长单元的迭代结束，SAFPCNN 模型返回色调提取器模块中进行计算。

区域生长单元的内部循环机制使网络模型在耦合点火阶段可以在更大的范围内捕获相似神经元。如图 1.8 所示，图中的矩阵代表某个图像局部，矩阵的元素值对应于图像的像素值。数值为 100 的像素对应于自然点火的神经元，数值为 80 且具有边框的像素对应于耦合点火的神经元。从图 1.8(a)中可以看出，PCNN 的耦合点火机制在神经元捕获过程中，存在较大的可能会对缓慢变化的区域产生误分割。区域生长单元的耦合点火影响区域如图 1.8(b)所示，可以捕获更多的相似神经元，降低误分割的风险。

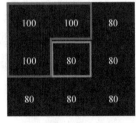
(a) PCNN的耦合点火影响区域

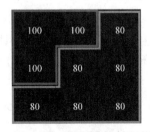
(b) 区域生长单元的耦合点火影响区域

图 1.8　PCNN 与区域生长单元的耦合点火影响区域对比

1.4.4　实验结果

HE 图像作为一种染色图像，其包含的主要信息基本由图像的颜色所携带，其中最主要的组织结构信息携带者——细胞核，在图像中被一种与浅色间质背景反差明显的深色所标记。SAFPCNN 是一种处理此类图像的有效工具。

为验证模型的有效性，对在兰州大学第一医院病理研究所提供的 40 张 40 倍放大 HE 染色图像进行了实验。与 Otsu 方法、模糊 c 均值(fuzzy c-means，FCM)方法、K 均值方法进行了对比，部分实验结果如图 1.9 所示。图中每行第一列为原始图像，其余各列依次为 Otsu 方法、FCM 方法、K 均值方法、SAFPCNN 方法的分割结果。

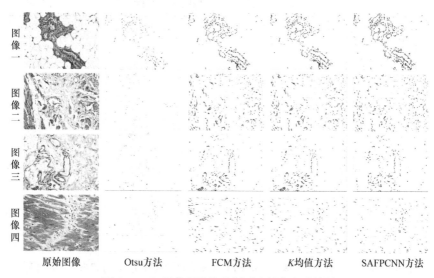

图 1.9　HE 图像细胞核分割对比部分实验结果

对比实验结果图像，Otsu 方法仅能分割出染色比较深的细胞核区域。FCM 方法与 K 均值方法会将染色较深的血红细胞误分割为细胞核。SAFPCNN 方法的分割结果在对比方法中较为理想，在获得较为完整的细胞核区域的同时，不会出现血红细胞的误分割现象。

此外，采用交并比(intersection over union，IoU)和像素准确率(pixel accuracy，PA)两个指标对所有的实验结果进行统计评价，表 1.1 列出了细胞核分割实验量化评价结果，其中加粗表示最好的指标值。本节所提方法的 IoU 评价表现最好，在 PA 评价中排第三位，但其与前两位的差距非常小。

表 1.1　细胞核分割实验量化评价结果

评价指标	Otsu 方法	FCM 方法	K 均值方法	SAFPCNN 方法
PA	0.9449	**0.9729**	0.9714	0.9711
IoU	0.0597	0.5279	0.5095	**0.5419**

另外，如果采用常见的距离评价方法，在相同实验环境下，统计各对比方法的运算耗时，结果如表 1.2 所示。从表中可知，SAFPCNN 方法分割 1 张 1024 像素×1360 像素的图像平均仅需约 0.423s，小于 K 均值方法和 FCM 方法的 6.754s 和 68.970s，仅高于 Otsu 方法的 0.004s。

表 1.2　各方法分割 10 张 HE 图像的运算耗时　　　　　　　（单位：s）

图像序号	Otsu 方法	FCM 方法	K 均值方法	SAFPCNN 方法
1	0.004	69.636	6.593	0.435
2	0.004	70.551	7.551	0.413
3	0.004	71.009	7.395	0.410
4	0.004	66.603	6.636	0.421
5	0.003	69.284	9.123	0.427
6	0.003	67.855	5.076	0.435
7	0.003	63.948	5.715	0.412
8	0.004	70.971	6.278	0.437
9	0.004	70.392	7.009	0.404
10	0.004	69.451	6.162	0.425
耗时均值	0.004	68.970	6.754	0.423

综上所述，本节介绍的基于 SAFPCNN 的细胞核分割方法的 IoU 高于 Otsu 方法，与基于聚类的方法接近或略优。SAFPCNN 方法的运算效率则高于聚类方法。因此，本节提出的基于 SAFPCNN 的细胞核分割方法是一种有效且高效的细胞核分割方法。

细胞核分割是 HE 染色切片图像分析、诊断过程中的基础工作之一，是细胞核识别工作的前置技术。本节详细介绍了基于 SAFPCNN 的细胞核分割方法。在对比实验中，基于 SAFPCNN 的细胞核分割方法表现出了较好的分割精度和运算效率，是一种较为实用的细胞核分割方法。

1.5　基于距离估计的 HE 图像细胞核标定

在细胞图像中，存在大量由细胞核构成的丛聚。这些丛聚一般由多个细胞核通过接触、粘连、重合等方式组合而成。这些丛聚会对图像中细胞的计数、成分分析造成一定的影响。为此，研究人员提出了许多方法来处理细胞核丛聚，如形态学腐蚀法[50]、分水岭法[51]、基于活动轮廓模型的方法[52, 53]和基于凹度分析的方法[54-60]等。其中，基于凹度分析的方法是目前应用较多且效果较好的一类方法，但其缺点也很多。例如，基于凹度分析的算法复杂度较高，不易实现且耗时较长；只能对已经提取的丛聚样本进行处理，无法直接处理完整图像；等等。

为了解决传统方法的种种不足，本节提出基于距离的细胞核标定方法[61]。该方法不再拘泥于寻找可能被扭曲、遮掩、噪声干扰的细胞核边界，转而通过直接在图像中标记出细胞核所在位置的方式来识别细胞核单体。在表面上，这是以牺牲细胞核的形态信息为代价，换取更高的算法效率。但实际上，细胞核的形态信息本身在图像采集过程中就有可能已经丢失(如边界被扭曲、遮掩和噪声干扰等)，并且病理医师在诊断过程中关注的是功能性组织的形态，细胞核的轮廓信息并不是关注的重点。

在 HE 染色的病理切片图像中，细胞核的外形近似于椭圆，即使在丛聚中，其"外凸"的形态特征也依旧明显。考虑到凸区域的中心点到其最近区域边界的距离，是区域中所有点中最远的，所以若将细胞核建模为一个凸区域，则可以利用丛聚中心点到边界的距离，来估计和描述构成丛聚的细胞核的所在位置/中心点。

然而，如果采用常见的距离评价方法(如欧氏距离等)来对比凸区域中所有像素到其所属区域边界的距离远近，则计算量过于庞大，无法实现。因此，本节提出一种新的区域内点到区域边界的距离评估方法[61]。

1.5.1 细胞核的标定方法

距离快速评估方法的原理可以由平面点集理论中的聚点定义引出：设 E 为一个二维平面上的点集，对任意给定的距离 $d > 0$，如果在点 p 的去心邻域 $U(p, d)$ 内总有属于集合 E 的点，则 p 称为 E 的聚点。当 E 是"凸"的时候，对于聚点中的内点，随着 d 的不断增大，总会有一个最小距离值 $DT(p)$，使得当 $d < DT(p)$ 时，$U(p, d)$ 内所有的点都属于集合 E；当 $d \geqslant DT(p)$ 时，$U(p, d)$ 内至少会有一个不属于 E 的点。

若定义边界点的 $DT(p)$ 值为 0，则：若点 p_0 是一个凸区域的中心点，那么它的 $DT(p)$ 必然是其所在凸区域内的最大值。

也就是说，点 p_0 是平面凸区域中心点的必要条件为

$$p_0 = \arg\max[DT(p)] \tag{1.11}$$

通过筛选丛聚中满足中心要求的点 p_0，就可以得到目标中心点的位置。

本节采用了一种被称为边界矩阵(boundary matrix，BM)的特殊方阵，以估计、计算要求的最小距离 $DT(p)$。边界矩阵定义为方阵中所有边界点的值为 1，其他点的值均为 0 的奇方阵，如图 1.10 所示。由这些边界矩阵依照边长的大小，依次

从小到大排列、组合成的集合，被称为边界矩阵序列。

$$\begin{bmatrix} 1 & 1 & 1 \\ 1 & 0 & 1 \\ 1 & 1 & 1 \end{bmatrix} \quad \begin{bmatrix} 1 & 1 & 1 & 1 & 1 \\ 1 & 0 & 0 & 0 & 1 \\ 1 & 0 & 0 & 0 & 1 \\ 1 & 0 & 0 & 0 & 1 \\ 1 & 1 & 1 & 1 & 1 \end{bmatrix} \quad \begin{bmatrix} 1 & 1 & 1 & 1 & 1 & 1 \\ 1 & 0 & 0 & 0 & 0 & 1 \\ 1 & 0 & 0 & 0 & 0 & 1 \\ 1 & 0 & 0 & 0 & 0 & 1 \\ 1 & 0 & 0 & 0 & 0 & 1 \\ 1 & 0 & 0 & 0 & 0 & 1 \\ 1 & 1 & 1 & 1 & 1 & 1 \end{bmatrix}$$

3维   5维   7维

图 1.10   3、5、7维的边界矩阵示例

当边界矩阵作为核与二值图像进行卷积计算时，计算的输出值正好等于点 p 的某个矩形邻域边界上值为 "1" 的点的数量。如果卷积计算输出值恰好等于该卷积核边界上 "1" 的数量，说明点 p 在这个边长的大小对应的邻域边界是完整的，那么可知点 p 的邻域内其他点都是凸区域 $U(p, d)$ 的聚点。

如果卷积计算的输出值小于卷积核边界上 "1" 的数量，那么认为这个邻域包含了凸区域 $U(p, d)$ 的边界点或者外点。用这种方法可以很好地估算出某个区域中点 p 距其边界的最小距离 $DT(p)$。

在实际应用中，为便于计算，常采用距离估算图(distance graph，DG)(以符号 DG 表示)来快速地估算最小距离 $DT(p)$。DG 是一个与输入图像大小相同的矩阵，在 DG 中每一个非零元素都表示与输入图像对应的像素点到其所属凸区域边界距离的最小值 $U(p, d)$ (近似值)，零元素表示对应像素点不属于任意一个凸区域。DG 具体可由式(1.12)计算获得。

$$DG = \sum B^i \tag{1.12}$$

式中，B^i 是一个与输入图像大小完全相同的矩阵，它的元素值 B^i_{xy} 表示与输入图像对应的像素点的某个邻域边界上的点是否全为聚点，是为 1，否则为 0。这里，B^i_{xy} 的计算方法如下：

$$B^i_{xy} = \begin{cases} 1, & c_{xy} = \mathrm{Sum}(BM^i) \\ 0, & c_{xy} < \mathrm{Sum}(BM^i) \end{cases} \tag{1.13}$$

$$c = I \otimes BM^i \tag{1.14}$$

式中，I 为二值化输入丛聚图像矩阵；BM^i 为边界矩阵(卷积核)；c 为 I 与 BM^i 的卷积计算结果；i 为边界矩阵(卷积核)的尺寸维度；c_{xy} 和 B^i_{xy} 分别为矩阵 c 和 B^i 中的元素值；x 和 y 为对应像素的坐标位置；$\mathrm{Sum}(\cdot)$ 为矩阵中所有元素值之和；$\otimes$ 为卷积操作。如果卷积计算结果和卷积核中 "1" 的数量相等，则 B^i_{xy} 值被置为 1，否则被置为 0。

因为丛聚中单体目标物的中心点, 往往位于 DG 中的极大值区域内(或孤立的极大值点上), 所以通过计算这些区域的重心位置(或筛选出孤立的极大值点), 即可得到近似的目标物中心坐标:

$$P = \arg\max(DG) \tag{1.15}$$

式中, P 是一个与原图大小相同的矩阵, 表示 DG 中所有单体目标物可能的中心候选点的集合。由于本节所述方法是标记出细胞核丛聚的坐标, 所以这样的精度是满足要求的。通过对 P 矩阵取重心操作, 可以得到所有细胞核的中心点的所在位置。

1.5.2　实验结果

人工标记对比实验的对象为 10 张 40 倍放大、分辨率为 1024 像素×1360 像素的病理 HE 染色切片图像。经过预处理操作, 这些切片图像生成了含有超过 3000 个细胞核的丛聚图像样本集。

实验设定人工标记出的目标即为真实的细胞核, 即金标准。通过人工标记和本节所提方法两种方式分别对细胞核样本图像进行标记和对比, 实验相关数据和最终的结果如表 1.3 所示。表中, 假阳性表示细胞核目标被本节所提方法标记但未被人工标记, 即被标记的目标不是细胞核; 假阴性表示细胞核目标被人工标记但未被本节所提方法标记, 即漏标了真实的细胞核。

表 1.3　本节所提方法与人工标记对比实验统计结果

样本序号	人工标记数量	本节所提方法标记数量	标记准确率/%	假阴性数量	假阴性占比/%	假阳性数量	假阳性占比/%	计算用时/s
1	90	90	93.33	3	3.33	3	3.33	0.460
2	211	203	88.63	16	7.58	8	3.79	0.494
3	217	222	95.85	2	0.92	7	3.23	0.486
4	228	229	96.93	3	1.32	4	1.75	0.505
5	249	255	94.38	4	1.61	10	4.02	0.506
6	376	390	95.74	1	0.27	15	3.99	0.558
7	395	386	96.20	12	3.04	3	0.76	0.499
8	461	454	98.48	7	1.52	0	0.00	0.551
9	525	525	96.95	8	1.52	8	1.52	0.554
10	616	628	96.10	6	0.97	18	2.92	0.567

为了便于直观地观察实验结果, 图 1.11 给出了部分样本的随机截取实验图像。图 1.11 中, 每一行左侧的图像为 HE 染色切片的细胞核图像原图, 中间为二值化后的细胞核切片图像, 右侧为本节所提方法和人工标记方法叠加形成的结果对比图

像。其中，结果对比图像中小圈为人工标记结果，点为本节所提方法的标记结果。

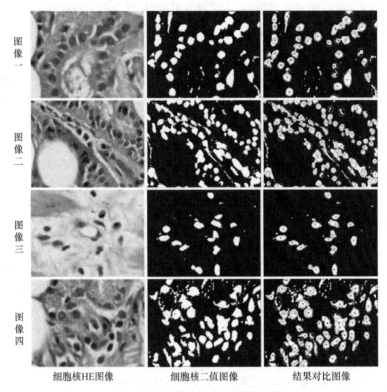

细胞核HE图像　　　　细胞核二值图像　　　　结果对比图像

图 1.11　随机截取的实验图像(局部)

本节所提方法和人工标记方法的对比实验表明，本节所提方法具有较高的标记准确率与标记效率。本节所提方法在 10 张 HE 染色的丛聚图像样本集(共包含3368 个细胞核)上对目标单体标记的平均准确率达到了 95.26%。10 张图像的平均标记时间为 0.518s，换算为每千个细胞核的平均标记时间约为 1.540s。这样的执行效率和标记精度，基本上可以满足实际工程应用需求。

为了避免基于凹度分析的方法不能处理整张图像，难以同本节所提方法进行比较的问题。从实验的样本集中，手动分割提取了部分细胞核丛聚样本的图像，组成了新的实验样本集。新的样本集包含了 50 张丛聚细胞核图像，其中每张图像包含若干个由细胞核组成的丛聚(共有细胞核 166 个)。

此部分实验的对比方法为瓶颈法[54]，它是目前凹度分析类方法中为数不多的在理论上可处理低分辨率细胞核丛聚的细胞核识别方法。本部分实验的最终结果如图 1.12 和表 1.4 所示。

图 1.12 中，第一行图像为本节所提方法的标记结果，第二行为瓶颈法的分离结果。从图中可知，对于如样本 1 所示的简单细胞核丛聚，两种方法都有着很好

的效果。但是，对于如样本 2～样本 4 所示一些较为复杂的丛聚来说，本节所提方法的识别准确率更高。在表 1.4 中，误识别包括假阴性和假阳性两种情况，总耗时为处理全部 50 个样本的总体花费时间。实验结果表明，本节所提方法在准确率和处理速度两方面均优于瓶颈法。

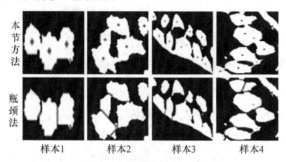

左侧标注：本节方法 / 瓶颈法

样本1　　　样本2　　　样本3　　　样本4

图 1.12　对比实验的结果

表 1.4　本节所提方法与瓶颈法的对比实验结果

使用方法	识别出的细胞核数	误识别数	误识别率/%	总耗时/s
瓶颈法	178	18	10.84	5.96
本节方法	152	11	6.63	0.89

本节介绍了一种基于距离估计的细胞核丛聚的处理方法。这种方法与传统的凹度分析法相比，具有更高的识别率与运算效率。这种方法可以直接处理整张图像，不需要识别丛聚的预处理操作。同时，由于距离估算的特有性质，这种方法的运算效率仅与图像的大小有关，与图像中目标物的数量无关，这大大提高了此方法的实用性。

1.6　基于乳腺肿瘤细胞形态特征参数的乳腺癌诊断研究

乳腺癌是女性最常见的高发恶性肿瘤之一。在欧美国家，乳腺癌发病率高居女性癌症第一位，亚洲虽是乳腺癌的低发区，但其发病率逐年升高，且有年轻化趋势。据统计[62-64]，2020 年全球乳腺癌新发病例高达 226 万，发病率已超过肺癌，其死亡率也达 30%以上，其对人类健康的严重危害已引起世界卫生组织和医疗界人士的高度重视，因此研究准确科学的乳腺癌分析和诊断方法，显得尤为重要。

乳腺肿瘤约占乳腺疾病的 2/3，其大致可分为乳腺良性肿瘤、乳腺恶性肿瘤和乳腺其他疾病。一直以来，乳腺疾病主要是通过影像学检查进行早期诊断，应用于临床的乳腺疾病诊断方法有 10 余种，但真正有广泛应用前景且技术成熟的手段还不多，主要包括乳腺钼靶 X 射线摄影、乳腺彩色多普勒超声检查、乳腺导管内视镜检查、乳腺导管灌洗、血清肿瘤联合标志物检测、磁共振和计算机断层扫描(computed tomography，CT)等[65-68]，以上方法均在临床医学上得到验证，在一定程度上提高了乳腺癌检测的灵敏度与准确性。

本节从分析研究细胞形态特征入手[69]，探讨乳腺肿瘤细胞形态特征参数在乳腺癌诊断及预后评估方面的作用，为乳腺癌诊断提供可靠的辅助性建议。

1.6.1　基于乳腺肿瘤细胞形态特征参数的乳腺癌诊断

在乳腺癌影像诊断的同时，进行乳腺癌细胞形态特征的研究，分析癌细胞与正常细胞形态之间的差异，也是乳腺癌诊断非常重要的环节。文献[70]和文献[71]利用分子生物学原理，观察研究细胞核结构及特点，证实癌细胞的蛋白质和核酸表达上存在的差异性，可依此鉴别出乳腺恶性肿瘤，并经临床试验证明，此法可作为乳腺癌检测的一个探索研究方向。文献[72]和文献[73]将分子成像技术及细胞组织学变化应用在乳腺癌诊断中，临床试验证明它能从本质上抑制癌细胞的扩散，对多种乳腺疾病的诊治有很大的价值。文献[74]和文献[75]利用模糊熵和数学形态学方法进行乳腺钼靶 X 射线影像全自动化微钙化点检测，实验表明该方法可以早期发现乳腺癌病变。

肿瘤细胞胞核是反映其生物学行为的主要部分[76]，肿瘤细胞 DNA 含量、核形态参数能反映其分化程度和生物学行为，这些参数具有定量、客观及重复性好等优点，其在组织结构、细胞形态、细胞化学定量等方面的研究，以及辅助临床病理诊断及预后评估方面起到日益重要的作用。同一种细胞在不同的生理、生态条件下，其形态会发生变化。近年来，由于电子学和应用数学的发展，人们已经可以对细胞的形态、结构、内含物其组织进行定量分析。

常见的用于临床诊断的乳腺癌细胞特征参数可大致分为以下四类[77]：①形态特征参数，包括轮廓指数、形状因子、形状不规则指数、圆度、长短轴比、圆球度、等效圆直径、等效球表面积、等效球体积及曲度等。表 1.5 给出了细胞的主要形态特征参数。②大小参数，包括面积、周长、最大径(最长轴、最长径)、最小径(最短轴、最短径)、体积、细胞核大小等。③密度系统，包括体密度、面密度、比表面、数密度、长度密度及面数密度等。其中，常用的有区域百分比(如细胞分布密度和单位面积的细胞个数等)、核浆比等。④质地参数，如光密度是计算机对被检细胞核积分光密度进行运算，得出细胞核 DNA 的相对含量。

表 1.5　细胞的主要形态特征参数

特征名称	计算公式	具体解释	选择依据
轮廓指数	$\dfrac{周长}{\sqrt{面积}}$	圆形的轮廓指数最小，为 3.545。形状越不规则，其值越大	轮廓指数异常变化是判断病变的依据之一

续表

特征名称	计算公式	具体解释	选择依据
形状因子	$\dfrac{4\times\pi\times\text{面积}}{\text{周长}^2}$	反映物体形状的参数，当细胞核呈圆形时，其值为 1；当细胞核形状偏离圆形时，其值大于 1。细胞核形状越不规则，形状因子值越大，说明细胞核偏离圆形越远	形状因子异常变化是判断病变的依据之一
圆度	矫正参数×4×π×面积	面积和周长的测量一般依赖于仪器，而且其测量受到仪器条件的限制，对形状因子参数校正后的准确性更好	圆度异常变化是判断病变的依据之一
长短轴比	同形状因子	长短轴比异常变化是判断病变的依据之一	长短轴比异常变化是判断病变的依据之一
圆球度	见具体解释	与颗粒截面平均周长相同的等效球的比表面积与颗粒本身的比表面积之比，非球形颗粒的圆球度小于 1，颗粒形状偏离圆球越远，其值与 1 相差越大	圆球度异常变化是判断病变的依据之一
等效圆直径	见具体解释	与颗粒投影面积相等的圆的直径	等效圆直径异常变化是判断病变的依据之一

1.6.2　乳腺癌细胞特征参数与乳腺癌诊断之间关系

细胞形态特征与诊断之间关系：文献[78]中采用 MPIAS-500 多媒体病理图文分析系统对乳腺癌细胞及乳腺良性细胞形态进行了多参数的体视学定量研究，通过胞体和胞核定量参数对比观察分析，发现胞体和胞核各变量参数与乳腺良性病对比分析情况相近，这一结果表明胞核与良性病变出现的灰区(交叉重叠区)小，胞核参数分析较胞体更有鉴别意义；胞质分析结果说明，乳腺癌胞质面积较乳腺良性病变增大，且厚薄明显不均，同时癌细胞胞体增大、胞核增大、胞质也随之增加，但胞核与胞质增加的比例失调，因而出现高核浆比值。从这一结果可以看出，胞质参数在乳腺良恶性病变中的分布也有明显不同的特征，对鉴别诊断也有一定的价值。

文献[79]和文献[80]对不典型增生及乳腺导管癌细致分级进行细胞核形态计量分析，研究结果显示：细胞核面积、周长、直径及圆球度在乳腺癌及乳腺不典型增生时都明显增大，这四项参数对乳腺癌及乳腺不典型增生的诊断有一定的参考价值，不典型增生 Ⅱ、Ⅲ 级与乳腺导管癌 Ⅰ 级组间病变有近似性，说明由不典型增生向癌演变存在内在联系，与乳腺癌的发生有密切关系。

文献[81]对 56 例病例的病理切片进行研究发现：在正常细胞与癌变细胞之间，除面积外，细胞核周长、形状因子也有很大差异性，有显著的统计学意义($P < 0.05$，其中 P 是用来判定假设检验结果的参数)，且细胞核面积、周长及形状因子随着癌症恶性程度的增加而明显上升。

文献[82]对乳腺单纯癌病理切片进行图像分析发现：死亡组癌细胞的平均细胞面积、核面积、核直径及周长均较大，同时其核形状因子较生存组小，提示癌细胞核大而不规则，且异型性更明显，即大核往往意味着更差的预后，细胞核的大小可作为判断乳腺癌预后的一个常用指标。

文献[83]探讨乳腺癌细胞核平均面积(mean nucleus area，MNA)与病理因素及预后的关系，结果显示：良性肿瘤与乳腺癌的 MNA 差异有显著性意义，随组织学分级的增加，乳腺癌 MNA 也相应增加；同样，随着腋淋巴结转移数目增多，其 MNA 也明显增加，而肿瘤的大小变化与 MNA 增长关系则不明显。MNA 和淋巴结转移状况为显著性影响因素，具有独立的估价预后的作用。

1.6.3　细胞分形与乳腺癌诊断之间关系

在数学上，分形图形[84]的分维严格大于其拓扑维，若一个图形按分维公式计算出的分维大于拓扑维，那么这个图形就具有分形性。对于细胞核边界来说，它是一条闭合曲线，拓扑上等价于一个圆，拓扑维是 1，如果计算出的细胞核边界的分维数大于 1，就说明它们具有分形结构。

文献[85]将分维的维度用在乳腺癌细胞与乳腺良性细胞的鉴别中，其研究结果显示：乳腺癌细胞核的边界分维值集中在 1.15～1.25，即它们是分形结构；乳腺纤维腺瘤细胞核的边界分维值集中在 1.03～1.08，即乳腺癌细胞核的分维值大于乳腺纤维腺瘤细胞核的分维值，且有显著的统计学意义。

通过分析现有文献研究进展，发现对乳腺癌细胞形态特征参数与乳腺癌诊断之间关系尚无统一定论，大概可总结如下。

细胞的形态参数与大小参数在正常细胞和乳腺癌细胞病例中有显著性差异。乳腺癌细胞核的面积、周长、最长径、最短径、体积均明显大于乳腺正常细胞核。但也有少数学者通过试验得出，各形态参数对淋巴结转移无明显影响，对预后也未见有明显影响。对此，可能的原因有以下几点：

(1) 肿瘤细胞本身的形态结构是非常复杂的、不规则的。

(2) 专用的图像采集系统的对象都是病理切片，而病理切片在制作过程中，细胞核会发生收缩，即细胞核的大小和体积会发生改变，而所有切片不可能在同一时间内制作，染色剂的浓度微变、组织脱水、切片染色等都会影响细胞的外形。

(3) 图像采集时系统中有不可避免的噪声，图像处理时也难免出现把图像简单化、模型化的现象，从而损失了一些有用的信息特征，特别是针对一些特殊问题，如肿瘤生长时边界是浸润还是压迫、原位癌基底膜处的表现，都难以用传统的形态学方法来描述。

形状因子的大小不能直接区别细胞的良恶性。形状因子要结合原组织细胞核形状和癌组织细胞核形状进行分析，不能只根据形状因子大小一概而论。乳腺组织结构较复杂，有单层立方上皮、单层柱状上皮和复层柱状上皮等，因此核的形状就有圆形、长圆形。乳腺癌形态结构也十分复杂，种类不一，根据组织发生的位置和形态结构变化可将其分为导管癌、小叶癌、特殊型癌，每种癌变核形态各异，因此粗略比较正常细胞核与乳腺癌细胞核的形状因子很难直接说明问题。

利用分形论来区别乳腺细胞的良恶性：乳腺癌细胞核的分维值大于乳腺纤维腺瘤细胞核的分维值，即恶性肿瘤的细胞具有分形性，因此可将该项指标作为乳腺癌诊断的一个特征值。乳腺癌的组织结构和形态结构错综复杂，导致乳腺癌细胞的形态各异，且影响乳腺癌淋巴结转移及预后的因素也较多，很难找到一个统一的指标来准确地诊断乳腺癌。因此，为了更好地应用细胞形态参数，还须不断改善图像处理技术，对所要定量描述的原组织细胞核形状和各类癌组织细胞核形状进行正确、细致和全面的研究，提高图像处理系统的精密度和清晰度，在图像采集及处理环节减小乳腺癌诊断的误差。此外，分维定量地描述了细胞核边界的形态特征，体现了肿瘤细胞的生物学特性在核形态上的表现规律，能反映出良恶性肿瘤细胞核的不规则程度。目前，应用细胞分形来诊断乳腺癌的实例还不多，因此可进一步将其应用到临床病理诊断之中。

参 考 文 献

[1] EHTESHAMI B B, BALKENHOL M, LITJENS G, et al. Automated detection of DCIS in whole-slide H&E stained breast histopathology images[J]. IEEE Transactions on Medical Imaging, 2016, 35(9): 2141-2150.

[2] WAN T, CHEN J. Automated grading of breast cancer histopathology using cascaded ensemble with combination of multi-level image features[J]. Neurocomputing, 2017, 229: 34-44.

[3] BEJNORDI B E, LIN J, GLASS B, et al. Deep learning-based assessment of tumor-associated stroma for diagnosing breast cancer in histopathology images[C]. IEEE International Symposium on Biomedical Imaging, Melbourne, 2017: 929-932.

[4] PAN X, LI L, YANG H, et al. Accurate segmentation of nuclei in pathological images via sparse reconstruction and deep convolutional networks[J]. Neurocomputing, 2016, 229:88-99.

[5] XU J, LUO X, WANG G, et al. A deep convolutional neural network for segmenting and classifying epithelial and stromal regions in histopathological images[J]. Neurocomputing, 2016, 191: 214-223.

[6] XING F, XIE Y, YANG L. An Automatic learning-based framework for robust nucleus [J]. IEEE Transactions on Medical Imaging, 2016, 35(2): 550-566.

[7] LING Z, LE L, NOGUES I, et al. DeepPap: Deep convolutional networks for cervical cell classification[J]. IEEE Journal of Biomedical and Health Informatics, 2017, 99: 1633-1643.

[8] ZHENG Y, JIANG Z, XIE F, et al. Feature extraction from histopathological images based on nucleus-guided convolutional neural network for breast lesion classification[J]. Pattern Recognition, 2017,71:14-25.

[9] NAYLOR P, LAÉ M, REYAL F, et al. Nuclei segmentation in histopathology images using deep neural networks[C]. IEEE International Symposium on Biomedical Imaging, Melbourne,2017: 933-936.

[10] BEEVI K S, NAIR M S, BINDU G R. A multi-classifier system for automatic mitosis detection in breast histopathology images using deep belief networks[J]. IEEE Journal of Translational Engineering in Health and

Medicine, 2017, 5(99): 1-11.

[11] BORNSTEIN A M. Is Artificial Intelligence Permanently Inscrutable [DB/OL]. (2016-09-10) [2020-08-06]. https://nautil.us/is-artificial-intelligence-permanently-inscrutable-236088/?_sp=e7c4b58f-5e51-4a51-a206-879037bb 5c7b.1697083013722.

[12] SU J, VARGAS D V, KOUICHI S. One pixel attack for fooling deep neural networks[J]. IEEE Transactions on Evolutionary Computation, 2019, 23(5): 828-841.

[13] GU T, DOLANGAVITT B, GARG S. BadNets: Identifying Vulnerabilities in the Machine Learning Model Supply Chain [DB/OL]. (2017-08-22) [2020-08-06]. https://arxiv.org/abs/1708.06733.

[14] DANIEL G, RISHI V. Tricking Neural Networks: Create Your Own Adversarial Examples [DB/OL]. (2018-01-10) [2020-08-06]. https://arpit-sharma.com/2018/01/10/adversarial-examples/.

[15] GOODFELLOW I J, SHLENS J, SZEGEDY C. Explaining and Harnessing Adversarial Examples [DB/OL]. (2014-12-20) [2020-08-06]. https://arxiv.org/abs/1412.6572v1/.

[16] LIU Y, CHEN X, LIU C, et al. Delving into Transferable Adversarial Examples and Black-box Attacks [DB/OL]. (2016-11-08) [2020-08-06]. https://arxiv.org/abs/1611.02770/.

[17] 马义德, 戴若兰, 李廉, 等. 生物细胞图像分割技术的进展[J]. 生物医学工程学, 2002, 19(3): 487-492.

[18] WU H S, BARBA J, GIL J. A parametric fitting algorithm for segmentation of cell images[J]. IEEE Transactions on Bio-medical Engineering, 1998, 45(3): 400-407.

[19] 戴青云, 余英林. 一种基于小波与形态学的车牌图像分割方法[J]. 中国图象图形学报, 2000, 5(5): 411-415.

[20] 王浩军, 毛柏鑫. 原位分子杂交图像中银粒的分割方法研究[J]. 中国图象图形学报, 1999, 4(6): 454-457.

[21] 耿伯英, 杨静宇. 一种基于一致性邻域超图模型的图像分割方法[J]. 中国图象图形学报, 2000, 5(4): 288-292.

[22] 黄凤岗, 杨国, 宋克欧. 柔性(soft)形态学在图像边缘检测中的应用[J]. 中国图象图形学报, 2000, 5(4): 284-287.

[23] 洪文松, 陈虎凡. 实现图像边缘检测的改进广义模糊算子法[J]. 中国图象图形学报, 1999, 4(2): 143-146.

[24] PAL S K, KING R A, HASHIM A A. Automatic gray level thresholding through index of fuzziness and entropy[J]. Pattern Recognition Letters, 1983, 1(3): 141-146.

[25] 金立左, 夏良正, 杨世周. 图像分割的自适应模糊阈值法[J]. 中国图象图形学报, 2000, 5(5): 390-395.

[26] 魏志成, 周激流. 一种新的图像分割自适应算法的研究[J]. 中国图象图形学报, 2000, 5(3): 216-220.

[27] SPREEUWERS L J. Neural network edge detector[C]. Electronic Imaging'91, San Jose, 1991.

[28] DHAWAN A P, DUFRESNE T. Low-level image processing and edge enhancement using a self-organizing neural network[C]. IJCNN International Joint Conference on Neural Networks, San Diego, 1990: 503-510.

[29] XUE K, BREZNIK C W. A neural-net computing algorithm for detecting edges in a gray scale image[C]. IEEE Conference on Decision and Control, Honolulu, 1990: 2368-2373.

[30] MA Y, DAI R, LIAN L, et al. Image segmentation of embryonic plant cell using pulse-coupled neural networks[J]. Chinese Science Bulletin, 2002, 47(2): 169-173.

[31] FERNANDEZ G, ZRYD J P. Multi-Spectral Image Analysis of Plant Cells[M]. Clifton: Humana Press Inc., 1995.

[32] PAL U, RODENACKER K, CHAUDHURI B B. Automatic cell segmentation in cyto- and histometry using dominant contour feature points[J]. Analytical Cellular Pathology the Journal of the European Society for Analytical Cellular Pathology, 1998, 17(4): 243-250.

[33] 陆宗骐, 梁诚. 用 Sobel 算子细化边缘[J]. 中国图象图形学报, 2000, 5(6): 516-520.

[34] NAZIF A M, LEVINE M D. Low level image segmentation: An expert system[J]. IEEE Transactions on Pattern Analysis and Machine Intelligence, 2009, PAMI-6(5):555-577.

[35] ANORAGANINGRUM D. Cell segmentation with median filter and mathematical morphology operation[C]. Proceedings. International Conference on Image Analysis and Processing, Venice, 1999: 1043-1046.

[36] WU K, GAUTHIER D, LEVINE M D. Live cell image segmentation[J]. IEEE Transactions on Biomedical Engineering, 2002, 42(1): 1-12.

[37] JEACOCKE M B, LOVELL B C. A multi-resolution algorithm for cytological image segmentation[C]. Proceedings of ANZIIS'94 - Australian New Zealand Intelligent Information Systems Conference, Brisbane, 1994: 322-326.

[38] MICHELI-TZANAKOU E, SHEIKH H, ZHU B. Neural networks and blood cell identification[J]. Journal of Medical Systems, 1997, 21(4): 201-210.

[39] DIASPRO A, BELTRAME F, FATO M, et al. Characterizing biostructures and cellular events in 2D/3D[J]. IEEE Engineering in Medicine and Biology Magazine, 1996, 15(1): 92-100.

[40] FERN, AGRAVE G, NDEZ, et al. A new plant cell image segmentation algorithm[C]. International Conference on Image Analysis and Processing, Verlag, 1995: 229-234.

[41] FERNANDEZ G, KUNT M, ZRYD J P. Multi-spectral based cell segmentation and analysis[C]. Proceedings of the Workshop on Physics-Based Modeling in Computer Vision, Cambridge , 1995: 166.

[42] 苏茂君, 王兆滨, 张红娟, 等. 基于 PCNN 自动波特征的血细胞图像分割和计数方法[J]. 中国生物医学工程学报, 2009, 28(1): 145-148.

[43] LINDBLAD T, BECANOVIC V, LINDSEY C S, et al. Intelligent detectors modelled from the cat's eye[J]. Nuclear Instruments and Methods in Physics Research, 1997, 389(1): 245-250.

[44] YI-DE M, FEI S, LIAN L. A new kind of impulse noise filter based on PCNN[C]. 2003 International Conference on Neural Networks and Signal Processing, Nanjing, 2003:152-155.

[45] MA Y D, LIU Q, QIAN Z B. Automated image segmentation using improved PCNN model based on cross-entropy[J]. Journal of Image and Graphics, 2005: 743-746.

[46] MA Y D, FEI S, LIAN L. Gaussian noise filter based on PCNN[C]. International Conference on Neural Networks and Signal Processing, Nanjing, 2003: 149-151.

[47] 马义德, 戴若兰, 李廉. 一种基于脉冲耦合神经网络和图像熵自动图像分割方法[J]. 通信学报, 2002, 23(1)：46-51.

[48] MA Y D, DAI R L, LIAN L, et al. An counting and segmentation method of blood cell image with logical and morphological feature of cell[J]. Chinese Journal of Electronics, 2002, 11(1): 53-55.

[49] 彭真明, 蒋彪, 肖峻, 等. 基于并行点火 PCNN 模型的图像分割新方法[J]. 自动化学报, 2008, 34(9): 1169-1173.

[50] ONG S H, JAYASOORIAH, YEOW H H, et al. Decomposition of digital clumps into convex parts by contour tracing and labelling[J]. Pattern Recognition Letters, 1992, 13(11): 789-795.

[51] BEUCHER S, LANTUÉJOUL C. Use of watershed in contour detection[C]. International Workshop on Image Processing, Real-time Edge and Motion Detection, 1979: 391-396.

[52] LIU L, SCLAROFF S. Shape-guided split and merge of image regions[C]. International Workshop on Visual Form, Capri, 2001: 367-377.

[53] IP H H S, YU R P K. Recursive splitting of active contours in multiple clump segmentation[J]. Electronics Letters, 1996, 32(17): 1564-1566.

[54] WANG H, ZHANG H, RAY N. Clump splitting via bottleneck detection and shape classification[J]. Pattern Recognition, 2012, 45(7): 2780-2787.

[55] FARHAN M, YLI-HARJA O, NIEMIST, et al. A novel method for splitting clumps of convex objects incorporating

image intensity and using rectangular window-based concavity point-pair search[J]. Pattern Recognition, 2013, 46(3): 741-751.

[56] LATORRE A, ALONSO-NANCLARES L, MUELAS S, et al. Segmentation of neuronal nuclei based on clump splitting and a two-step binarization of images[J]. Expert Systems with Applications, 2013, 40(16): 6521-6530.

[57] SAMSI S, TREFOIS C, ANTONY P M A, et al. Automated nuclei clump splitting by combining local concavity orientation and graph partitioning[C]. IEEE-EMBS International Conference on Biomedical and Health Informatics, Valencia, 2014: 412-415.

[58] ULLE A R, NAGABUSHAN T N, BASAVARAJ V. Clump splitting in histopathological images based on concave points[C]. International Conference on Cognitive Computing and Information Processing, Noida, 2015: 1-6.

[59] KUMAR S, ONG S H, RANGANATH S, et al. A rule-based approach for robust clump splitting[J]. Pattern Recognition, 2006, 39(6): 1088-1098.

[60] JANSSENS T, ANTANAS L, DERDE S, et al. Charisma: An integrated approach to automatic H and E-stained skeletal muscle cell segmentation using supervised learning and novel robust clump splitting[J]. Medical Image Analysis, 2013, 17(8): 1206-1219.

[61] 孙文灏, 陆福相, 马义德. 基于距离估计的细胞核标记法[J]. 生物医学工程学, 2018, 35(3): 435-442.

[62] MOUSA R, MUNIB Q, MOUSSA A. Breast cancer diagnosis system based on wavelet analysis and fuzzy-neural[J]. Expert Systems with Applications, 2005, 28(4): 713-723.

[63] LUO P, QIAN W, ROMILLY P. CAD-aided mammogram training[J]. Academic Radiology, 2005, 12(8): 1039-1048.

[64] 丁丽央, 陈坤, 沈高飞, 等. 乳腺癌危险因素病例对照研究[J]. 中国慢性病预防与控制, 1998, (6): 283-285.

[65] 胡卫红, 张敬杰. 钼靶X摄片在乳腺癌诊断中的应用价值[J]. 中国现代药物应用, 2011, 5(2): 76-77.

[66] MATSUZAKI S, SHIBA E, KOBAYASHI Y, et al. Stereotactic vacuum-assisted breast biopsy (mammotome biopsy) for non-palpable microcalcification on mammography[J]. Nihon Igaku Hoshasen Gakkai Zasshi Nippon Acta Radiologica, 2005, 65(1): 16.

[67] IKEDA D M, BAKER D R, DANIEL B L. Magnetic resonance imaging of breast cancer: Clinical indications and breast MRI reporting system[J]. Journal of Magnetic Resonance Imaging, 2000, 12(6): 975-983.

[68] SHPYLEVA S I, TRYNDYAK V P, KOVALCHUK O, et al. Role of ferritin alterations in human breast cancer cells[J]. Breast Cancer Research and Treatment, 2011, 126(1): 63-71.

[69] 董敏, 马义德. 基于乳腺肿瘤细胞形态特征参数的乳腺癌诊断发展研究[J]. 中华临床医师杂志(电子版), 2013, 11: 5023-5026.

[70] TRUE L D, JORDAN C D. The cancer nuclear microenvironment: Interface between light microscopic cytology and molecular phenotype[J]. Journal of Cellular Biochemistry, 2008, 104(6): 1994.

[71] BISTA R K, WANG P, BHARGAVA R, et al. Nuclear nano-morphology markers of histologically normal cells detect the "field effect" of breast cancer[J]. Breast Cancer Research and Treatment, 2012, 135(1): 115-124.

[72] ROSENBERG A, KIEPER D A, WILLIAMS M B, et al. The Role of Molecular Imaging Technologies in Breast Cancer Diagnosis and Management[M]. London: Intech Open, 2012.

[73] FU Y, VANDONGEN A M J, BOUROUINA T, et al. A study of cancer cell metastasis using microfluidic transmigration device[C]. IEEE International Conference on MICRO Electro Mechanical Systems, Paris, 2012: 773-776.

[74] CHANG H Y, YANG M Y, TAI-KYONG S, et al. Optimal sound speed estimation to enhance photoacoustic image quality in breast microcalcification detection[C]. Proceedings of the IASTED International Conference on Signal and

Image Processing, Honolulu, 2012: 228-234.

[75] BECK A H, SANGOI A R, LEUNG S, et al. Systematic analysis of breast cancer morphology uncovers stromal features associated with survival[J]. Science Translational Medicine, 2011, 3(108): 108-113.

[76] WILS J, VAN G H, BAAK J. Proposal for therapeutic approach based on prognostic factors including morphometric and flow-cytometric features in stage III-IV ovarian cancer[J]. Cancer, 1988, 61(9): 1920-1925.

[77] 杨建茹, 陈跃. 对乳腺癌细胞形态定量分析中形状因子参数的研究[J]. 中国医学影像技术, 2000, 16(2): 130-131.

[78] ZHANG H. The formal metrological study on the cell nuclei forms of breast cancer and breast adenosis[J]. Journal of Qiqihar Medical, 1999, 20(1): 212-219.

[79] XU M S, GUAN Z W, WANG L X. Nuclear morphometrical analysis of breast cancer[J]. Chinese Journal of Medical Imaging Technology, 2001, 2001(17):544-545.

[80] GUSKI H, HUFNAGL P, FREITAG A, et al. Automated histometry in fibrocystic breast disease[J]. Analytical and Quantitative Cytology and Histology the International Academy of Cytology and American Society of Cytology, 1988, 10(2): 101.

[81] SUN P R , YUAN Y X, YUAN C R, et al. Correlation of nuclear morphometry with progression of breast cancer using computer image analysis[J]. Journal of Qilu Oncology, 1997, 4(2): 105-107.

[82] WU Q, WANG B T, RAO H R, et al. The prognostic value of morphometry in breast cancer with different clinical pathological features[J]. Journal of Clinical and Experimental Pathology, 1996, 12(2): 108-111.

[83] 陈嘉, 陈淼. 乳腺癌雌激素受体与细胞形态计量关系[J]. 镇江医学院学报, 1996, 6(4): 380-381.

[84] 李后强, 汪富泉. 分形理论及其在分子科学中的应用[M]. 北京: 科学出版社, 1993.

[85] ESGIAR A N, NAGUIB R N G. Fractal analysis in the detection of colonic cancer images[J]. IEEE Transactions on Information Technology in Biomedicine, 2002, 6(1): 54-58.

第 2 章　乳腺密度测量

近年来，在全世界妇女恶性肿瘤发病率中，乳腺癌一直居于首位。研究表明，乳腺癌与乳腺密度(breast density，BD)之间有很大的关联，乳腺密度可以为乳腺癌变可能性的预测提供大量的有效信息，而高乳腺密度在乳腺癌病例中占很大的比例，一些放射科医师甚至将乳腺密度列为乳腺癌风险预测最重要的指标之一。因此，乳腺密度的研究对乳腺患癌风险预测有着重要的意义。

乳腺组织主要包含两部分：脂肪组织和纤维腺体组织。乳腺纤维腺体组织通常又被称为乳腺钼靶密度或乳腺密度。乳腺密度代表乳腺钼靶 X 射线图像上的致密组成成分，用其所占百分比来表示。多年来，乳腺密度的测量方法层出迭现，一般来讲，乳腺密度测量方法分为定性测量和定量测量。最早定性测量乳腺密度的方法主要是基于视觉估计将乳腺钼靶 X 射线图像分成若干个类型。但是这种方法受观察者主观偏差的影响较大，因此一系列精确测量乳腺密度的方法被提出，如手动跟踪法和测面计量法[1]等，但其缺点是耗时较长。

本章主要介绍乳腺密度的定量测量方法。首先，概述乳腺密度测量的基本方法。其次，分别介绍基于 PCNN 的乳腺密度测量、基于 SVM 和混合特征提取的乳腺密度测量。最后，介绍基于医学影像信息管理系统的乳腺数据集建设。

2.1　乳腺密度测量方法概述

2.1.1　定性的乳腺密度测量方法

一般来讲，定性的乳腺密度测量是指基于乳腺钼靶 X 射线图像对致密区域进行主观评估和分类。定性的乳腺密度测量方法主要有 Wolfe 分类法[2]、N 模式分类法[3]、Tabar 分类法[4]，以及乳腺影像报告和数据系统(beast imaging reporting and data system，BIRADS)[5]等。

1. Wolfe 分类法

Wolfe 分类法是放射科医师 Wolfe 在 1976 年提出的乳腺密度分类方法。Wolfe首次提出乳腺钼靶 X 射线图像的明亮纤维腺体区域与女性乳腺患癌风险有很大的关联，对此，他将乳腺密度分为四类[2]，分别是 N 类型(均为脂肪组织的乳腺)、P1 类型(乳腺纤维腺体区域少于 1/4)、P2 类型(乳腺纤维腺体区域多于 1/4)和 DY

类型(大量的乳腺纤维腺体区域)。这种分类方法是基于纤维腺体区域所占乳腺总体的比例大小提出的。例如，N 类型乳腺在钼靶 X 射线图像中表现出极少的纤维腺体成分，而 P1 和 P2 类型乳腺在图像中的纤维腺体区域则较大，DY 类型乳腺则表现出大面积的致密区域，即纤维腺体成分在乳腺里成为主要的部分。N、P1、P2 和 DY 类型乳腺的患癌风险依次增大，根据文献[6]和文献[7]，DY 类型乳腺的患癌风险是 N 类型乳腺的两到三倍。因此，Wolfe 分类法是一种主观评估式乳腺密度测量方法，基于这一方法，医师可以对女性的乳腺患癌风险做出一定的预测。

2. N 模式分类法

N 模式分类法是将乳腺密度按照致密程度的不同分为 N 个比例区间，然后依据乳腺图像中致密区域的大小将其确定在某一个密度区间，从而对乳腺患癌风险进行预测的一种方法。例如，美国癌症研究协会提出的乳腺密度六分类系统[8]中，乳腺密度根据一定的比例区间被分为六个类型，分别是 0、小于 10%、10%~25%、26%~50%、51%~75%和大于 75%。这六种类型的乳腺纤维腺体区域依次增大，患癌风险依次升高。因此，N 模式分类法也是一种定性的乳腺钼靶 X 射线图像评估乳腺密度的方法。

3. Tabar 分类法

在 Tabar 分类法中，乳腺密度被分为 5 个风险类型，即 I 型(乳腺轮廓和 Cooper 韧带)、II 型(腺体组织均匀地分布在导管小叶之间)、III 型(椭圆形透亮区域)、IV型(全乳广泛的结节状和线性密度)、V 型(全乳结构被纤维组织取代)。Tabar 分类法是基于解剖学乳腺钼靶 X 射线图像的相关性提出的，而不是简单的模式分类，其中 I ~ III 型是低风险组，IV 型和 V 型为高风险组。利用 Tabar 分类法，医师可以基于乳腺密度分类特性有效地对女性乳腺患癌风险进行预测。

4. 乳腺影像报告和数据系统

在 BIRADS 中，乳腺密度根据致密程度的不同被分为四类：BIRADS-1(双乳几乎为全脂肪)、BIRADS-2(纤维腺体密度以小区域的形式分散存在)、BIRADS-3(双乳不均匀致密)和 BIRADS-4(双乳极度致密)。在乳腺钼靶 X 射线图像中，BIRADS 级别越高，乳腺致密程度越高，乳腺钼靶 X 射线摄影敏感度越低，患癌风险越大。近年来，有研究人员尝试将 BIRADS 的乳腺密度分类进行定量化，四个类型的乳腺密度上限分别为 24%、49%、74%和 100%，也可以作为乳腺患癌风险预测的一种参考。

以上概述的方法均为定性的乳腺密度测量方法，定性测量方法便于临床应用，但它是一种以主观评估为主的测量方法，很大程度上依赖于放射科医师的主观判断和经验诊断，因此有着一定的测量误差，具有较多的缺点。

2.1.2　定量的乳腺密度测量方法

定量的乳腺密度测量主要是基于计算机辅助诊断技术，针对乳腺钼靶 X 射线图像进行处理、计算和评估。主要测量方法有几何面积法[9]、阈值转化测量法、基于纹理特征提取的测量方法、容积乳腺密度评估方法等。

1. 几何面积法

几何面积法是基于面积测量仪计算出纤维腺体组织占全乳组织的面积比例来确定乳腺密度的一种定量的测量方法。例如，文献[10]提到，对乳腺钼靶 X 射线图像中的致密区域进行直接测量，利用平面仪追踪乳腺周围的致密组织区域，然后基于致密区域的面积值除以乳腺钼靶 X 射线图像的全乳区域的投影值就可以得到乳腺密度。

2. 阈值转化测量法

一般情况下，阈值转化测量法是一种通过选取乳腺纤维腺体区域和乳腺的脂肪等非致密组织区域的两个阈值，然后借助软件检测出两个阈值之间的区域，即全乳腺区域和纤维腺体区域，通过全部乳腺的划分，计算出乳腺密度的方法。例如，文献[11]提出的交互式阈值分割乳腺致密区域的方法，相对于几何面积法，具有耗时短的优点。近年来，基于乳腺钼靶 X 射线图像的阈值分割测量法层出不穷。例如，文献[12]提出的自动阈值分割乳腺致密区域的算法，避免了传统的阈值分割算法因不能全面地区分致密区域和乳腺背景区域而导致乳腺密度偏高的缺点。

3. 基于纹理特征提取的测量方法

基于纹理特征提取的测量方法的主要思想是利用乳腺纤维腺体区域的纹理特征提取和一些分类器来进行乳腺密度分类。例如，Rampun 等[13]提出的基于局部五元模式(local quinary pattern，LQP)的乳腺密度分类系统。他们首先采用 LQP 操作符来提取乳腺钼靶 X 射线图像纤维腺体区域的纹理特征，其次使用支持向量机(SVM)分类器实现乳腺密度的分类，最后基于 10 折交叉验证的方法来进行评估。

4. 容积乳腺密度评估方法

基于容积乳腺密度的评估方法与传统的测量乳腺钼靶 X 射线图像的纤维腺体区域的方法不同，它考虑到乳腺患癌风险与目标细胞的关系更为密切，也更符合逻辑性，即将乳腺密度的概念从传统的二维升华到了三维，定义为容积乳腺密度。基于容积乳腺密度测量的方法也很多，最直接的测量方法为 CT，通过 X 射线衰减系数的组织三维重构得到一系列平面图像。为了区分乳腺脂肪组织和水样组织，可以设定一组简单的二进制阈值，那么乳腺组织的总体积和其他部分组织的体积就可以计算了，从而也可以得到容积乳腺密度。类似的容积乳腺密度测量方法还有层析 X 射线照相组合技术、双能 X 射线吸收测定法和文献[14]提出的基于全域数字化乳腺钼靶 X 射线检查的乳腺容积计量的乳腺密度测量方法等。

定性的乳腺密度测量方法和定量的乳腺密度测量方法都有各自的优点。定性的测量方法方便于临床应用，但它是一种主观的测量方法，很大程度上取决于放射科医师的主观判断，因此具有较大的诊断误差。定量的测量方法排除了主观因素，但在实际中计算误差依然存在，因此很多定量测量方法还尚未在临床中普及，现临床尚无统一的乳腺密度评估方法[15]。

本节从定性测量和定量测量的角度，概述了乳腺密度测量的主要方法，同时关注了当前较流行的若干种乳腺密度测量方法，包括定性的乳腺密度测量方法：Wolfe 分类法、N 模式分类法、Tabar 分类法、乳腺影像报告和数据系统等；定量的乳腺密度测量方法：几何面积法、阈值转化测量法、基于纹理特征提取的测量方法、容积乳腺密度评估方法等。

2.2　基于乳腺纹理特征的乳腺密度测量方法

一般来讲，定量的乳腺密度测量可以通过分割出乳腺钼靶 X 射线图像的致密部分，进一步计算出致密区域占乳腺区域的百分比来完成。例如，文献[16]提出一种半定量化的测量方法，它基于用户指定的全局阈值将乳腺致密区域从钼靶 X 射线图像中分割出来。这种方法相对主观分类法来说已经比较定量化了，而且相比手动测量法而言也是一种改进。但是它也存在很多不足，如耗时较长、大量的用户干预等，而且简单的阈值化策略不能全面地说明乳腺钼靶 X 射线图像的对比度和灰度变化。例如，乳腺钼靶 X 射线图像某区域的纤维腺体组织可能和另一个区域的脂肪组织有着相似的灰度级。

为此，本节提出了一种基于 PCNN 的乳腺密度测量算法[17]，主要包括图像预处理、图像重构、密度分析和检测三部分，算法流程如图 2.1 所示。

2.2.1　乳腺钼靶 X 射线图像的预处理

乳腺钼靶 X 射线图像的灰度级差异较小，图像细节比较模糊，因此给医学诊断带来很大的干扰，而针对乳腺钼靶 X 射线图像的预处理算法可以有效地增强图像对比度，获得较好的视觉效果。

1. 移除胸肌和标签

本节选择乳腺钼靶 X 射线图像分析学会[18](mammographic image analysis society，MIAS)数据集，数据集网址为 http://peipa.essex.ac.uk/info/mias.html，该

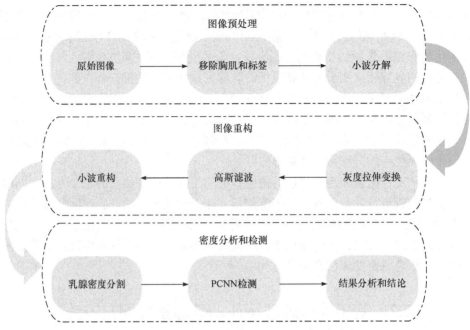

图 2.1　基于 PCNN 的乳腺密度测量算法的流程

数据集包含 322 张乳腺钼靶 X 射线图像，附带乳腺病变的相应信息，如位置、背景组织的类型等。一般来讲，乳腺钼靶 X 射线图像主要由乳腺区域、胸肌区域、背景和标签等组成。胸肌区域和标签等成分会影响实验的准确度，因此有效地去掉标签和胸肌是预处理中必需的步骤。以乳腺癌数据集 MIAS 中的图像"mdb003"作为示例，为了去除干扰信息，提高乳腺密度的检测率，本节采用最大连接域标记和区域生长的方法[19]移除标签和胸肌，实验结果如图 2.2 所示。

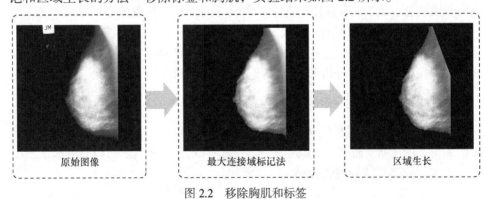

图 2.2　移除胸肌和标签

2. 乳腺钼靶 X 射线图像的小波分解及重构

小波变换具有时频分析的优越性，因此针对乳腺钼靶 X 射线图像细节由粗糙到细腻的特点，小波变换处理的优势显得更大。

1)乳腺钼靶 X 射线图像的小波分解

乳腺钼靶 X 射线图像的正常组织，如纤维腺体组织和脂肪组织等，经过小波变换后被分解到低频信息中，而乳腺的主要细节，如腺体细节等属于高频信息，还有钙化点、噪声等也主要集中在高频信息中[20]。基于 Mallat 提出的小波多分辨率分析算法[21]，乳腺钼靶 X 射线图像经过小波变换后会被分解为四个子图像，按照从高频到低频的顺序，依次是对角信息 D_k、垂直信息 V_k、水平信息 H_k、近似信息 A_k。图像的主要信息集中在 A_k 频带中，该频带所承载的信号能量在四个频带中也是最大的，而其他三个频带的能量相对较小，主要包含乳腺的一些细节信息。在实验中，本节采用系数为 1/2 的默认低通和高通滤波器来进行乳腺钼靶 X 射线图像的小波分解，根据一维离散小波分解的基础，依次对已处理的乳腺钼靶 X 射线图像(已移除标签和胸肌)矩阵的每一行和每一列进行一维离散小波分解，进而完成乳腺钼靶 X 射线图像的小波分解，实验结果如图 2.3 所示。

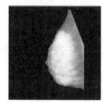

近似信息　　　　　　水平信息　　　　　　垂直信息　　　　　　对角信息

图 2.3　乳腺钼靶 X 射线图像的小波分解实验结果

从实验结果可以看出，乳腺钼靶 X 射线图像的信息主要集中在小波低频子带中，包含了图像的主要能量，而其他三个高频子带仅包含了腺体等细节部分，集中了信号少量的能量，这与小波理论也是相符的。

2)乳腺钼靶 X 射线图像的增强

为了增大乳腺钼靶 X 射线图像的对比度，增强乳腺纤维腺体区域，本节采用灰度拉伸函数来处理小波分解图像的低频子带，这里采用 γ 函数，表示为

$$y_1 = r - \min(r) \tag{2.1}$$

$$y_2 = \frac{y_1}{\max(y_1)} \tag{2.2}$$

$$y_3 = y_2^{(1/\gamma)} \tag{2.3}$$

式中，r 是乳腺钼靶 X 射线图像经过小波变换后的低频子带图像；γ 是一个常数，如果 $0 < \gamma < 1$，那么乳腺钼靶 X 射线图像的较亮区域会被增强，反之，较暗区域会被增强，经过多次实验，发现 $\gamma = 0.6$ 时结果较为理想。图 2.4(b)展示了 γ 变换增强后的图像，可以看到，乳腺钼靶 X 射线图像的纤维腺体等致密区域的灰度级强

度相比原图像(图 2.4(a))更大。

　　图 2.4(b)为低频子带经过灰度拉伸变换增强的结果，为了平滑模糊背景区域，还需要进一步将灰度拉伸函数增强后的图像滤波，本节采用高斯滤波器，基于一维低通高斯滤波器，可以得到二维高斯滤波器：

$$H(u,v) = e^{-D^2(u,v)/2D_0^2} \tag{2.4}$$

式中，$D(u,v)$ 为 r 到频窗中心的距离；D_0 为截止频率。高斯滤波结果如图 2.4(c)所示。

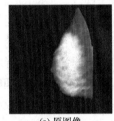
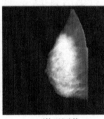
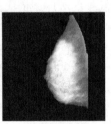

(a) 原图像　　　　　　(b) 增强图像　　　　　(c) 高斯滤波图像

图 2.4　乳腺钼靶 X 射线图像低频子带的处理结果

3)乳腺钼靶 X 射线图像的小波重构

由前面内容可以知道,经过小波分解的乳腺钼靶 X 射线图像包含四个子图像，分别是对角信息 D_k、垂直信息 V_k、水平信息 H_k、近似信息 A_k，而三个高频子带包含了原图像的细节信息，为了不丢失图像的细节信息，还需要对分解后的图像进行小波重构，重构后的实验结果如图 2.5 所示。

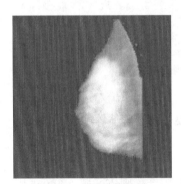

图 2.5　小波重构结果

2.2.2　乳腺钼靶 X 射线图像的密度测量

　　在本小节，乳腺钼靶 X 射线图像将基于提出的算法被自动处理，分割出腺体致密区域，然后用脉冲耦合神经网络进行检测，最后计算出乳腺密度。

1. 乳腺致密区域的自动分割

　　本节的实验数据采用 MIAS 的 322 张乳腺钼靶 X 射线图像，这些图像代表很大范围的 X 射线照相特征，包括从高脂肪型到极致密型等。完整乳腺区域的分割可以通过 Kittler 和 Illingworth 提出的最佳阈值算法[22]来完成，这个算法是在假设阈值可以区分目标像素和背景像素的条件下完成的。在 2.2.1 小节的实验中，经过预处理、小波分解等方法的增强处理，已经可以完整地呈现乳腺区域，然后将致密区域进一步分割。然而，传统的阈值分割方法对后期乳腺密度的评估会造成严重偏高，因为致密区域的分割结果很大程度地包含了一些血管和韧带组织，这些细小的组织有着很高的灰度值，它们和纤维腺体组织的灰度值很相近，因此会很粗略地被分割到致密区域中。

为此，本小节采用了 Sivaramakrishna[12]提出的修改分割算法，可以较理想地分割出乳腺纤维腺体致密区域而不包含血管和韧带组织。基本原理可以表示为

$$V(I,J) = \frac{1}{S}\sqrt{\sum_{i=-N}^{N}\sum_{j=-N}^{N}\left(\frac{M(i,j)-M(I,J)}{M(I,J)}\right)^2} \tag{2.5}$$

式中，S 为邻域的总像素数，这里选用 5×5 的邻域窗口；$M(i,j)$ 为邻域窗口内的像素值；$M(I,J)$ 为邻域窗口的中心像素值；N 为领域窗口的半长，这里取 2。

通过式(2.5)就可以将乳腺钼靶 X 射线图像变换到"V 域"，在"V 域"图像中，低 V 值的纤维腺体组织相比高 V 值的血管、韧带组织有更大的灰度值，而这些血管、韧带组织的像素强度将被弱化。"V 域"变换的实验结果如图 2.6 所示，图 2.6(a)是原图像，图 2.6(b)是变换到"V 域"的经过灰度级标定的实验结果。

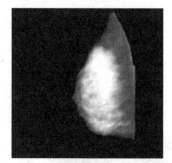 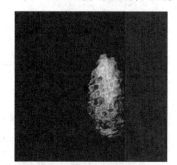

(a) 原图像　　　　　　(b) 经过"V 域"变换后灰度级标定的图像

图 2.6　乳腺钼靶 X 射线图像的"V 域"变换实验结果

2. 基于 PCNN 检测乳腺致密区域

PCNN 是一种不需要训练的单层神经网络，它起源于 Eckhorn 神经元模型[23]，是受猫的大脑皮层视觉区神经元的传导特性启发而来的。PCNN 与传统的人工神经网络不同，并且在很多领域中已经被证明是一种高效的处理工具。基于其生物学背景，PCNN 非常适用于数字视觉图像的处理[24]，如文献[25]提出的基于最大熵准则的植物细胞图像的分割等应用。图 2.7 所示为脉冲耦合神经网络的基本模型，传统神经元算法通常不能很方便地应用到实际中，并且由于设定参数过多，算法的效率也不高。因此，在实际中，一些简易的 PCNN 模型被使用。基于乳腺钼靶 X 射线图像的特点，本小节采用一种简易的模型[26]，其中还需要设定恰当的参数，在所使用的模型中涉及六个参数的设定，分别是 α_F、α_E、V_E、β、V_L 和 n，在密度检测的实验中，基于文献[27]，本小节采用半自动的参数调节，由于每张乳腺钼靶 X 射线图像致密区域特点的不同，n 和 α_E 的设定需要依据经验值

确定,以"mdb003"为例,本书设置 $\alpha_E = 1$,效果较好。其他参数的设定如下:

$$\alpha_F = \lg \frac{1}{\sigma(I)} \tag{2.6}$$

$$\beta = \frac{S_{\max}/S' - 1}{6V_L} \tag{2.7}$$

$$V_L = 1 \tag{2.8}$$

$$V_E = \mathrm{e}^{-\alpha_F} + 1 + 6\beta V_L \tag{2.9}$$

式中, $\sigma(I)$ 为输入图像 I 的标准差; $S_{\max}$ 为输入图像像素的最大灰度值; S' 为基于 Otsu 方法[28]的最佳直方图阈值。基于 PCNN 的乳腺密度检测实验的结果如图 2.8 所示。其中,图 2.8 (a)为预处理原图像,图 2.8(b)为经过 PCNN 检测的图像。

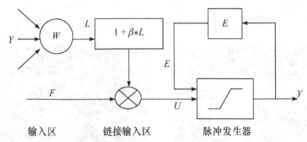

图 2.7　脉冲耦合神经网络的基本模型

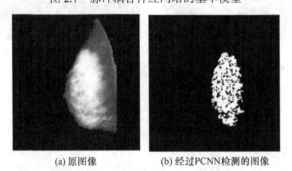

(a) 原图像　　　　　　(b) 经过PCNN检测的图像

图 2.8　基于 PCNN 的乳腺密度检测实验的结果

　　为了证实本小节处理算法的可靠性,对 MIAS 数据集中的 322 张乳腺钼靶 X 射线图像进行算法检测处理和密度计算。从乳腺腺体组织类型的角度,分析 MIAS 数据集里的乳腺钼靶 X 射线图像,主要分为三类:分别是 F(fatty)型(脂肪型)、D(dense-glandular)型(致密腺体型)、G(fatty-glandular)型(脂肪腺体型)。分别对脂肪型乳腺、致密腺体型乳腺和脂肪腺体型乳腺进行了乳腺密度计算分析和统计。

　　脂肪腺体型乳腺的纤维腺体成分相比致密腺体型乳腺较低,相对应其乳腺密度也较小,从主观视觉定性来看,这类腺体的亮度范围也相对较小,因此,为便于后续 PCNN 腺体密度像素灰度值检测，需要在实验中根据实际情况调整灰度拉伸参数。

一般情况下，将灰度拉升参数调小就能取得较好的效果。本小节以 MIAS 数据集中的 "mdb041" 图像为例，来说明脂肪腺体型乳腺钼靶 X 射线图像的密度检测实验，基于上述对脂肪腺体型乳腺的腺体特点分析，实验中灰度拉升参数设置为 0.1，α_E 设置为 1.15。脂肪腺体型乳腺的密度检测过程如图 2.9 所示。

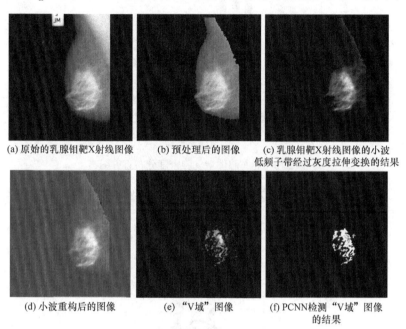

(a) 原始的乳腺钼靶X射线图像　(b) 预处理后的图像　(c) 乳腺钼靶X射线图像的小波低频子带经过灰度拉伸变换的结果

(d) 小波重构后的图像　(e) "V域" 图像　(f) PCNN检测 "V域" 图像的结果

图 2.9　脂肪腺体型乳腺的密度检测过程

2.2.3　乳腺钼靶 X 射线图像的密度数据分析

为了证明基于 PCNN 检测乳腺致密区域处理算法有效，在本小节中，将对 MIAS 数据集中的 322 张乳腺钼靶 X 射线图像进行密度测量和分析。

1. 乳腺钼靶 X 射线图像的密度分析

SPSS 作为一款具有人机交换界面的统计软件，在数据分析和处理方面有着强大的功能，特别适用于数据的统计分析。本节中，将借助该软件来处理实验数据。

本节首先对脂肪腺体型乳腺图像进行分析，在 MIAS 数据集中，共有 103 张脂肪腺体型乳腺图像，对其进行算法处理和检测，基于 SPSS 软件绘制出的密度分布直方图如图 2.10 所示。

可以直观地看出，脂肪腺体型乳腺的密度分布主要集中在 5%或 10%以内，基于 0.95 置信水平的估计，其置信区间为 6.55%～9.18%。

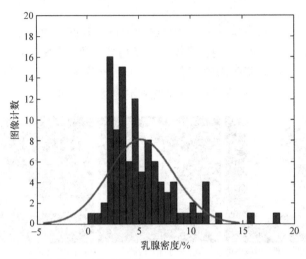

图 2.10　脂肪腺体型乳腺密度分布直方图

　　类似地，MIAS 数据集中共有 113 张致密腺体型乳腺图像，对其进行算法处理，运用 SPSS 数据分析软件，绘制出的密度分布直方图如图 2.11 所示。

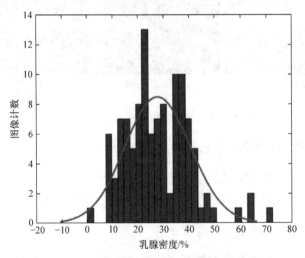

图 2.11　致密腺体型乳腺密度分布直方图

　　从图 2.11 中可以直观地看到，致密腺体型乳腺的密度大致分布在>20%的范围内，为了不违背客观性，本节以 0.95 的置信水平对其做了置信区间的估计，经过 SPSS 软件的置信区间分析，致密腺体型乳腺密度分布的置信区间为 25.63%～30.35%。

　　和前两种乳腺的密度分析一样，运用 SPSS 软件进行脂肪型乳腺的密度分布直方图分析，结果如图 2.12 所示。可以看到，脂肪型乳腺的纤维腺体成分极少，密度分布极低，大概分布在 2%以下，通过 0.95 的置信水平分析，可以得到脂肪型乳腺密度分布的置信区间为 1.07%～1.53%。

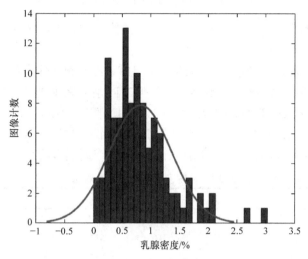

图 2.12　脂肪型乳腺密度分布直方图

2. 乳腺密度测量的误差分析

前面已经利用乳腺钼靶 X 射线图像的实验测量密度分布估计出了乳腺密度的置信区间，此外，还需要分析实验中造成误差的因素和误差大小。

影响本小节方法处理性能的主要误差因素是灰度拉伸算法和 PCNN 的参数设定难以最佳。根据三种类型的乳腺密度分布的置信区间和分布直方图，可以确定三种乳腺钼靶 X 射线图像的密度范围：脂肪型为<1.53%、脂肪腺体型为 1.53%～18%、致密腺体型为>9.18%。设三种类型的乳腺的测量误差分别为 σ_D、σ_G 和 σ_F，则它们的值为

$$\sigma = \frac{D_0}{D} \times 100\% \tag{2.10}$$

式中，D_0 为实验测量中不在密度范围内的图像计数；D 为该乳腺类型的总图像数。

经统计分析，113 张致密腺体型乳腺密度测量中有 4 张是密度低于界限值的，致密腺体型乳腺误测密度如表 2.1 所示。

表 2.1　致密腺体型乳腺误测密度

乳腺钼靶 X 射线图像标号	腺体类型	密度/%
mdb164	D	8.98
mdb249	D	7.46
mdb315	D	7.58
mdb320	D	8.36

于是得到致密腺体型乳腺密度的测量误差为

$$\sigma_D = \frac{4}{113} \times 100\% \approx 3.5\% \tag{2.11}$$

采用同样的方法，可以得到其他两种类型乳腺的密度测量误差为 $\sigma_G = 12.3\%$ 和 $\sigma_F = 11.8\%$。

表 2.2 给出了本小节所提算法对每一类乳腺密度的测量准确率，同时给出了文献[29]和文献[30]方法的对比实验结果。文献[29]中乳腺密度类别为四类，为了便于分析，可以将 D、G、F 型乳腺分别对应于文献[29]和文献[30]中的 Ⅰ、Ⅱ和Ⅲ、Ⅳ 进行对比。从表 2.2 可以看出，相比文献[29]，本节所提方法对 D、G 和 F 型乳腺分类性能有了明显提高，此外，相比文献[30]，本节所提方法有更强的鲁棒性。

表 2.2　乳腺密度测量准确率对比

乳腺密度类别	D	G	F
本小节所提方法准确率/%	96.5	87.7	88.2
文献[29]方法准确率/%	91.0	67.0	78.0
文献[30]方法准确率/%	50.0	96.7	100.0

2.2.4　结果和讨论

本节以 PCNN 和小波变换为基础，对乳腺钼靶 X 射线图像进行了密度测量，得到了 322 组乳腺密度的测量样本，通过数据统计分析估计了三种乳腺腺体类型的界限值，由实验结果可以知道，在误差允许的范围内，该乳腺密度的测量算法是可靠的。

目前还没有系统的对乳腺密度界限值的分类方法[15]，因此，除了本节提出的分类方法，对致密腺体型(D 型)、脂肪腺体型(G 型)和脂肪型(F 型)乳腺密度分类估计还是比较主观的。传统的乳腺钼靶 X 射线图像的密度测量大多是通过阈值分割得到腺体致密区域，进而求得面积百分比作为乳腺密度值。一般情况下，这种基于直方图分析的阈值分割方法是要具备理想条件的，因为它只能处理像素间阈值存在的情况，如乳腺和背景区域等。因此，本节引用了 Sivaramarishna 提出的自动分割算法，避免了脂肪和血管等组织对腺体密度测量造成的干扰。本节的处理算法基于乳腺钼靶 X 射线图像，运用小波变换和 PCNN 检测纤维腺体区域，原始图像首先要经过去标签和去胸肌的预处理操作,通过小波变换分解出低频信息，用灰度拉伸操作进行纤维腺体增强，用高斯滤波器模糊背景后进行小波重构；其次进行密度自动分割；最后用 PCNN 检测并计算。

在实验中，需要对算法处理的结果进行区间估计分析，利用 SPSS 软件，本书以 0.95 的置信水平估计了三种乳腺的密度分布的置信区间，并由此确定了三种腺体的密度界限值。值得一提的是，本节用 PCNN 检测纤维腺体区域，与传统的计算面积比例的方法不同, 以检测到的密度二值图像像素点求得总和的方式来计算乳腺密度, 因此, 整体密度水平相对较低, 但这并不影响 PCNN 检测的准确性。在 PCNN 和灰度拉伸的参数调节方面, 实现了半自动化处理, 接下来须把工作重心转移到全自动化方面, 以及对癌变乳腺和正常乳腺钼靶 X 射线图像的密度分类上, 然后进一步探索 PCNN 的高效率、高准确性检测。

本节基于 PCNN 和小波变换讲述了一种定量的乳腺密度测量方法, 主要分为两个阶段: 乳腺钼靶 X 射线图像的预处理和乳腺密度的检测、计算。具体地, 第一阶段, 乳腺图像依次经过去标签和去胸肌、小波变换、图像去噪、图像增强、小波重构处理。第二阶段, 预处理后的图像依次经过乳腺密度分割、PCNN 检测、乳腺密度的计算。实验验证了本节所提算法的有效性。

2.3　基于 SVM 的乳腺密度分类方法

本节提出了一种自动阈值算法来分割乳腺中的致密组织, 该算法对乳腺钼靶 X 射线图像中的腺体组织具有准确的分割能力[31]。虽然有些参数需要手动调整, 但这样可以更准确地得到腺体组织, 从而获得更适合的特征向量, 最终获得更加精确的预测分类结果。本节在特征提取环节获取到 532 个混合的特征向量, 其中包括通过灰度共生矩阵(gray level co-occurrence matrix, GLCM)获得的 528 个特征、3 个统计特征(均值、偏度、峰度)和 1 个密度特征。最后, 将 532 个混合特征向量输入 SVM 训练分类模型。本节选择三个不同的乳腺影像数据集(MIAS、DDSM、甘肃省肿瘤医院乳腺影像数据集)中的正常乳腺钼靶 X 射线图像[32]进行实验。预处理和特征提取的方法在不同的数据集均相同。不同的乳腺影像数据集都使用 10 折交叉验证方法来检验分类器的性能。MIAS 乳腺影像数据集测试集基于 SVM 的分类模型获得的分类准确率为 96.19%, DDSM 乳腺影像数据集测试集获得的分类准确率高达 96.35%, 混合局部乳腺影像数据集测试集获得的分类准确率为 95.01%。对比实验的结果表明, 本节训练得到的分类模型在乳腺密度分类方面具有良好的性能和较高的鲁棒性, 可以考虑用来辅助医生对乳腺密度进行分类。

在乳腺密度分类方面, 最具挑战性的问题是如何分割腺体组织。Remeš 等[33]基于二维自适应因果回归空间模型用不同颜色标记不同的乳腺组织。Mustra 等[34]使用乳腺钼靶 X 射线图像中最大强度的 60%和 80%作为阈值来分割腺体组织, 然而, 分割的效果不是特别令人满意, 仍然存在噪声。Elmoufidi 等[35]采用 K 均值聚类算法和区域增长算法来获得腺体区域的边界。Oliver 等[36]通过观察像素提出了一种方法将像素分为脂肪型和腺体型两类。He 等[37]通过聚类模型来分割乳腺钼靶 X 射线照片, 并将不同组织标记为不同颜色。Sivaramakrishna 等[12]应用改进的 Kittler 阈值方法来分割致密组织。Oliver 等[38]采用模糊 c 均值算法将像素分类为腺体组织和脂肪组织。这些算法的共同之处在于都是通过观察像素进行腺体组织的分类,本节结合图像像素本身的特性,提出一种算法,该算法为每一张图像量身定做一个适合该图像的阈值来分割腺体组织。

本节提出的基于 SVM 和混合特征提取的乳腺密度分类系统包括图像预处理、特征提取、分类和分析这几个部分。图 2.13 为乳腺密度分类系统的流程图。

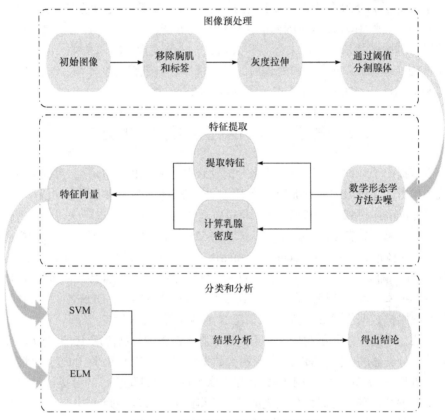

图 2.13　乳腺密度分类系统的流程图
ELM-极限学习机(extreme learning machine)

2.3.1　乳腺钼靶 X 射线影像数据集和预处理

1. 实验用乳腺影像数据集

本节的方法通过 MIAS 数据集[18]、DDSM 数据集[39]和甘肃省肿瘤医院乳腺影像数据集进行实验,分别得到了验证。所有的图像均有专家给出的乳腺密度类型。在实验中,本节均选择正常的无病变的(阴性)乳腺钼靶 X 射线照片[38]进行实验。

MIAS 包含 322 张乳腺钼靶 X 射线照片,每张照片为 1024 像素×1024 像素,每个像素代表一个 8 位的字节。MIAS 乳腺影像数据集将乳腺密度标记为三种[18]:脂肪型(BI-RADS I)、脂肪腺体型(BI-RADS II-III)和致密腺体型(BI-RADS III-IV)。本节从MIAS 乳腺影像数据集中选择 209 张正常的乳腺照片做实验,将乳腺照片标记如下:致密腺体型(D 型)、脂肪腺体型(G 型)和脂肪型(F 型)。将 D 型标记为 1,将 G 型标记为 2,将 F 型标记为 3。用于实验的 209 张照片中,每种类型的照片大约有 70 张。

DDSM 乳腺影像数据集包含 10480 张乳腺钼靶 X 射线照片,其中包括左右乳的内外斜侧位(medio-lateral oblique,MLO)视图和左右乳的头尾位(cranio-caudal,CC)视图。有 2780 张阴性乳腺钼靶 X 射线照片,其中 1390 张为 MLO 视图的乳腺钼靶 X 射线照片。本节选择 240 张阴性 MLO 视图照片进行实验。根据 BI-RADS标准,本书将 BI-RADS I 标记为 I 型,将 BI-RADS II 标记为 II 型,将 BI-RADS III标记为 III 型,将 BI-RADS IV 标记为 IV 型。

甘肃省肿瘤医院乳腺影像数据集是本地乳腺影像数据集。与其他两个乳腺影像数据集相比,甘肃省肿瘤医院乳腺影像数据集中的所有照片都是全数字乳腺摄影(full-field digital mammography,FFDM),是一个相对较新的乳腺影像数据集,每张乳腺照片为 3518 像素×2800 像素。该乳腺影像数据集中的大部分乳腺钼靶 X射线照片是脂肪腺体型,选择 128 张阴性乳腺照片进行实验,并且将它们标记为 II 型,与 MIAS 乳腺影像数据集的图像混合后进行实验。

2. 图像预处理

本节用掩模方法去除胸肌和标签。为胸肌和标签区域分别制作多边形掩模,利用掩模的屏蔽作用清除胸肌和标签。再通过大津(Otsu)[28]阈值法获得整体乳腺的二值图像,该图像用于以后的乳腺密度计算。本节使用“mdb045”(“mdb045”来自 MIAS 乳腺影像数据集)来展示乳腺区域提取的流程,如图 2.14 所示。

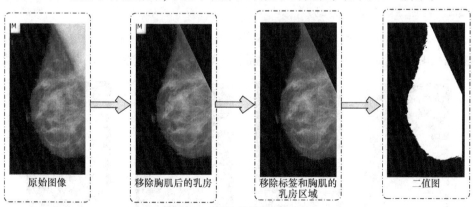

原始图像 　移除胸肌后的乳房 　移除标签和胸肌的乳房区域 　二值图

图 2.14 乳腺区域提取的流程

3. 图像增强

为了更加准确地分割乳腺腺体区域,本节采用了文献[40]中提到的非线性增强方法来改善图像的对比度。该方法可以实现在增强腺体组织亮度的同时降低脂肪组织的亮度。本节采用的灰度拉伸函数如下[41]：

$$g = \left[\frac{I - \min(I)}{\max[I - \min(I)]} \right]^{\frac{1}{\gamma}} \tag{2.12}$$

式中，I表示预处理后的乳腺图像；γ为一个可调节且有规律的常数。当$0<\gamma<1$时，图像中的较亮区域得到增强；当$\gamma>1$时，图像中的较暗区域得到增强。基于大量的实验，不难发现乳腺钼靶 X 射线照片中不同的密度类型对应于不同的γ，得到的增强结果是不同的。乳腺的密度越大，γ值越大。由于本节的目的是增强较亮的腺体组织，所以γ值取为 0～1。

　　根据上述条件，本节将选择不同的γ值，如表 2.3 所示。在 MIAS 乳腺影像数据集中，对于致密腺体型(D 型)γ是 0.4，脂肪腺体型(G 型)γ是 0.3，脂肪型(F型)γ为 0.1。在甘肃省肿瘤医院乳腺影像数据集中，γ的值为 0.6。在 DDSM 乳腺影像数据集中，对于 BI-RADS Ⅰ 型(Ⅰ型)γ是 0.4，BI-RADS Ⅱ 型(Ⅱ型)γ是 0.5，BI-RADS Ⅲ 型(Ⅲ型)γ是 0.6，BI- RADS Ⅳ 型(Ⅳ型)γ是 0.7。图 2.15 中前 3 列显示了 MIAS 中不同密度类型对应不同γ参数的预处理、增强图像。图 2.15 中第 4列显示了甘肃省肿瘤医院乳腺影像数据集中图像的预处理、增强效果。图 2.16 显示了 DDSM 中四种密度类型的预处理、增强图像。

表 2.3　不同乳腺影像数据集中不同乳腺密度类型的γ值

类型	D	G	F	Ⅳ	Ⅲ	Ⅱ	Ⅰ
γ	0.4	0.3	0.1	0.7	0.6	0.5	0.4

2.3.2　乳腺腺体组织的分割

　　许多研究通过观察像素来实现分割[12, 35]，通过结合像素的一些基本特征来分割腺体组织。因此，本节提出了一种阈值分割方法，该方法根据乳腺区域像素的

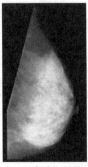 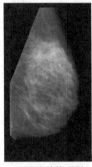 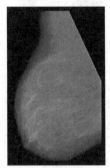 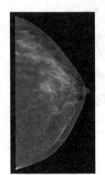

(a) 致密腺体型预　　　　(b) 脂肪腺体型预　　　　(c) 脂肪型预　　　　(d) 脂肪腺体型预
　　处理过的图像　　　　　处理过的图像(MIAS)　　处理过的图像　　　　处理过的图像
　　　　　　　　　　　　　　　　　　　　　　　　　　　　　　　　　　(甘肃省肿瘤医院)

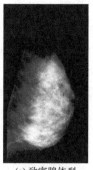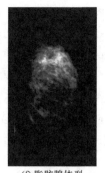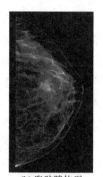

(e) 致密腺体型
增强后的图像

(f) 脂肪腺体型
增强后的图像
(MIAS)

(g) 脂肪型增强后
的图像

(h) 脂肪腺体型
增强后的图像
(甘肃省肿瘤医院)

图 2.15　乳腺钼靶 X 射线图像预处理、增强结果

(a)～(c)分别来自 MIAS 中的"mdb004""mdb210""mdb309"；(d)来自甘肃省肿瘤医院乳腺影像数据集

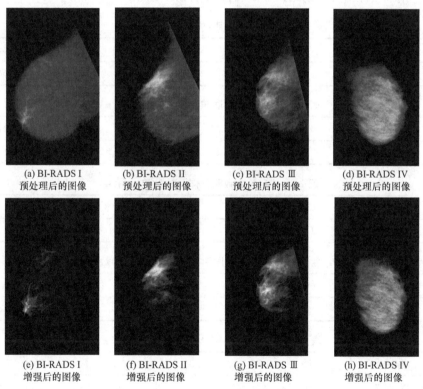

(a) BI-RADS I
预处理后的图像

(b) BI-RADS II
预处理后的图像

(c) BI-RADS III
预处理后的图像

(d) BI-RADS IV
预处理后的图像

(e) BI-RADS I
增强后的图像

(f) BI-RADS II
增强后的图像

(g) BI-RADS III
增强后的图像

(h) BI-RADS IV
增强后的图像

图 2.16　DDSM 中四种密度类型的预处理、增强图像

平均值和标准差对不同的组织进行分类。当像素大于阈值时，大于该阈值的像素从整个乳腺被分割出来。阈值 T 的定义如下：

$$T = m * \text{MEAN} + n * \text{STD} \tag{2.13}$$

式中，MEAN 和 STD 分别为乳腺像素的平均值和标准差；m 和 n 分别为平均值和标准差的可调节系数，不同的 m 和 n 将获得不同的分割阈值 T。尽管参数 m 和 n 需要手动调整，但是 m 和 n 在不同的乳腺密度类型中进行有规律的改变。基于大量的实验，在 MIAS 中，脂肪型(F 型)的 $n=4$，脂肪腺体型(G 型)的 $n=2$，致密腺体型(D 型)的 $n=1$，m 值如表 2.4～表 2.6 所示；在甘肃省肿瘤医院乳腺影像数据集中，脂肪腺体型(G 型)的 $n=2$，m 值显示在表 2.7 中；在 DDSM 中，BI-RADS I 的 $n=4$，BI-RADS II 的 $n=3$，BI-RADS III 的 $n=2$，BI-RADS IV 的 $n=1$，m 值显示在表 2.8～表 2.11 中。

基于实验，可以发现不同的图像具有不同的最佳阈值 T，但是 n 很容易确定，因为 n 的值与密度类型成反比。因此，只需要调整 m 来获得阈值 T。此外，m 的值是有规律的，如表 2.4～表 2.11 所示。本节采用形态学方法给腺体组织去噪。腺体分割和去除噪声后的结果如图 2.17 和图 2.18 所示。

表 2.4　MIAS 中脂肪型的参数 m 和 n

$m(n=4)$	2.0	4.0	6.0	8.0	12.0	总计
F 型的数量	1	5	27	11	22	66

表 2.5　MIAS 中脂肪腺体型的参数 m 和 n

$m(n=2)$	1.5	1.8	2.0	2.5	3.0	3.5	4.5	总计
G 型的数量	14	2	12	18	6	10	5	67

表 2.6　MIAS 中致密腺体型的参数 m 和 n

$m(n=1)$	0.2	0.4	0.5	1.0	1.5	2.0	2.8	3.5	4.0	总计
D 型的数量	1	2	12	31	19	7	1	1	2	76

表 2.7　甘肃省肿瘤医院数据集中脂肪腺体型的参数 m 和 n

$m(n=2)$	0.2	0.5	0.8	1.0	1.2	1.5	1.8	2.0	总计
G 型的数量	1	7	12	37	10	53	1	7	128

表 2.8　DDSM 中 BI-RADS I 的参数 m 和 n

$m(n=4)$	1.5	2.0	2.5	2.8	3.0	3.2	3.5	4.0	总计
I 型的数量	7	10	9	4	9	2	4	14	59

表 2.9　DDSM 中 BI-RADS II 的参数 m 和 n

$m(n=3)$	0.8	1.2	1.6	2.2	2.5	3.0	3.5	5.0	总计
II 型的数量	1	2	15	19	7	10	4	2	60

表 2.10　　DDSM 中 BI-RADS III 的参数 *m* 和 *n*

$m(n=2)$	1.2	1.5	2.0	2.5	2.8	3.5	总计
III 型的数量	10	13	20	13	2	2	60

表 2.11　　DDSM 中 BI-RADS IV 的参数 *m* 和 *n*

$m(n=1)$	0.2	0.5	1.0	1.2	1.5	1.8	2.5	3.0	总计
IV 型的数量	4	8	10	14	10	8	4	2	60

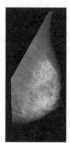 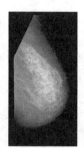 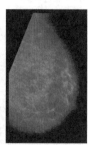 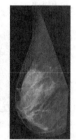

(a) 致密腺体型预　　(b) 脂肪腺体型预　　(c) 脂肪型预　　　　(d) 脂肪腺体型预
　　处理后的图像　　　　处理后的图像　　　　处理后的图像　　　　处理后的图像
　　　　　　　　　　　　(MIAS)　　　　　　　　　　　　　　　(甘肃省肿瘤医院)

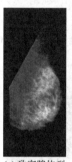 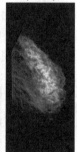  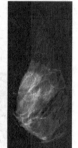

(e) 致密腺体型　　　(f) 脂肪腺体型　　　(g) 脂肪型　　　　　(h) 脂肪腺体型
　　增强后的图像　　　　增强后的图像　　　　增强后的图像　　　　增强后的图像
　　　　　　　　　　　　(MIAS)　　　　　　　　　　　　　　　(甘肃省肿瘤医院)

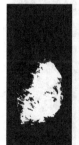 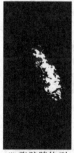 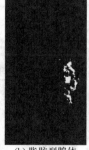 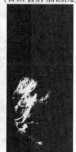

(i) 致密腺体型　　　(j) 脂肪腺体型　　　(k) 脂肪型腺体　　　(l) 脂肪腺体型腺
　　腺体组织图像　　　　腺体组织图像　　　　组织图像　　　　　　体组织图像
　　　　　　　　　　　　(MIAS)　　　　　　　　　　　　　　　(甘肃省肿瘤医院)

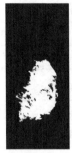 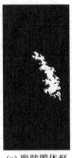 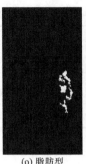 

(m) 致密腺体型　　(n) 脂肪腺体型　　(o) 脂肪型　　(p) 脂肪腺体型
　　去噪图像　　　　去噪图像　　　去噪图像　　　去噪图像
　　　　　　　　　　(MIAS)　　　　　　　　　　　(甘肃省肿瘤医院)

图 2.17　　腺体分割和去除噪声后的结果(MIAS、甘肃省肿瘤医院)
(a)~(c)分别来自 MIAS 的 "mdb250" "mdb022" "mdb232"；(d)来自甘肃省肿瘤医院乳腺影像数据集

2.3.3　乳腺纹理特征提取

　　基于大量研究，可以发现对乳腺密度的研究几乎与其纹理特征密不可分[29, 42-45]，只是以不同的方式获取纹理特征，一些文献使用灰度共生矩阵[31, 44]，一些文献使用纹理基元[43]，还有一些研究者使用纹理字典[45]。在本小节中，纹理特征是通过灰度共生矩阵(GLCM)获得的。GLCM 是与像素距离、角度相关的矩阵函数，它通过计算特定距离和特定方向上两点的灰度值之间的相关性来反映图像中的纹理特征。一张图像通常具有 256 个灰度级，但如此多的灰度级会使 GLCM 的操作速率大大降低。因此，需要将灰度级标准化到更小的范围。

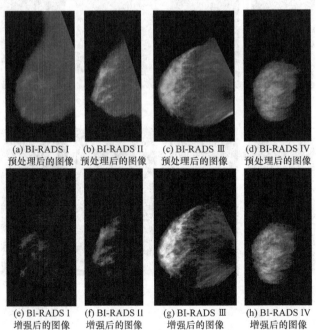

(a) BI-RADS Ⅰ　　(b) BI-RADS Ⅱ　　(c) BI-RADS Ⅲ　　(d) BI-RADS Ⅳ
预处理后的图像　　预处理后的图像　　预处理后的图像　　预处理后的图像

(e) BI-RADS Ⅰ　　(f) BI-RADS Ⅱ　　(g) BI-RADS Ⅲ　　(h) BI-RADS Ⅳ
增强后的图像　　　增强后的图像　　　增强后的图像　　　增强后的图像

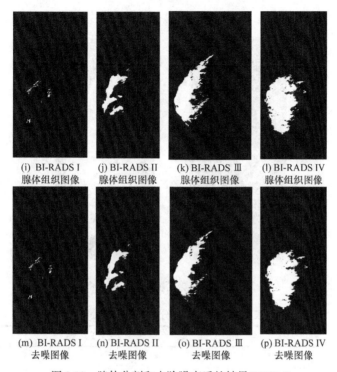

(i) BI-RADS I 腺体组织图像　(j) BI-RADS II 腺体组织图像　(k) BI-RADS Ⅲ 腺体组织图像　(l) BI-RADS IV 腺体组织图像

(m) BI-RADS I 去噪图像　(n) BI-RADS II 去噪图像　(o) BI-RADS Ⅲ 去噪图像　(p) BI-RADS IV 去噪图像

图 2.18　腺体分割和去除噪声后的结果(DDSM)

(a)～(d)分别来自 DDSM 的 BI-RADS I、BI-RADS II、BI-RADS III、BI-RADS IV 的密度类型

在本小节中，首先选择 24 个灰度共生矩阵，它们具有 4 个方向和 6 个像素距离 1、2、4、5、6、9，并归一化到 16 个灰度级。每个 GLCM 提取以下 21 个特征[46, 47]：均匀性/能量/角二阶矩、熵、相异性、对比度/惯性、相关性、均质性/反差矩、聚类阴影、聚类突变、方差、总和平均、总和方差、和熵、差异方差、差异熵、相关信息测度 1、相关信息测度 2、最大相关系数、均值、偏度、峰度、密度。由此，GLCM 共获得 528 个特征向量。

其次，为了研究腺体组织的分布是否对称或者数据分布是否陡峭，除了 GLCM，本小节提取了以下腺体组织图像的统计特征[48]：均值、偏度、峰度。

最后，本小节将腺体区域的像素之和与整个乳腺区域的像素之和作为乳腺密度加入特征向量[12]。尽管这种方法计算得到的密度与真实密度相比会偏低，但对密度分类没有不良的影响。表 2.12 显示了提取的部分特征向量的公式。乳腺密度(BD)按以下公式计算：

$$\text{BD} = \frac{\sum_{ij} P_{ij}}{\sum_{ij} P_{1ij}} \times 100\% \tag{2.14}$$

式中，P_{ij} 表示图 2.19(a)中的白色像素点；P_{1ij} 表示图 2.19(b)中的白色像素点。如

图 2.19 所示，使用 MIAS 中的 "mdb045" 来说明用于乳腺密度计算的二值图像。

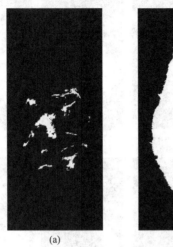

(a)　　　　　　　　　　　(b)

图 2.19　用于乳腺密度计算的二值图像

表 2.12　提取的部分特征向量的公式

编号	特征	公式
1	能量	$\sum_{ij}\left(P_{ij}\right)^2$
2	熵	$\sum_{ij}-\ln\left(P_{ij}\right)P_{ij}$
3	相异性	$\sum_{ij}P_{ij}\left|i-j\right|$
4	对比度	$\sum_{ij}P_{ij}\left(i-j\right)^2$
5	相关性	$\sum_{ij}P_{ij}\dfrac{(i-\mu)(j-\mu)}{\sigma^2}$
6	均质性	$\sum_{ij}\dfrac{P_{ij}}{1+(i-j)^2}$
7	聚类阴影	$\operatorname{sgn}(A)\left|A\right|^{\frac{1}{3}}$，$A=\sum_{ij}\dfrac{(i+j-2\mu)^3 P_{ij}}{\sigma^3\left[\sqrt{2(1+C)}\right]^3}$，$C$ 是相关特征
8	聚类突变	$\operatorname{sgn}(B)\left|B\right|^{\frac{1}{4}}$，$B=\sum_{ij}\dfrac{(i+j-2\mu)^4 P_{ij}}{4\sigma^4(1+C)^2}$，$C$ 是相关特征
9	方差	$\sum_{ij}P_{ij}\left(i-\mu\right)^2$
10	总和平均	$\sum_{n=2}^{2N}nP_x+y(n)$
11	总和方差	$\sum_{n=2}^{2N}(n-f_g)^2 P_x+y(n)$
12	和熵	$-\sum_{i=2}^{2N}P_x+y(i)\log\left[P_x+y(i)\right]=f_g$

续表

编号	特征	公式
13	差异方差	$\sum_{i=0}^{N-1} i^2 P_x - y(i)$
14	差异熵	$-\sum_{i=0}^{N-1} i^2 P_x - y(i) \log \left[P_x - y(i) \right]$
15	相关信息测度 1	$\dfrac{\text{HXY} - \text{HXY1}}{\max \{\text{HX}, \text{HY}\}}$
16	相关信息测度 2	$1 - \exp \left[-2(\text{HXY2} - \text{HXY}) \right]\dfrac{1}{2}, \quad \text{HXY} = -\sum_{ij} P_{ij} \log P_{ij},$ $\text{HXY2} = -\sum_{ij} P_x(i) P_y(j) \log \left[P_x(i) P_y(j) \right]$
17	最大相关系数	$Q(i,j) = \sum_k \dfrac{P(i,k) P(j,k)}{P_x(i) P_y(k)}$
18	均值	$\dfrac{1}{N} \sum_{ij} P_{ij}$
19	偏度	$\dfrac{1}{N\sigma^3} \sum_{ij} \left(P_{ij} - \mu \right)^3$
20	峰度	$\dfrac{1}{(N-1)\sigma^4} \sum_{ij} \left(P_{ij} - \mu \right)^4$
21	密度	$\dfrac{\sum_{ij} P_{ij}}{\sum_{ij} P_{ij}} \times 100\%$

注:σ^2 为方差;i、j 为像素的坐标;μ 为均值;$P_x(i)$ 为图像 x 的归一化直方图;HXY 为图像 x 和 y 的交叉熵;HXY1 为图像 x 和 y 的 I 型交叉熵;X 为图像 x 的熵;Y 为图像 y 的熵;HXY2 为图像 x 和 y 的 II 型交叉熵;$P_y(j)$ 为图像 y 的归一化直方图。

2.3.4 乳腺密度分类

1. SVM

SVM 在 1993 年由 Cortes 和 Vapnik 首次提出,并于 1995 年发表[49]。SVM 主要利用凸向量寻找适用的支持向量和核函数完成分类。最初用于线性分类,后来非线性分类时引入核函数,表 2.13 为 SVM 常用核函数的表达式[50]。SVM 最初用于解决二分类问题,但后来扩展到多分类问题。Hsu 等[51]提到的多分类方法的原理:一对多方式,一个对多投票方式,有向无环图 SVM(directed acyclic graph-SVM,DAG-SVM)。DAG-SVM 也被应用于乳腺密度分类,本小节采用一对多的投票方式实现 SVM 的多分类。

SVM 还可以通过优化不同算法的参数来提高性能,主要依靠调整惩罚参数 c 和核函数 g。对于不同乳腺影像数据集中的乳腺钼靶 X 射线图像,本小节从每张图像中提取 532 个特征向量。来自同一个乳腺影像数据集的特征向量被放入一个二维矩阵中。这些特征向量被用作分类器的输入。在矩阵中,不同的乳腺密度类型被标记为不同的输出以训练和测试分类器。在 MIAS 数据集中乳腺密度类型标记为 1、2、3，在 DDSM 乳腺影像数据集中分别标记为 1、2、3、4。由于混合乳腺影像数据集由 MIAS 乳腺影像数据集和 GPTH 乳腺影像数据集中的样本组成，因此混合乳腺影像数据集的乳腺密度有三种类型，分别标记为 1、2、3。最后，本小节采用十折交叉验证方法来验证分类模型。根据经验，参数 c 和 g 分别为 2 和 1。选择不同的核函数来检验 SVM 分类器的性能。不同核函数产生的不同分类结果如表 2.14～表 2.16 所示。

表 2.13　SVM 常用核函数的表达式

核函数名称	表达式	参数
线性核	$\kappa(x,y) = x^{\mathrm{T}}y$	—
多项式核	$\kappa(x,y) = \left(\alpha x^{\mathrm{T}}y + c\right)^{d}$	α 为斜率，c 为常数，$d \geqslant 1$，d 为多项式的次数
高斯核	$\kappa(x,y) = \exp\left(-\dfrac{\|x-y\|^2}{2\sigma^2}\right)$	$\sigma > 0$，σ 为高斯核函数的带宽
拉普拉斯核	$\kappa(x,y) = \exp\left(-\dfrac{\|x-y\|}{\sigma}\right)$	$\sigma > 0$
Sigmoid 核	$\kappa(x,y) = \tanh\left(\alpha x^{\mathrm{T}}y + c\right)$	$\tanh$ 为双曲正切函数，$\alpha > 0$，$c > 0$

2. ELM

多数传统的前馈神经网络采用梯度下降算法，导致训练速度相应较慢。因此，一种新的前馈神经网络训练算法——极限学习机(ELM)应运而生，它是由 Huang 等[52] 于 2006 年提出的。结合乳腺密度分类，本小节将 ELM 算法归纳为以下五个步骤。

步骤 1：随机分配隐含层神经元参数 (w_i, b_i)，$i = 1, 2, \cdots, N$。其中，w_i 为神经元输入层和隐含层的权值，b_i 为隐含层神经元的偏置，N 为训练集数。

步骤 2：选择无限可微或不可微函数作为激活函数。

步骤 3：找出隐含层的输出矩阵 H，隐含层神经元的个数 L，$g(x)$ 是激活函数，具体如下。

$$H = \begin{pmatrix} g(w_1 \cdot x_1 + b_1) & L & g(w_1 \cdot x_1 + b_1) \\ M & O & M \\ g(w_1 \cdot x_N + b_1) & L & g(w_L \cdot x_N + b_L) \end{pmatrix}_{N \times L} \tag{2.15}$$

步骤 4：计算输出神经元的权重 $\hat{\beta}$，具体如下。

$$\hat{\beta} = H^{\dagger}T \tag{2.16}$$

式中，$H^\dagger$ 是广义逆矩阵；T 为训练目标。

步骤 5：基于多次实验，本小节将获得最优分类结果的隐含层神经元数量，然后根据式(2.17)预测乳腺密度分类的结果。

$$y(x) = h(x)\beta = \eta(x)H^\dagger T \tag{2.17}$$

本小节也采用十折交叉验证方法检验 ELM 分类模型。基于大量实验发现，在不同的乳腺影像数据集中，当激活函数为 hardlim 时，系统都能达到最佳分类结果，但是不同的乳腺影像数据集最优隐含层神经元数目有所不同。ELM 获得的分类准确率列于表 2.14 和表 2.15 的最后一列。

2.3.5　结果和讨论

1. MIAS 乳腺影像数据集中的分类结果

本小节将来自 MIAS 乳腺影像数据集的 209 个样本随机地分成 10 组，每次选择 1 组作为测试集，其余组作为训练集。如表 2.14 所示，基于线性核函数、三阶多项式核函数和高斯核函数得到的 SVM 预测分类结果分别为 96.19%、95.21% 和 94.26%，最高分类精度达到 100.00%。

表 2.14　在 MIAS 乳腺影像数据集中具有不同核函数的 SVM 和 ELM 的十折交叉验证结果 (单位:%)

折数	线性核函数 SVM	三阶多项式核函数 SVM	高斯核函数 SVM	ELM
一折	95.24	100.00	90.48	76.19
二折	100.00	95.24	90.48	95.24
三折	100.00	100.00	100.00	90.48
四折	90.48	95.24	100.00	80.95
五折	100.00	100.00	90.48	90.48
六折	90.48	90.48	95.24	71.43
七折	90.48	100.00	85.71	85.71
八折	95.24	85.71	100.00	85.71
九折	100.00	90.48	95.24	90.48
十折	100.00	95.00	95.00	75.00
平均	96.19	95.21	94.26	84.17

实验结果表明，当激活函数为 hardlim 且隐含层神经元个数为 900 时，ELM 达到最优分类结果，是 84.17%。

2. DDSM 乳腺影像数据集中的分类结果

本小节使用 SVM 和 ELM 对 DDSM 乳腺影像数据集中获得的特征向量进行训练和测试。根据专家给出的 DDSM 乳腺影像数据集中的乳腺密度类别，本书将乳腺图像分为四个等级：BI-RADS Ⅰ 型(Ⅰ型)、BI-RADS Ⅱ (Ⅱ型)、BI-RADS Ⅲ (Ⅲ型)、BI-RADS Ⅳ(Ⅳ型)。基于十折交叉验证方法获得的分类结果如表 2.15 所示，线性核函数、三阶多项式核函数和高斯核函数得到的 SVM 分类结果分别为96.35%、94.74%和93.74%，最高分类精度也达到了 100%。

表 2.15 在 **DDSM** 乳腺影像数据集中具有不同核函数的 **SVM** 和 **ELM** 的十折交叉验证结果 (单位：%)

折数	线性核函数 SVM	三阶多项式核函数 SVM	高斯核函数 SVM	ELM
一折	95.65	95.65	95.65	73.91
二折	91.30	95.65	86.96	86.96
三折	100.00	95.65	95.65	91.30
四折	95.65	100.00	91.30	82.61
五折	100.00	91.30	95.65	69.57
六折	95.65	95.65	91.30	65.22
七折	100.00	95.65	100.00	82.61
八折	100.00	91.30	100.00	69.57
九折	91.30	95.65	86.96	82.61
十折	93.94	90.91	93.94	66.67
平均	96.35	94.74	93.74	77.10

在 DDSM 乳腺影像数据集中，ELM 分类器隐含层神经元个数为 1600，其余参数均不变。如表 2.15 所示，ELM 获得的最佳预测结果是 77.10%。

3. 混合乳腺影像数据集中的分类结果

本小节还将甘肃省肿瘤医院乳腺影像数据集中的图像添加到 MIAS 乳腺影像数据集中，从而获得了 337 个样本组成的混合乳腺影像数据集。SVM 和 ELM 的分类结果如表 2.16 所示，对于混合乳腺影像数据集，具有线性核函数的 SVM 的结果仍然最优，准确率可以达到 95.01%。

表 2.16 混合乳腺影像数据集中具有不同核函数的 **SVM** 和 **ELM** 的十折交叉验证结果 (单位：%)

折数	线性核函数 SVM	三阶多项式核函数 SVM	高斯核函数 SVM	ELM
一折	96.88	84.38	93.75	84.38
二折	90.63	100.00	90.63	84.38

续表

折数	线性核函数 SVM	三阶多项式核函数 SVM	高斯核函数 SVM	ELM
三折	100.00	96.88	93.75	84.38
四折	87.50	96.88	96.88	93.75
五折	93.75	93.75	93.75	81.25
六折	93.75	96.88	96.88	87.50
七折	96.88	90.63	96.88	90.63
八折	96.88	93.75	81.25	96.88
九折	100.00	100.00	93.75	93.75
十折	93.88	93.88	93.88	77.55
平均	95.01	94.70	93.14	87.44

对于混合乳腺影像数据集，ELM 的参数与 MIAS 乳腺影像数据集保持一致，系统达到最佳的分类精度，如表 2.16 所示，最佳结果是 87.44%。

通过对比三个乳腺影像数据集的预测分类结果可知，SVM 在乳腺密度分类研究中占有一定的优势。即使在不同的乳腺影像数据集中，线性核函数均可获得最佳分类结果。

4. 比较和讨论

本小节将 SVM 的乳腺密度预测分类结果与目前较流行的乳腺密度分类算法进行比较，结果如表 2.17 和表 2.18 所示，通过对比能够更加直观地感受到 SVM 分类器的优点。根据表 2.17 可知，本小节比较了采用 MIAS 乳腺影像数据集进行实验的一些方法。多数研究只分割乳腺区域，而不是腺体组织，它们获得的准确率几乎达不到 90%。本小节通过 SVM 获得的预测准确率能够达到 96.19%。虽然 Subashini 等[48]获得的三种乳腺密度类型的最佳结果为 95.44%，但结果是由 43 张图像组成的小样本获得的，并不具有很强的普适性和说服力。

根据表 2.18 可知，在 DDSM 乳腺影像数据集，Oliver 等[53]获得的准确率为 47.00%，Kumar 等[54]获得的最高分类准确率仅为 90.80%。虽然 Kumar 等[55]提取了感兴趣区域(region of interesting，ROI)，但是 ROI 并不是真正的腺体组织，因此准确率仍有待提高。本节通过分割具体的腺体组织，提取丰富的特征向量，通过 SVM 得到了 96.35%的预测分类准确率。基于相同的乳腺影像数据集(DDSM)、相同的分类器(SVM)、相同的密度类型(四种类型)进行实验，主要的不同之处在于本节算法分割得到腺体组织并提取其丰富的特征向量，其中还包括乳腺密度。

表 2.17　MAIS 乳腺影像数据集中不同文献方案的结果比较(脂肪、脂肪腺体、致密腺体)

方案	SWB/SGT	分类器	准确率/%	图像数量
文献[56]方案	SWB	KNN	84.00	322
文献[48]方案	SWB	SVM	95.44	43
文献[57]方案	SWB	DAG-SVM	77.57	321
文献[58]方案	SWB	SVM	85.70	322
文献[59]方案	SWB	KNN	65.00	265
本节方案	SGT	SVM	96.19	209
		ELM	84.17	209

注：SWB 为分割整个乳腺；SGT 为分割腺体组织；DAG-SVM 为有向无环图支持向量机；KNN 为 K 近邻。

表 2.18　DDSM 乳腺影像数据集中不同文献方案的结果比较(BI-RADS I~IV)

方案	SWB/SGT/ROI	分类器	准确率/%	图像数量
文献[53]方案	SWB	KNN	47.00	300
文献[36]方案	SWB	SFS+KNN	77.00	831
文献[45]方案	SWB	ANN	71.40	377
文献[54]方案	ROI	ANN	90.80	480
文献[60]方案	SWB	SVM	84.75	500
文献[55]方案	ROI	SVM	73.70	480
本节方案	SGT	SVM	96.35	240
		ELM	77.10	240

注：ANN 为一种神经网络分类器的集合；SWB 为分割整个乳腺；SGT 为分割腺体组织；ROI 为感兴趣区域；SFS 为序列特征选择器。

　　本小节提出一种可以获得腺体组织分割阈值的算法，并基于对腺体组织的分析提取到 532 个混合特征向量，其中 528 个特征来自 GLCM，3 个特征来源于统计特征，1 个密度特征。用这些特征训练 SVM 分类器，采用十折交叉验证方法检验该分类模型。本小节的创新之处在于，通过提出的阈值法完整地获得了腺体组织，并且将密度作为特征添加到特征向量中，形成 532 个混合特征向量。SVM 基于 MIAS 乳腺影像数据集得到 96.19%预测分类准确率，基于 DDSM 乳腺影像数据集实现了96.35%的预测分类准确率。由对比实验结果可知，与其他现有分类系统相比，本小节所提出的分类系统在乳腺密度分类方面具有更好的性能。如果本小节提出的系统被用来预测乳腺密度的类型，让未患病的女性知道其乳腺密度类型与乳腺癌风险有关联，她们就可以提前预防，降低患癌风险，这将会造福很多女性。

2.4　基于医学影像信息管理系统的乳腺影像数据集建设

乳腺癌是一种女性最常见的恶性肿瘤[61]之一，近年来，中国已成为乳腺癌发病率增长速度最快的国家之一，且病例呈年轻化趋势[62]。目前，在乳腺癌的发病原因与预防手段尚未明确的情况下，乳腺癌的早期检查可明显提高患者治愈率，降低死亡率[63]。乳腺钼靶 X 射线摄影具有简单、方便、费用低及无创伤性等特点，现已成为乳腺癌普查的首选影像方法[64, 65]。众所周知，乳腺钼靶 X 射线摄影的一个重要特性是能够发现无症状患者或临床触诊阴性的肿瘤[66]。另外，乳腺钼靶 X 射线摄影可在肿瘤发展成触诊阳性肿块之前的两年显示病变，同时对钙化点的显示较其他检查方法更敏感。对临床上可触及肿块的病例，乳腺钼靶 X 射线摄影通过显示肿块的大小、数目、位置、密度、边缘、形态、有无钙化，以及钙化的形态、大小、数目、分布、周边晕环、皮肤改变等提供定位及定性征象，有助于临床医师准确判诊[67]。基于乳腺钼靶 X 射线影像的 CAD 可辅助医生进行临床诊断，减少由于阅片疲劳而引起的误判，提高诊断的准确性[68]。其中，肿块检测、钙化点检测及结构扭曲检测等方法是计算机诊断的最重要环节，但是这些检测方法急需大量的临床数据进行验证。

基于乳腺钼靶 X 射线摄影的优势及我国乳腺癌发病率逐年增长，且标准乳腺影像数据集缺乏的现状，本节首先收集并整理了 5 个国际标准的乳腺影像数据集、1 个计算机辅助乳腺影像数据集、1 个乳腺癌细胞特征参数乳腺影像数据集和 2 个我国的数据集，它们分别是 MIAS[18]、DDSM[39]、日本医学影像技术学会(Japanese society of medical imaging technology，JAMIT)乳腺影像数据集[69]、INbreast 乳腺影像数据集[70]、加州大学旧金山分校和劳伦斯·利弗莫尔国家实验室(University of California，San Francisco and Lawrence Livermore National Laboratory，UCSF/LLNL)数据集[71]；意大利的计算机辅助(computer assisted library for mammography，CALMA)数据集[72]；美国威斯康星大学医学院乳腺癌(diagnostic Wisconsin breast cancer database，DWBCD)数据集[73]；北京大学人民医院乳腺中心(breast cancer of Peking University People's Hospital，BCPKUPH)数据集[74]和中国西部女性乳腺钼靶 X 射线图像样本[75]。对数据进行搜集整理的目的在于构建更加完整的标准数据集。拟建立的乳腺钼靶 X 射线图像数据集不仅可为中国乳腺疾病的研究与诊治提供标准的数据支持，而且是对亚洲乳腺钼靶 X 射线图像数据集的补充完善。

2.4.1　乳腺钼靶 X 射线图像数据集

1. 国际标准的七大乳腺影像数据集

目前，一些公开的乳腺影像数据集各有特点，具体介绍如下。

1) MIAS

MIAS 乳腺影像数据集是由英国一个研究组织在 1995 年创建的，是一个用于研究乳腺钼靶 X 射线图像的高分辨率标准数据集，其中包含了来自西方的 161 位女性患者的左右乳腺图像，总计 322 张乳腺钼靶 X 射线图像，图像大小为 1024 像素×1024 像素，每像素灰度等级为 8 位，且都是乳腺侧面图[64]。该数据集包含 207 张正常图像和 115 张非正常图像，此外，它又将非正常图像做出进一步细分，包含 63 张良性病变图像和 52 张恶性病变图像[41]。对于不正常的图像，乳腺影像数据集又做了进一步的细分，分为钙化点(calcification，CALC)图像、边界清晰的肿块 (well-defined/circumscribed masses，CIRC)图像、边界模糊的肿块(miscellaneous/ill-defined masses，MISC)图像、针尖状肿块(spiculated masses，SPIC)图像、结构扭曲(architectural distortion，ARCH)图像和结构不对称(asymmetry，ASYM)图像六类[76]，如图 2.20 所示。MAIS 乳腺影像数据集包含病变区域相应的病变类型、病灶位置、病变严重程度和背景组织密度等信息，同时专家提供了病变区域的圆心和半径作为分割标准。按照图像背景组织的密度划分，又可以分为脂肪(fatty，F)型、脂肪腺体(fatty-glandular，G)型和致密腺体(dense-glandular，D)型[41]。

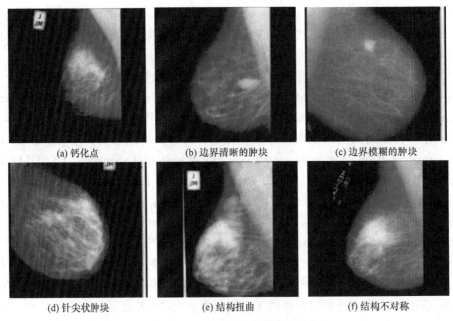

(a) 钙化点　　　　　　　(b) 边界清晰的肿块　　　　　　(c) 边界模糊的肿块

(d) 针尖状肿块　　　　　　　(e) 结构扭曲　　　　　　　(f) 结构不对称

图 2.20　MIAS 乳腺影像数据集图像分类

2) DDSM

DDSM 乳腺影像数据集是南佛罗里达大学提供并于 1999 年建成的研究乳腺钼靶 X 射线图像的高分辨率标准数据集[39]。该数据集邀请多名医学专家对图像的病灶区域进行标定，还将良恶性诊断结果和病灶类型一并附上，这也可以作为 CAD 研究的依据。DDSM 数据集包含 2620 张乳腺钼靶 X 射线图像，其中 695 张正常图像，914 张恶性肿块图像，1011 张良性肿块图像[64]。每个病例包含从两个不同角度拍摄的患者左右乳腺的 4 张图像，即右乳轴位(right breast cranio caudal，R-CC)图像、右乳斜侧位(right breast medio-latral oblique，R-MLO)图像、左乳轴位(left breast cranio caudal，L-CC)图像、左乳斜侧位(left breast medio-latral oblique，L-MLO)图像[77]。DDSM 数据集中图像像素灰度范围为[0, 4095]，灰度级有 12 位和 16 位两类，大小近似等于 4000 像素×6000 像素，空间分辨率为 42～50μm[78]。图 2.21 显示了两张来自 DDSM 乳腺影像数据集的图像，它们分别为良性肿块图像和恶性肿块图像。

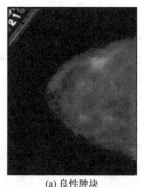 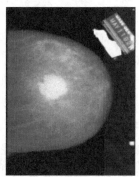

(a) 良性肿块　　　　　　　　　(b) 恶性肿块

图 2.21　DDSM 乳腺影像数据集图像

3) JAMIT

JAMIT 乳腺影像数据集中的数据来源于日本女性，库中包含病例 40 例，总共 65 张图像，其中钙化点图像 15 张，正常图像 33 张，肿块图像 17 张，每张图像的分辨率为 100μm×100μm，数字化后图像的大小为 2510 像素×2000 像素，图像灰度级为 10 位，图像均为负片[41]，库中包含放射科医师手动绘出的病变区域文件。尽管该数据集样本数量较小，但从种类和多样性上丰富了亚洲标准乳腺影像数据集。JAMIT 乳腺影像数据集中的图像如图 2.22 所示。

4) INbreast

INbreast 乳腺影像数据集是一个乳腺钼靶 X 射线摄影图像数据集，图像从大学医院(葡萄牙波尔图乳腺中心圣约翰医院)的乳腺中心获得，并得到了医院伦理委员会和国家数据保护委员会的许可[39]。INbreast 乳腺影像数据集共收集了 115 例病例，其中 90 例病例是 4 张图像(每个乳腺有 MLO 和 CC 两张图像)、25 例乳腺切除病例是两张图像(仅包括一个乳腺的两个视图)，总计 410 张图像。该数据集包含正常图像，具有肿块的图像，具有钙化的图像，结构扭曲、不对称和具有

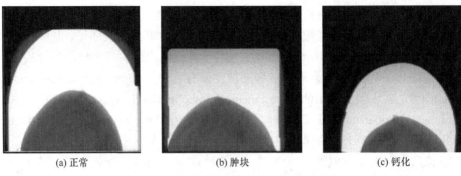

(a) 正常　　　　　　　　　(b) 肿块　　　　　　　　　(c) 钙化

图 2.22　JAMIT 乳腺影像数据集中的图像

多种异常现象发现的图像的示例。图像矩阵为 3328 像素×4084 像素或 2560 像素×3328 像素，图像以 DICOM 格式保存。2010 年 4 月至 2010 年 12 月，该乳腺影像数据集的图像均由该领域的专家进行了注释，并由第二位专家进行了验证。共有六种类型的注释：不对称、钙化簇、肿块、扭曲、毛刺区域和胸肌，如图 2.23 所示。对于不对称、钙化、肿块、扭曲和胸肌类型，专家提供了详细的轮廓。采用包围整个聚类的椭圆来注释。当肿块被刺穿时，除了密集区域的轮廓，还添加了一个包围所有针状体的椭圆。

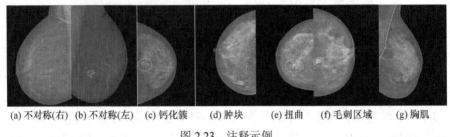

(a) 不对称(右)　(b) 不对称(左)　(c) 钙化簇　　(d) 肿块　　(e) 扭曲　(f) 毛刺区域　(g) 胸肌

图 2.23　注释示例

5) UCSF/LLNL

UCSF/LLNL 乳腺影像数据集是用于乳腺癌研究的高分辨率标准乳腺影像数据集，由劳伦斯·利弗莫尔国家实验室在旧金山的加州大学放射科创建。它包含12 卷数字化乳腺微钙化点图像的光盘库[71]。对于每张数字化图像，该数据集有两张相关的"标准"图像(全尺寸二值图像)显示所有钙化簇的程度，以及每个簇中的个别钙化点的轮廓和面积。每张"标准"图像都提供了案例的病史和放射科医师审阅结论等信息。

该数据集包含来自 50 个病例的 198 张图像(每个病例有 4 个视图，在 1 个乳腺切除的情况下，只有 2 个视图)。这些图像都是分辨率为 35μm×35μm 的数字化图像，每个像素的采样灰度级为 12 位。因此，每张数字化乳腺钼靶 X 射线图像的大小约为 50M，整个乳腺影像数据集共有将近 6000M。该数据集收集了 5 例正常且密度类型一致的病例(这些是正常乳腺钼靶 X 射线检查而且没有超声史、放大视图、活组织检查等)，5 例正常但有差异的病例(有致密或纤维状的乳腺、植入物或非对称组织)，20 例明显的良性微钙化点病例(至少有 3 年的跟踪检查无变化或者向癌症发展)，12 例可疑良性微钙化点病例(注意：所有良性病例有活组织检查或乳腺钼靶 X 射线检查诊断，外加至少 3 年的后续跟踪检查无变化或者向癌症发展)和 8 例活检证实的恶性钙化点簇。该数据集不是一个随机样本，与典型人群相比存在更多的微钙化[79]。

6) CALMA

CALMA 乳腺影像数据集由意大利的放射学家和物理学家合作整理完成[72]。它收集了一套数字乳腺钼靶 X 射线图像，并提出了一种适合乳腺钼靶 X 射线摄影筛检的计算机辅助诊断系统。图 2.24 显示了通过放射实验再现的每一类乳腺疾病的原型。CALMA 乳腺影像数据集包含一种 12 位的动态范围扫描仪获得的 3000 张分辨率为 85μm×85μm 的数字化乳腺钼靶 X 射线检测的图像[72]，每张图像都做了标准化，而且提供了相关的诊断结果。CALMA 的目的是替代图像筛选阶段的"第二放射科医师"。重要的参数是"特异性"和"敏感性"，特异性被定义为确诊正常的病人数量除以接受检查的正常的病人总数，敏感性被定义为被确认的病例数除以病人总数。筛选阶段的目标是在获得高灵敏度的同时保持尽可能低的误诊率。

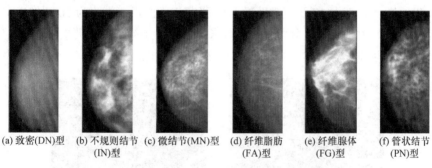

(a) 致密(DN)型　(b) 不规则结节(IN)型　(c) 微结节(MN)型　(d) 纤维脂肪(FA)型　(e) 纤维腺体(FG)型　(f) 管状结节(PN)型

图 2.24　CALMA 乳腺影像数据集图像

7) DWBCD

DWBCD 乳腺影像数据集是由威斯康星大学医学院的 Wolberg 博士收集的。实际的数据集被包含在一个文件"datacum"中。所有数据都是定期从 Wolberg 博士的临床病例中取材，因此该数据集呈现的数据是按时间顺序分组的。该数据集包含 699 个病例，共 8 组(截至 1992 年)，其中良性 458 例，恶性 241 例，值得注意的是，在 1～6 组中有 16 个实例的属性值单个缺失(不可用)，这将会导致统计数据不准确。DWBCD 数据集包含了细胞核图像的 10 个量化特征，即细胞核半径、质地、周长、面积、光滑性、紧密度、凹陷度、凹陷点数、对称度、断裂度，这些特征与肿瘤的性质有着密切关系，可以作为一种标准对算法进行训练和验证。

这些特征是依据乳腺肿块的细针抽吸(fine needle aspiration，FNA)数字图像计算的，它们描述了图像中存在的细胞核的特征。

2. 国内样本数据集

相比于国际标准数据集，国内目前还没有完整、公开的标准乳腺钼靶 X 射线影像数据集，国内学者用于乳腺疾病研究的大多是当地医院的一些小样本数据，以下介绍两个国内的小样本数据集。

1) BCPKUPH

BCPKUPH 乳腺影像数据集中的数据由北京大学人民医院乳腺中心提供。该数据集中的每个病例包含 4 张图像，即 L-CC、L-MLO、R-CC 和 R-MLO，图像大小为 2816 像素×2016 像素，像素宽度为 12 位[74]。在 BCPKUPH 数据集中，乳腺图像中肿块的位置由北京大学人民医院乳腺中心专家组标注。作为一种数字乳腺钼靶 X 射线图像数据集，BCPKUPH 乳腺影像数据集具有噪声较少、乳腺边缘明显等优点[74]。

2) 中国西部女性乳腺钼靶 X 射线图像样本

本书作者团队与甘肃省肿瘤医院、甘肃省人民医院建立了长期合作关系，构建了中国西部女性的乳腺钼靶 X 射线图像小样本数据集，其中包含 28 张乳腺钼靶 X 射线图像，其中 17 张正常图像，11 张非正常图像，大小为 2044 像素×1142 像素，灰度级为 32 位，放射科医师对每张图像给出了详细的诊断报告。样本数据集中的图像如图 2.25 所示。

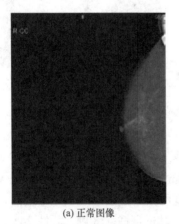 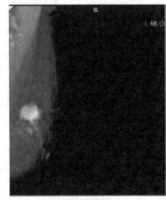

　　　　(a) 正常图像　　　　　　　　　　　　(b) 肿块图像

图 2.25　样本数据集中的图像

2.4.2　建设乳腺影像数据集的必要性分析

针对整理收集的乳腺钼靶 X 射线图像数据集，从来源、乳腺钼靶图像数量及病灶的分类等方面进行对比，对比结果如表 2.19 所示。

表 2.19　乳腺钼靶 X 射线影像数据集的特性对比

乳腺影像数据集	国家	洲	数量	分类		
				是否钙化	是否有肿块	是否正常
MIAS	英国	欧洲	322	是	是	是
DDSM	美国	北美洲	2620	是	是	是
JAMIT	日本	亚洲	65	是	是	是
INbreast	葡萄牙	欧洲	410	是	是	是
UCSF/LLNL	美国	北美洲	198	是	—	—
CALMA	意大利	欧洲	3000	是	—	—
DWBCD	美国	北美洲	699	—	是(良性或恶性)	—
BCPKUPH	中国	亚洲		—	是	
当地医院样本	中国	亚洲	28	—	是(正常或非正常)	—

注：—表示不确定。

通过对已存数据集进行深入分析，可以看出 MIAS、DDSM、UCSF/LLNL、CALMA 和 DWBCD 五个数据集的病例均来自西方女性，JAMIT 和 BCPKUPH 数据集病例来源于东方女性。由于饮食习惯、生存环境等因素会造成东西方女性乳腺结构和组织密度的差异[80]，因此需要选择具有区域特征的乳腺影像数据集来研究乳腺癌。本书收集的数据集中，西方女性的标准乳腺钼靶 X 射线影像数据集相对完整，但对东方女性来说，JAMIT 乳腺影像数据集包含的病例太少，病灶种类不够完整，且 BCPKUPH 数据集和甘肃省当地医院收集的乳腺钼靶 X 射线影像数据集均为小样本数据集，此外，每个数据集的分类标准也有所不同，毫无疑问，这非常不利于东方女性乳腺疾病的研究，中国的乳腺癌研究也面临同样的挑战。

由于东西方女性在乳腺癌发病率、发病年龄、病理类型、种族等方面不尽相同[81]，也就是说欧美国家的乳腺影像数据集并不完全适合于中国，甚至有一些标准的欧美乳腺数据集的获取和分类与我国小样本乳腺影像数据集不完全一致。因此，对于中国女性来说，构建一个实用的、前沿的、内容涵盖丰富的乳腺影像数据集对乳腺疾病的治疗和研究具有重要的现实意义[82]。图 2.26 展示了 MIAS 乳腺影像数据集及甘肃省人民医院样本的乳腺钼靶 X 射线图像，其中图 2.26(a)所示图像来自甘肃省人民医院，图 2.26(b)所示图像来自 MIAS 乳腺影像数据集，研究腺体密度与乳腺疾病发病风险之间的关系对乳腺癌的预防诊治有重要的临床意义[83]。目前，在西方发达国家已有成熟的乳腺影像数据集应用于计算机辅助诊断的分析研究，通过统计分析可以对乳腺癌的发病原因进行一定的预测和干预，其计算机辅助诊断设备也相对成熟，如美国的 Hologic、通用和德国的西门子等。但是，在我国由于医疗条件的限制，乳腺癌的早期筛查还未引起社会的普遍重视，可用于研究的数据集相对匮乏。因此，建立我国标准乳腺影像数据集尤为重要。

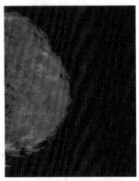 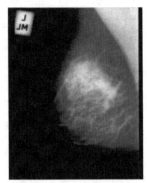

(a) 甘肃省人民医院图像　　　　　　(b) MIAS数据集图像

图 2.26　乳腺钼靶 X 射线图像的比较

针对乳腺钼靶 X 射线图像的研究呈现稳定变化的趋势，图 2.27 所示为乳腺钼靶 X 射线图像处理的 SCI 和 EI 论文数量统计结果，可以清楚地看到世界各地同行对此的关注，我国近年对乳腺癌的研究也投入了大量的人力物力。图 2.28 所示为中国知网以乳腺钼靶为检索关键词收录的文献量，说明以乳腺钼靶 X 射线图像为主的乳腺疾病诊断与研究在中国也引起广泛关注。图 2.29 显示了 2011～2021 年我国国家自然科学基金在乳腺癌研究方面的资助情况，由此可见，对于钼靶 X 射线图像相关研究的计算机辅助诊断项目所占比例很小，深究其原因，主要是中国乳腺影像数据集的匮乏导致开展这方面研究困难，大量的有效数据无法得到有效利用，各大医院采用的各种医疗设备和分析软件基本靠进口。

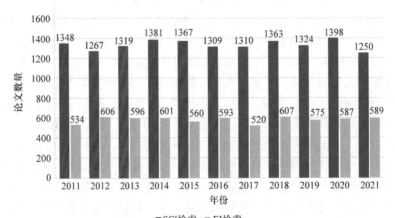

图 2.27　乳腺钼靶 X 射线图像处理的 SCI 和 EI 论文数量统计结果

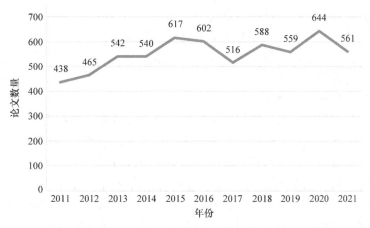

图 2.28　中国知网以乳腺钼靶为检索关键词收录的文献量

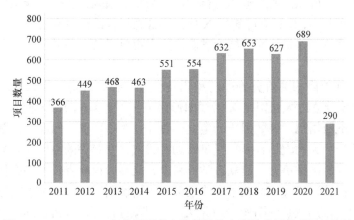

图 2.29　2011～2021 年我国国家自然科学基金乳腺癌相关项目的统计

　　乳腺钼靶 X 射线摄影检查对乳腺病灶具有敏感性和特异性，因此基于乳腺钼靶 X 射线图像的 CAD 系统能有效地帮助医生进行乳腺癌的诊断[84]。随着 CAD 技术在医学领域的迅速发展，以及在乳腺诊断方面的日益完善，设想将 CAD 技术与乳腺影像数据集进行合理融合，形成乳腺疾病自动诊断的基础[85]。然而，目前 CAD 系统尚有许多不足，对于乳腺疾病的计算机诊断并不完全合适，必须结合医生临床经验及患者临床表现做出判诊[83]。相关研究表明，出于医生从医年限过短、缺乏工作经验、知识储备有限等原因，乳腺影像科医师在对肿瘤良恶性的诊断上也可能会出现误诊误判等问题[86]，即使具有丰富经验的不同放射科医师，对同类病例也无法得出完全相同的结论，在个例的诊断中也是大不相同[87]。综上所述，构建基于乳腺钼靶 X 射线图像的计算机辅助系统显得尤为迫切，它不但是乳腺癌诊断筛查的"第二意见"，而且还可以用于临床教学，提高教学质量和水平，或者用于医务人员提高职业水平的培训[80]。目前，国际上存在的几个大型钼靶 X

射线图像数据集几乎都是针对西方女性的，在我国乳腺钼靶 X 射线图像数据集几乎处于空白状态，相关研究也基本上都是基于西方的这几个大型乳腺影像数据集和一些地方医院的小样本数据展开的，真正基于中国人的大规模数据进行的研究寥寥无几[66]。总之，我国迫切需要构建适合中国女性的数据集来填补数据资源空白，加强乳腺疾病的防疫诊断。

事实上，多年来，有关构建数据集的设想，大多来自临床医师和医学研究者实际的工作需求，所以医师和研究者在数据集设计、构建、应用及改进的整个过程中扮演着重要的角色，构建乳腺影像数据集的目的就是搭建一个标准化的数据研究平台，使其尽可能多地囊括标准、完整的乳腺影像检查病例，既能为乳腺癌的临床诊断提供参考，又能满足科研需求，同时可将获得的数据整合成标准数据集，供医学系统和政府相关部门进行相关研究[88]。由于数据来自不同的医院、科室和医务人员，所以需要对数据进行标准化采集和录入，这样才能实现资源最大程度的利用和共享，这种乳腺钼靶 X 射线图像数据集的信息高度管理不仅能避免重复劳动，减少工作量，而且能为乳腺癌患者提供后续资源共享平台和个性化治疗依据[89]。

结合在乳腺癌相关研究方面的积累及甘肃省肿瘤医院在临床诊断方面的优势，本书提出建立以乳腺钼靶 X 射线图像为主，其他病理图像为辅的乳腺钼靶 X 射线图像标准数据集。该数据集的建立，首先，为临床医师的准确诊断和治疗提供宝贵的资源，为病人早日康复提供帮助；其次，在获得的临床实验数据中检索具有典型特征的图像信息，建立教学资料库，使得影像检查技术和影像诊断报告规范化；再次，通过 CAD 技术来协助医师提高诊断准确性，尽可能避免漏诊误诊[84]；从次，采用成熟的图像处理算法，对图像进行深入分析，准确检测病变类型及判断病灶的良恶性；最后，便于随访工作，与社区医疗服务密切配合，不仅节省人力、物力，也最大程度地避免了追踪病例的丢失等问题[90]。

尽管目前已有一些国家的实践经验值得借鉴，但由于东西方女性在成长环境、体质、遗传基因等方面的不同，东方女性乳腺肿瘤产生因素、乳腺尺寸等许多方面与西方女性截然不同[85]。因此，构建东方女性乳腺钼靶图像数据集显得尤为必要，一方面为乳腺癌的临床研究提供重要的数据资源，另一方面对于促进我国医疗卫生事业的发展具有特殊的意义[91]。

总之，构建大样本乳腺钼靶 X 射线影像数据集有利于对乳腺癌的发生、发展和肿瘤转移的机制进行深入研究，不仅能大大提高乳腺癌的临床诊断水平，而且能为医学培训、教学与研究打下坚实的基础[92]，还可以减少重复性的研究成果，缩短研究周期，加快研究成效，加速人才培养[89]。同时，在构建数据集的过程中，探索并收集对乳腺图像进行深入处理的新方法，针对同一张图像运用多种方法进行处理，对比处理结果，为医生提供最有价值的参考。更重要的是，结合乳腺癌的发病情况与家族史、良性疾病史、肥胖、饮食、睡眠及其他乳腺癌相关知识知晓情况等多维信息，在对乳腺钼靶 X 射线图像诊断的基础上，进行多维信息融合的二次诊断验证，形成多维信息综合的二次诊断系统，为受测者提供更可靠的诊断。

参 考 文 献

[1] SAFTLAS A F, HOOVER R N, BRINTON L A, et al. Mammographic densities and risk of breast cancer[J]. Cancer, 1991, 67(11): 2833-2838.

[2] WOLFE J N. Risk for breast cancer development determined by mammographic parenchymal pattern[J]. Cancer, 1976, 37(5): 2486-2492.

[3] YAFFE M J. Mammographic density measurement of mammographic density[J]. Breast Cancer Research, 2008, 10(3): 1-10.

[4] GRAM I T, FUNKHOUSER E, TABÁR L. The tabar classification of mammographic parenchymal patterns[J]. European Journal of Radiology, 1997, 24(2): 131-136.

[5] LIBERMAN L, MENELL J H. Breast imaging reporting and data system (BI-RADS)[J]. Radiol Clin North Am, 2002, 40(3): 409-430.

[6] SAFTLAS A F, SZKLO M. Mammographic parenchymal patterns and breast cancer risk[J]. Epidemiologic Reviews, 1987, 9(1): 146-174.

[7] GOODWIN P J, BOYD N F. Mammographic parenchymal pattern and breast cancer risk: A critical appraisal of the evidence[J]. American Journal of Epidemiology, 1988, 127(6): 1097-1108.

[8] BOYD N F, LOCKWOOD G A, BYNG J W, et al. Mammographic densities and breast cancer risk[J]. Cancer Epidemiology and Prevention Biomarkers, 1998, 7(12): 1133-1144.

[9] GIULIANO V, GIULIANO C. Volumetric breast ultrasound as a screening modality in mammographically dense breasts[J]. International Scholarly Research Notices, 2013, 2013(6): 235270-235277.

[10] WOLFE J N, SAFTLAS A F, SALANE M. Mammographic parenchymal patterns and quantitative evaluation of mammographic densities: A case-control study[J]. American Journal of Roentgenology, 1987, 148(6): 1087-1092.

[11] BYNG J W, BOYD N, FISHELL E, et al. The quantitative analysis of mammographic densities[J]. Physics in Medicine and Biology, 1994, 39(10): 1629.

[12] SIVARAMAKRISHNA R, OBUCHOWSKI N A, CHILCOTE W A, et al. Automatic segmentation of mammographic density[J]. Academic Radiology, 2001, 8(3): 250-256.

[13] RAMPUN A, MORROW P, SCOTNEY B, et al. Breast density classification using multiresolution local quinary patterns in mammograms[C]. Annual Conference on Medical Image Understanding and Analysis, Oxford, 2017: 365-376.

[14] VAN ENGELAND S, SNOEREN P R, HUISMAN H, et al. Volumetric breast density estimation from full-field digital mammograms[J]. IEEE Transactions on Medical Imaging, 2006, 25(3): 273-282.

[15] 胡从依, 柳杰, 刘佩芳. 数字化乳腺 X 线摄影评估乳腺密度、诊断乳腺癌的研究进展[J]. 中国医学影像技术, 2015, 31(10): 1601-1604.

[16] BYNG J W, YAFFE M J, JONG R A, et al. Analysis of mammographic density and breast cancer risk from digitized mammograms[J]. Radiographics, 1998, 18(6): 1587-1598.

[17] 漆云亮, 杨臻, 马义德. 一种基于 PCNN 和小波变换的乳腺密度测量方法[J]. 新一代信息技术, 2021, 4(7): 17-25.

[18] SUCKLING J, PARKER J, DANCE D R. The mammographic image analysis society digital mammogram database[J]. Digital Mammo, 1994, 1069: 375-386.

[19] HAMISSI S, MEROUANI H F. Novel fully automated computer aided-detection of suspicious regions within mammograms [C]. In Second International Conference on the Innovative Computing Technology (INTECH 2012), Casablanca, 2012: 153-157.

[20] DHAWAN A P, BUELLONI G, GORDON R. Enhancement of mammographic features by optimal adaptive neighborhood image processing[J]. IEEE Transactions on Medical Imaging, 1986, 5(1): 8-15.

[21] MALLAT S G. A Theory for Multiresolution Signal Decomposition: The Wavelet Representation, in Fundamental Papers in Wavelet Theory[M]. Princeton: Princeton University Press, 2009.

[22] KITTLER J, ILLINGWORTH J. Minimum error thresholding[J]. Pattern Recognition, 1986, 19(1): 41-47.

[23] ECKHORN R, REITBOECK H J, ARNDT M, et al. Feature linking via stimulus-evoked oscillations: Experimental results from cat visual cortex and functional implications from a network model[C]. In International Joint Conference on Neural Networks, Washington D.C., 1989, 1: 723-730.

[24] ZHAN K, SHI J, WANG H, et al. Computational mechanisms of pulse-coupled neural networks: A comprehensive review[J]. Archives of Computational Methods in Engineering, 2017, 24(3): 573-588.

[25] MA Y, DAI R, LI L, et al. Image segmentation of embryonic plant cell using pulse-coupled neural networks[J]. Chinese Science Bulletin, 2002, 47(2): 169-173.

[26] CHEN Y, MA Y, KIM D H, et al. Region-based object recognition by color segmentation using a simplified PCNN[J]. IEEE Transactions on Neural Networks and Learning Systems, 2014, 26(8): 1682-1697.

[27] CHEN Y, PARK S K, MA Y, et al. A new automatic parameter setting method of a simplified PCNN for image segmentation[J]. IEEE Transactions on Neural Networks, 2011, 22(6): 880-892.

[28] OTSU N. A threshold selection method from gray-level histograms[J]. IEEE Transactions on Systems, Man, and Cybernetics, 1979, 9(1): 62-66.

[29] PETROUDI S, KADIR T, BRADY M. Automatic classification of mammographic parenchymal patterns: A statistical approach[C]. In Proceedings of the 25th Annual International Conference of the IEEE Engineering in Medicine and Biology Society, Cancun, 2003, 1: 798-801.

[30] 刘庆庆, 刘立, 王建. 基于子区域分类的乳腺密度估计[J]. 计算机工程与应用, 2013, 49(4): 185-188.

[31] GONG X, YANG Z, WANG D, et al. Breast density analysis based on glandular tissue segmentation and mixed feature extraction[J]. Multimedia Tools and Applications, 2019, 78(22): 31185-31214.

[32] ELSHINAWY M, BADAWY A, ABDELMAGEED W, et al. Effect of breast density in selecting features for normal mammogram detection[C]. 2011 IEEE International Symposium on Biomedical Imaging: From Nano to Macro, Chicago, 2011: 141-147.

[33] REMEŠ V, HAINDL M. Classification of breast density in x-ray mammography[C]. 2015 International Workshop on Computational Intelligence for Multimedia Understanding, Prague, 2015: 1-5.

[34] MUSTRA M, GRGIC M. Dense tissue segmentation in digitized mammograms[C]. Proceedings ELMAR-2013, Zadar, 2013: 55-58.

[35] ELMOUFIDI A, EL FAHSSI K, JAI-ANDALOUSSI S, et al. Automatically density based breast segmentation for mammograms by using dynamic K-means algorithm and seed based region growing[C]. 2015 IEEE International Instrumentation and Measurement Technology Conference Proceedings, Pisa, 2015: 533-538.

[36] OLIVER A, TORTAJADA M, LLADÓ X, et al. Breast density analysis using an automatic density segmentation

algorithm[J]. Journal of Digital Imaging, 2015, 28(5): 604-612.

[37] HE W, DENTON E R, STAFFORD K, et al. Mammographic image segmentation and risk classification based on mammographic parenchymal patterns and geometric moments[J]. Biomedical Signal Processing and Control, 2011, 6(3): 321-329.

[38] OLIVER A, FREIXENET J, MARTI R, et al. A novel breast tissue density classification methodology[J]. IEEE Transactions on Information Technology in Biomedicine, 2008, 12(1): 55-65.

[39] BOWYER K, KOPANS D, KEGELMEYER W, et al. The digital database for screening mammography[C]. In Third International Workshop on Digital Mammography, Chicago, 1996, 58: 27.

[40] GONZALEZ R, WOODS R, GONZALEZ, et al. 数字图像处理[M]. 阮秋琦, 译. 2 版. 北京: 电子工业出版社, 2007.

[41] GUO Y N, DONG M, YANG Z, et al. A new method of detecting micro-calcification clusters in mammograms using Contourlet transform and non-linking simplified PCNN[J]. Computer Methods and Programs in Biomedicine, 2016, 130: 31-45.

[42] MUSTRA M, GRGIC M, DELAC K. Feature selection for automatic breast density classification[C]. Proceedings ELMAR-2010, Zadar, 2010: 9-16.

[43] DE OLIVEIRA J E E, DE ALBUQUERQUE ARAÚJO A, DESERNO T M. Content-based image retrieval applied to BI-RADS tissue classification in screening mammography[J]. World Journal of Radiology, 2011, 3(1): 24.

[44] CHEN Z, DENTON E, ZWIGGELAAR R. Local feature based mammographic tissue pattern modelling and breast density classification[C]. 2011 4th International Conference on Biomedical Engineering and Informatics, Shanghai, 2011: 351-355.

[45] BOVIS K, SINGH S. Classification of mammographic breast density using a combined classifier paradigm[C]. 4th International Workshop on Digital Mammography, Chicago, 2002: 177-180.

[46] HARALICK R M, SHANMUGAM K, DINSTEIN I H. Textural features for image classification[J]. IEEE Transactions on Systems, Man, and Cybernetics, 1973(6): 610-621.

[47] CLAUSI D A. An analysis of co-occurrence texture statistics as a function of grey level quantization[J]. Canadian Journal of Remote Sensing, 2002, 28(1): 45-62.

[48] SUBASHINI T, RAMALINGAM V, PALANIVEL S. Automated assessment of breast tissue density in digital mammograms[J]. Computer Vision and Image Understanding, 2010, 114(1): 33-43.

[49] CORTES C, VAPNIK V. Support-vector networks[J]. Machine Learning, 1995, 20(3): 273-297.

[50] SCHöLKOPF B, SMOLA A J, BACH F. Learning with Kernels: Support Vector Machines, Regularization, Optimization, and Beyond[M]. Cambridge: MIT Press, 2002.

[51] HSU C W, LIN C J. A comparison of methods for multiclass support vector machines[J]. IEEE Transactions on Neural Networks, 2002, 13(2): 415-425.

[52] HUANG G B, ZHU Q Y, SIEW C K. Extreme learning machine: Theory and applications[J]. Neurocomputing, 2006, 70(1-3): 489-501.

[53] OLIVER A, FREIXENET J, ZWIGGELAAR R. Automatic classification of breast density[C]. IEEE International Conference on Image Processing 2005, Genova, 2005, 2: 2-1258.

[54] KUMAR I, BHADAURIA H, VIRMANI J, et al. A classification framework for prediction of breast density using an ensemble of neural network classifiers[J]. Biocybernetics and Biomedical Engineering, 2017, 37(1): 217-228.

[55] KUMAR I, BHADAURIA H, VIRMANI J. Wavelet packet texture descriptors based four-class BIRADS breast

tissue density classification[J]. Procedia Computer Science, 2015, 70: 76-84.

[56] PETROUDI S, CONSTANTINOU I, TZIAKOURI C, et al. Investigation of AM-FM methods for mammographic breast density classification[C]. 13th IEEE International Conference on BioInformatics and BioEngineering, Chania, 2013: 1-4.

[57] MUHIMMAH I, ZWIGGELAAR R. Mammographic density classification using multiresolution histogram information[C]. Proceedings of the International Special Topic Conference on Information Technology in Biomedicine, Bangalore, 2006: 26-28.

[58] TZIKOPOULOS S D, MAVROFORAKIS M E, GEORGIOU H V, et al. A fully automated scheme for mammographic segmentation and classification based on breast density and asymmetry[J]. Computer Methods and Programs in Biomedicine, 2011, 102(1): 47-63.

[59] BLOT L, ZWIGGELAAR R. Background texture extraction for the classification of mammographic parenchymal patterns[C]. Medical Image Understanding and Analysis, Oxford, 2001: 145-148.

[60] BOSCH A, MUNOZ X, OLIVER A, et al. Modeling and classifying breast tissue density in mammograms[C]. 2006 IEEE Computer Society Conference on Computer Vision and Pattern Recognition, New York, 2006: 1552-1558.

[61] WINKEL R R, VON EULER-CHELPIN M, NIELSEN M, et al. Mammographic density and structural features can individually and jointly contribute to breast cancer risk assessment in mammography screening: A case-control study[J]. BMC Cancer, 2016, 16(1): 1-12.

[62] 韩小伟, 柳伟伟, 阳泽龙, 等. 军事医学科学院附属医院乳腺癌临床流行病学 16 年演变趋势[J]. 中华肿瘤防治杂志, 2016, 23(24): 1597-1600.

[63] TABAR L, GAD A, HOLMBERG L, et al. Reduction in mortality from breast cancer after mass screening with mammography: Randomised trial from the Breast Cancer Screening Working Group of the Swedish National Board of Health and Welfare[J]. The Lancet, 1985, 325(8433): 829-832.

[64] GUO M, DONG M, WANG Z, et al. A new method for mammographic mass segmentation based on parametric active contour model[C]. 2015 International Conference on Wavelet Analysis and Pattern Recognition, Guangzhou, 2015: 27-33.

[65] LU X, MIN D, MA Y, et al. Automatic Mass Segmentation Method in Mammograms Based on Improved VFC Snake Model, in Emerging Trends in Image Processing, Computer Vision and Pattern Recognition[M]. Amsterdam: Elsevier, 2015.

[66] 董敏, 郭森, 马义德. 乳腺钼靶 X 线肿块检测及分割方法[J]. 计算机应用, 2015, 35(S1): 262-266.

[67] 梁治平, 曾旭文. 乳腺癌影像学检查进展[J]. 现代临床医学生物工程学杂志, 2005, 11(6): 534-536,539.

[68] CASTI P, MENCATTINI A, SALMERI M, et al. Contour-independent detection and classification of mammographic lesions[J]. Biomedical Signal Processing and Control, 2016, 25: 165-177.

[69] KONDO T, MAENAKA H, TAKAHASHI R. Propagation and vegetational management of wild flowers: Germination, cutting propagation, and frequency and timing of mowing for extending the flowering season of aster ageratoides subsp. ovatus kitam[J]. Journal of the Japanese Society of Revegetation Technology, 1991, 17: 193-202.

[70] MOREIRA I C, AMARAL I, DOMINGUES I, et al. INbreast: Toward a full-field digital mammographic database[J]. Academic Radiology, 2012, 19(2): 236-248.

[71] MATHEUS B R N, SCHIABEL H. Online mammographic images database for development and comparison of CAD schemes[J]. Journal of Digital Imaging, 2011, 24(3): 500-506.

[72] MARZULLI V. The CALMA Project: Computer Assisted Library for Mammography, in Neural Nets WIRN

VIETRI-98[M]. London: Springer, 1999.

[73] KARABATAK M, INCE M C. An expert system for detection of breast cancer based on association rules and neural network[J]. Expert Systems with Applications, 2009, 36(2): 3465-3469.

[74] 李艳凤. 多视角乳腺 X 线图像的乳腺癌检测与分类方法研究[D]. 北京: 北京交通大学, 2015.

[75] 张怀清, 漆云亮, 马义德. 基于医学影像信息管理的乳腺数据库建设[EB/OL]. (2020-6-24). http://www.paper.edu.cn/releasepaper/content/202006-139.

[76] XIE W, MA Y, LI Y. A new detection algorithm for microcalcification clusters in mammographic screening[C]. Satellite Data Compression, Communications, and Processing XI, Baltimore, 2015: 95010S.

[77] DAOUDI R, DJEMAL K, BENYETTOU A. Digital database for screening mammography classification using improved artificial immune system approaches[C]. International Joint Conference on Computational Intelligence: Evolutionary Computation Theory and Applications, Budapest, 2014: 244-250.

[78] 高晓丽. 基于改进水平集的乳腺图像分割[D]. 兰州: 兰州大学, 2016.

[79] ASHBY A E, HERNANDEZ J M, LOGAN C M, et al. UCSF/LLNL high resolution digital mammogram library[C]. Proceedings of 17th International Conference of the Engineering in Medicine and Biology Society, Montreal, 1995, 1: 539-540.

[80] LIU Z, ZHANG K, DU X L. Risks of developing breast and colorectal cancer in association with incomes and geographic locations in Texas: A retrospective cohort study[J]. BMC Cancer, 2016, 16(1): 1-13.

[81] 臧丹丹, 崔颖, 师建国, 等. 中国西部地区乳腺癌诊断年龄的抽样分析及中美对比研究[J]. 现代肿瘤医学, 2010, 18(3): 571-573.

[82] 李月云. 乳腺恶性肿瘤 EpiData 数据库构建与应用[D]. 青岛: 青岛大学, 2013.

[83] MALKOV S, SHEPHERD J A, SCOTT C G, et al. Mammographic texture and risk of breast cancer by tumor type and estrogen receptor status[J]. Breast Cancer Research, 2016, 18(1): 1-11.

[84] 康维, 王广志, 丁辉. 乳腺 X 线成像的计算机辅助诊断技术研究进展[J]. 北京生物医学工程, 2006, 25(2): 213-216.

[85] 冀鸿涛, 常靖, 朱强. 基于医学影像信息管理系统的乳腺超声数据库建设探讨[J]. 中华普外科手术学杂志 (电子版), 2015, 9(5): 68-70.

[86] 陈建. 乳腺超声数据库的构建与在线培训系统设计[D]. 广州: 华南理工大学, 2016.

[87] NISHIKAWA R M, COMSTOCK C E, LINVER M N, et al. Agreement between radiologists' interpretations of screening mammograms[C]. International Workshop on Breast Imaging, Philadelphia, 2016: 3-10.

[88] 柴维敏, 陈克敏, 黄文冕, 等. 乳腺影像数据库的建立及其临床意义[J]. 中国医学计算机成像杂志, 2007, 13(5): 316-321.

[89] ZHANG J G, LIU X P, CHE L, et al. Establishment and information management of the breast tumor tissue bank and database[J]. Progress in Modern Biomedicine, 2013, (10): 5.

[90] SMITH R, OSUCH J R, LINVER M N. A national breast cancer database[J]. Radiologic Clinics of North America, 1995, 33(6): 1247-1257.

[91] HUGHES E K, NASSAR L, LIM A, et al. Royal college of radiologists breast group annual scientific meeting 2011[J]. Journal of the American Geriatrics Society, 2011, 62(10): 1-6.

[92] 彭博文. 人乳腺癌组织资源库的初步构建[D]. 泸州: 泸州医学院, 2011.

第 3 章　基于深度学习的乳腺图像处理

3.1　基于深度学习的医学图像处理简介

医学图像的识别、分类和判断一直是人工智能和机器视觉领域的研究热点，甚至可以说，是模式识别和智能信息处理永恒的主题，更是数字图像分析处理及应用最关注的核心问题之一。特别是近十年来，深度学习推动了人工智能领域突飞猛进的发展，基于深度学习技术来研究和解决医学图像的分析处理自然就成了一件水到渠成的事情。

1. "深度"的时代

深度学习技术的突破，使得人工智能在人类的视觉与语言两个领域取得了长足的进步。特别是深度卷积网络在图像识别的准确率上已经超越了人类的表现，成为人工智能的"新宠儿"。各种"深度"统计模型，在保有强大泛化性能的、基于大样本数据集的"训练—验证—测试"证明体制下的优异表现，让人们不由自主地认为世界已经进入了一个"人工智能时代"。

不可否认，深度学习技术的确开创了一个新的技术时代。深度学习技术在图像识别的应用方面，仅用五年时间就完成了出现、繁荣、成熟的飞跃。将图像识别研究的准确率从略高于"瞎猜"的水平提升到了高于人类，取得了非凡的成就。此外，深度识别网络的各种衍生模型，也在图像检测、图像分割、图像去噪、图像生成、人体姿态识别、人体姿态生成等各个领域开花结果，形成了一个庞大的"端对端训练"阵营，切实推进了模式识别及应用的显著进步。

同时，受 Google、Facebook、百度和腾讯等企业的强力推动，深度学习在医学领域落地发芽，有力地推动了人类医疗事业的发展。几乎每天都有"人工智能/深度学习+医学图像学"的相关新产品见诸报端。在学术领域，关于深度学习技术应用于医学图像研究与讨论也不断升温。仅以乳腺图像处理为例，在 Elsevier (ScienceDirect)数据集中可查的、与深度学习相关的文献，2015～2018 年分别有 86 篇、115 篇、132 篇、231 篇(截至 2018 年 10 月数据)。相关研究的成果数量在 4 年的增幅约为 169%，深度学习技术对医学图像处理研究的推动作用可见一斑。

2. "深度"的问题

对于深度学习，模型、算力、数据集(海量样本)三者缺一不可。AlexNet[1]在

2012 年大放异彩，让世人看到深度学习技术的潜力，"古老"的人工神经网络技术[2]发展到包括1200多万张带标签图像的ImageNet数据集[3]的问世与图形处理器(graphics processing unit，GPU)性能大幅提升的时代。

由于模型算法可以慢慢优化，算力也可以通过硬件堆砌解决，所以在深度学习的实践应用中，训练用数据集则成为三大要件的重心。

作为一种有监督的统计学方法，深度学习对训练用的数据集有两大基本要求：一是要有足够多的样本量；二是每个样本都具有准确的样本标签作为预测参考。

随着近二十年国内迅猛的信息化建设和发展，医院积累了大量数字化医学图像资料，这些医学图像也具有现实的诊断报告作为医学图像样本标签，这使得医学图像很像是一种"理想"的标准深度学习数据集。但在医学数据集的创建过程中发现，将医学图像对应的诊断报告直接作为样本标签并不可行。究其原因主要有以下两点。

1) 诊断报告的不稳定性

诊断的结果往往会受诊断医师的阅历、在诊时的精神状态(如疲劳等)等因素的影响，导致诊断结果带有较强的主观性。即使有乳腺图像报告和数据系统这样的标准，不同的医生或同一医生在不同的时间，对同一张图像的理解依旧可能存在差异。

2) 图像资料的非完备性

图像资料的非完备性是指患者档案中的图像资料不全包含报告所描述的信息。其原因是一位患者的档案中会存在大量的图像资料，而诊断报告中描述的关键信息，可能仅存在于患者的某几张影像图片中。在某些情况下，报告的确诊依据是非图像手段的结果。这就是说，采用诊断报告的结果来标记患者全部图像是不合理的。

除此之外，医学图像资料的局部独立性，也是影响医学数据集建立的难题之一。各医院的成像设备、耗材及成像环境的不同，导致各医院的图像资料之间往往具有明显的表达差异。如果仅对某家或者某几家医院的数据进行收集整理，并不能很好地表征医学图像成像过程中产生的所有可能的差异。

3. "深度"的解决

上述问题的存在，导致医院积累的图像资料并不如人们想象得那么"海量"。并且，这些图像数据以"弱"标记的形式存在，即每张影像图片所对应的标签不一定准确。采用深度学习这种监督模型进行训练，很难获得有效的结果。

为适应深度学习技术的训练要求，需要对医院的海量图像资料进行筛查，重新对每张图像进行标记，使"弱"标签变为"强"标签。这几乎是相当于要对全部的图像资料进行重新标记，需要花费大量的时间与成本，并且考虑到医学学科的专业性与严谨性，需要专业医师的直接参与和指导，并不能像李飞飞建立 ImageNet 数据集那样，利用空闲时间来对数据进行快速标记。同时，为了避免主观性因素的影响，还需为此单独建立一套专门的标记方法，以保证标记的稳定与可靠。

除了对图像重新进行标记的方案，学术界还有一种采用弱监督学习方法来解决问题的思路[4]。这种思路追求让模型以更接近于人类学习的模式，使用少量的准确标记样本和大量的无标记(或"弱"标记)样本来训练学习。这种思路目前尚无有效的解决方案出现，但却是一个非常有价值和前途的研究方向。

4. "深度"的实践

尽管深度学习技术在医学领域的应用遇到了较多的问题，但深度学习技术依旧是这个时代最有效的图像处理手段，值得对它进行深入的研究与探索，并在其基础上发展、完善，寻找有效的解决方案，推动人类健康事业的发展。

或许有一天会发现医学图像处理的问题并非深度学习技术所能解决；或许医学图像的问题需要等待量子计算的普及和突破才能解决；又或许是某个名不见经传的算法，需要像人工神经网络等待 GPU 和大数据那样，等待若干个春秋后和它的新伙伴们共同来解决。一切皆未知，但探索未知就是研究人员的义务与责任，这也是本章内容出现的原因。

经过近些年的探索，深度学习的医学应用研究已经出现了一些稳定有效的、具有较强可追溯性的解决方案。例如，在乳腺钼靶图像的应用方面建立了流程：首先对乳腺图像进行密度测量和粗分类[1,5-9]，判断图像是否为高风险样本；其次对样本进行图像检测[10-16]，二次判别其中是否存在病变区域并提取感兴趣区域；最后对感兴趣区域采用语义分割[17-26]的方法精准标注进行三次判别，并对样本量化分析。在此流程中，一个含有病变信息的阳性样本，会经过三次的筛选并给出量化结果，一个阴性样本也会经过粗分类和检测两次判别来确认，以确保预测结果的准确性和稳定性。

本章后续内容也将按照这一流程进行安排：3.2 节介绍乳腺密度测量，3.3 节介绍乳腺图像的识别粗分类，3.4 节介绍乳腺肿块感兴趣区域的提取方法，3.5 节介绍对乳腺肿块进行分割的方法。

3.2　基于深度学习的乳腺密度测量

3.2.1　深度学习方法简介

随着全球乳腺癌发病率的日益增高，乳腺密度的量化评估方法研究也一度成为研究人员关注的热点问题。乳腺密度的评估一般通过医师对乳腺 X 线图像进行视觉估计来完成，而乳腺密度评估的准确度与医师的经验和专业技能有很大的关系。此外，视觉评估的方法引入的主观因素太多，不同的医师可能会得出不同的评估结果[27]，而且人为诊断存在耗时长、性能差的缺点。针对以上问题，计算机辅助诊断技术应运而生，并被有效地应用于乳腺癌诊断，大大地提高了乳腺癌诊断的准确度[28]。CAD 系统是一套自动或半自动工具，用来协助医师进行疾病的诊断。但是，CAD 技术也存在一定的局限性，如一系列基于 CAD 的分割算法[29-31]在很大程度上依赖手工提取的特征，而且不同的乳腺影像数据集需要对特征进行重新提取。此外，手工提取的特征往往因人而异，这无疑给临床诊断带来很大的不便。近年来，随着机器学习的新进展，深度学习作为其中的分支，以飞快的速度发展起来。与传统的 CAD 系统相比，基于深度学习的乳腺癌诊断具有主观性少、自动化程度高、泛化能力强、准确度高的优点。

深度学习，作为深度神经网络(deep neural network，DNN)模型，是一种允许多个处理层组成的计算模型来学习数据表示多层次的抽象[32]，它的出现极大地改善了计算机视觉领域的技术水平。作为最成功的深度学习分支之一，卷积神经网络(convolution neural network，CNN)最初是为图像的分类任务而设计的，如 VGGNet、GoogLeNet、ResNet 等。随着第一个基于语义的分割网络——全卷积神经网络(full convolution neural network，FCN)的出现，一个新的旅程——语义分割开启。近年来，随着人工智能的快速发展和自动驾驶研究的不断深入，基于深度学习的语义分割已经得到越来越多的关注，各种优秀的语义分割神经网络模型纷纷出现，如 U-Net、SegNet、DeepLab 系列网络等。虽然各种新的语义分割模型层出不穷，但 CNN 仍然是这些网络的主题，CNN 能够有效地提取所需特征。在图像处理的过程中，语义分割任务的期望输出应该为每个像素分配类标签，这与乳腺质量分割所需的输出一致。在本节的实验中，按照乳腺致密程度的不同，可以分为脂肪型(F 型)、脂肪腺体型(G 型)、致密腺体型(D 型)三个标签，这是深度神经网络期望的输出。

3.2.2　具体的实现方法

本节基于深度学习的基本网络框架，提出一种乳腺密度的分类测量方法，为乳腺密度的测量提供新思路，并达到较高的准确度。在实验中，本节采用数据为乳腺钼靶 X 射线图像分析学会(MIAS)乳腺影像数据集中的 322 张乳腺钼靶图像。图像大小均为 1024 像素×1024 像素。其中 F 型 106 张，G 型 104 张，D 型 112张。为了避免图像标签对分类的影响，用最大化感兴趣区域(乳腺区域)，对图像进行预处理。首先采用最大连通域算法自动去除图像标签并去除无用的黑色背景，随后根据深度卷积神经网络(deep convolutional neural network，DCNN)输入端口大小将图像尺寸缩放到 224 像素×224 像素, 预处理前后图像如图 3.1 所示。

在乳腺密度测量阶段, 本节采用最基本的图像分类网络 ResNet 系列和 VGGNet 系列对乳腺密度进行 F、G、D 三分类。为了更加客观地判断训练后的模型对训练集之外数据的符合程度, 采用 5 折交叉验证法来计算乳腺密度分类的准确率。实验基于深度学习开源框架 Pytorch 进行, 采用 NVIDIA Geforce GTX 1080(8G)进行 GPU 加速, 选择随机梯度下降(stochastic gradient descent, SGD)损失函数, 初始学习率设置为 0.001, 每 5 个 epoch 学习率衰减 0.1, batch size 根据 GPU 显存大小和网络大小设置为 8。此外, 为了模型能够快速收敛, 本节采用迁移学习的方法, 让模型首先在大规模数据集 ImageNet 上预训练, 然后在 MIAS 乳腺影像数据集上进行微调。

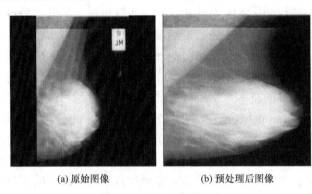

(a) 原始图像　　　　　　　　(b) 预处理后图像

图 3.1　预处理前后图像

两个系列的网络在 ImageNet 上预训练得到的参数迁移到乳腺密度的分类问题上, 同时由于 MIAS 乳腺影像数据集的数据量较小, 采用随机旋转、水平翻转、竖直翻转等方法扩充数据集以缓解模型的过拟合问题。最终的实验结果如图 3.2 所示。

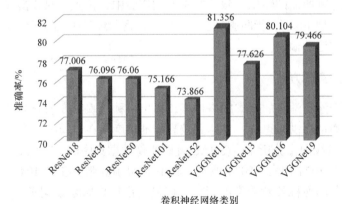

图 3.2　ResNet 系列和 VGGNet 系列乳腺密度分类 5 折交叉验证平均准确率

不难看出，VGGNet 系列的分类准确率普遍高于 ResNet 系列，这与它们两个在自然图像数据集 ImageNet 上的分类准确率相反。此外，在 ImageNet 数据集上，VGGNet 系列和 ResNet 系列的 1000 类分类准确率与网络层数正相关，而在乳腺密度分类问题上两个系列的最高准确率均出现在该系列层数最少的网络上 (ResNet18 和 VGGNet18)，同时 ResNet 系列的乳腺密度分类准确率与网络层数更是呈现出了明显的负相关。这说明网络并非越深越好，而是与具体的分类任务及乳腺影像数据集大小有关，越深的网络需要越大的数据量才能保证训练结果的鲁棒性。这个实验结果进一步表明，为了达到最佳拟合，特定网络模型的适当网络层数和一定大小的实验数据集是相对应的。

本节首先简单回顾了深度神经网络的主要内容，然后基于 ResNet 和 VGGNet 这两种基本的分类网络模型，对数据集 MIAS 中的乳腺钼靶 X 线图像按照致密程度的不同进行三分类输出和分类准确率比较。本节虽然采用最基本的卷积深度神经网络模型进行乳腺密度的分类，但实验证明，基于深度学习的乳腺密度测量方法是可行的、高效的。

3.3　基于深度学习的乳腺图像异常分类新方法

乳腺癌是女性最常见的恶性肿瘤之一，严重威胁着全球女性的健康[33]。和其他大多数恶性肿瘤一样，乳腺癌目前尚无有效的治疗手段，因此早发现、早治疗是影响疗效的关键因素。基于 CAD 的乳腺影像处理系统是实现早发现、早治疗的关键技术，它将医学研究和计算机视觉结合起来，既能发挥计算机快速处理的优势，又可以解决资源匮乏的问题。

本节主要介绍基于深度学习图像识别方法的乳腺异常粗识别。3.2 节介绍的基于深度学习的乳腺密度测量结果，将作为本节所述分类方法的重要依据，贯穿于本节。本节所提出的分类器，将会作为 3.4 节介绍的乳腺异常感兴趣区域提取网络的主干网络。所以本节内容作为基于深度学习的乳腺钼靶图像处理技术中承前启后的一部分，具有非常重要的地位。

3.3.1　乳腺图像分类相关工作

乳腺癌计算机辅助诊断系统的核心环节是图像识别算法，算法的准确率直接影响系统性能。关于这方面的相关研究有很多。例如，Alolfe 等[34]使用支持向量机 (SVM) 和线性分类器在乳腺钼靶 X 射线图像分析学会数据集上进行肿瘤的良恶性分类，分别获得了 90%和 87.5%的分类准确率。他们的工作中，首先提取大小为 32 像素×32 像素的感兴趣区域，然后对该区域进一步提取所需特征，最后选取了 13 个最具辨别力的特征作为分类依据。Wang 等[35]使用极限学习机(ELM)和 SVM 对来自 482 个病人的乳腺钼靶图像进行有无肿瘤的分类，实验结果表明 ELM 的分类准确率略高于 SVM。Dheeba 等[36]使用粒子群优化神经网络在来自 54 位病人的 216 张乳腺钼靶图像上进行正常和异常的分类，获得了 93.67%的分类准确率。Peng 等[37]使用人工神经网络在经过了预处理的 MIAS 乳腺影像数据集上进行分类，获得了 96%的准确率，他们使用中值滤波和种子区域生长法对原始图像进行去噪，并提取纹理相关特征作为判决依据。Mahersia 等[38]使用贝叶斯正则化网络和神经模糊模型在 MIAS 乳腺影像数据集上进行正常和癌症的分类，分别获得了 97.08%和 95.42%的分类准确率。Akay[39]使用 SVM 在威斯康星州乳腺影像数据集(Wisconsin breast cancer dataset，WBCD)上进行肿瘤良恶性的分类，在 4∶1 划分训练集和测试集的情况下获得了 99.51%的分类准确率。Perez 等[40]提出了一种基于特征选取的机器学习方法，在乳腺癌数字图像数据集(breast cancer digital repository，BCDR)和乳腺钼靶筛查数字图像数据集(digital database for screening mammography，DDSM)上进行测试，在减少特征数量的情况下取得了和原方法相近的结果。

　　近些年，基于深度学习的图像处理方法在计算机视觉领域取得了巨大成功。基于深度学习的方法在目标识别准确率上取得了明显提升，同时，与传统方法相比，其能够自动提取特征，避免人工特征提取产生的不完备性和偏差[41]。基于深度学习的乳腺图像分类研究已经取得了一些成果。Ertosun 等[42]使用三种不同结构的 CNN 进行肿块的定位。他们挑选了 DDSM 中的 2420 张图像作为实验数据，训练集通过随机裁剪、平移、旋转、翻转和缩放的方法进行扩充。实验主要包括两个部分：首先进行有无肿块的分类，然后在包含肿块的图片上进行肿块定位。Arevalo 等[43]使用 CNN 作为特征提取器，SVM 作为分类器进行肿瘤良恶性的分类，获得了 86%的曲线下面积(area under curve，AUC)。他们的数据来源于 BCDR-F03 数据集，使用翻转和旋转的方法进行了训练集扩充，在他们的实验中使用了 dropout 和最大归一正则化技术。Jiao 等[44]也使用 CNN 作为特征提取器，SVM 作为分类器在 DDSM 数据集上进行分类。他们的实验中使用 ImageNet 的部分数据对 CNN 网络进行预训练，用于分类的特征来源于 CNN 的两个不同的卷积层。Abdel-Zaher 等[45]使用深信网络上训练好的参数进行神经网络的初始化，并且使用 Liebenberg-Marquardt 学习函数在 WBCD 上进行模型测试，获得了 99.68%的准确率。Dhungel 等[46]提出一种混合串联网络，其中使用多尺度深信网络(multi-scale deep belief network，m-DBN)和高斯混合模型(Gaussian mixture model，GMM)生成候选区域，使用随机森林(random forest，RF)法进行分类，最后使用连通分量分析(connected component analysis，CCA)生成边界框。Jadoon 等[47]提出了 CNN-discrete wavelet(CNN+DW)和 CNN-curvelet transform(CNN+CT)模型进行正常、良性、恶性的三分类研究，分别获得了 81.83%和 83.74%的准确率。他们在免疫放射分析(IRMA)数据集上截取 2796 个 patch 作为实验样本，以达到数据扩充的目的。Samala 等[48]提出一个深度学习的 CNN 模型来检测有无钙化点，并和他们原来提出的 CNN 模型进行比较，分别获得了 93%和 89%的 AUC。他们的数据来源于密歇根大学收集的 64 张数字乳腺断层扫描(digital breast tomoscan，DBT)图像，其中手工标记的有钙化点的区域作为正样本，在其他区域截获的没有钙化点的作为负样本，并且通过旋转和翻转的方法对正样本进行了扩充。Samala 等[49]提出了一个有四个卷积层和三个全连接层的 CNN 结构。他们的工作中使用了迁移学习的方法，首先使用乳腺钼靶图像对网络进行预训练，然后固定前三个卷积层的参数，着重训练网络中第四个卷积层和全连接层，最终该网络在 DBT 数据集上获得了 91%的测试 AUC，而作为对比实验的基于特征提取的方法只有 83%的 ACU。Dhungel 等[50]提出了自动深度特征学习的方法在 INbrest 乳腺影像数据集上进行良性和恶性肿块的分类。他们的训练过程分为两个部分：首先预训练一个回归网络，然后在 INbrest 乳腺影像数据集上进行肿瘤分类。结果比非预训练的方法和人工特征的方法更好。

　　从上述文献可知，当前关于乳腺医学影像分类的工作，主要集中于良性与恶性或正常与异常的二分类方面。但在医院的实际工作中常常遇到的是没有病变的情况，所以正常、良性、恶性的三分类方式更加符合医学界的实际需求。因此，本节主要致力于乳腺图像的三分类研究，此外，在分类的过程中，考虑到不同的乳腺腺体类型对分类的影响，提出了一种新的分类思路，并在实验中取得了更高的分类准确率[51]。

3.3.2　基于深度学习的病变分类方法

　　乳腺组织通常有 F 型、G 型和 D 型三类，如图 3.3 所示。F 型乳腺和 D 型乳腺的图像灰度分布具有较大的差异，F 型的钙化点和肿块与背景的灰度差较大，且具有清晰的轮廓边界，易于辨认。D 型乳腺由于含有较脂肪型乳腺更加丰富的、具有高灰度值的腺体组织，乳房中的肿块和钙化点模糊化，即使经验丰富的专家也很难准确地辨别。在传统的乳腺图像分类中，往往需要对不同的乳腺类型分别

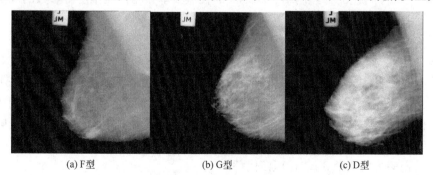

(a) F型　　　　　　　　　　(b) G型　　　　　　　　　　(c) D型

图 3.3　乳腺组织类型

建模，采用不同的特征单独处理。其中，F 型乳腺图像的判别较易，而 D 型乳腺的判别在三者中最难[52]。通过区分乳腺的类型，再采用深度学习方法对乳腺图像进行病变分类的方式，在理论上更加合理有效。

本节的研究主要致力于乳腺钼靶图像的正常、良性和恶性的三分类问题，同时考虑到不同乳腺类型对于分类效果的影响，提出了改进分类准确率的方法，即在区分乳腺类型的情况下进行病变类型的分类，并且在实验中证明了该方法的有效性。图 3.4 为实验方法示意图，其中箭头表示一种分类关系。

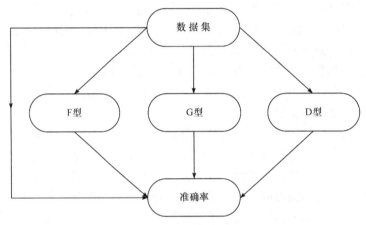

图 3.4　实验方法示意图

实验中采用了深度卷积神经网络(DCNN)的方法，常见的 CNN 有 LeNet[53]、AlexNet[1]、VGGNet[5]、ResNet[38]、GoogLeNet[7]等。一般来说 CNN 主要包括四个部分：卷积层、池化层、全连接层和分类层。其中，卷积层的作用是自动提取特征；池化层主要实现特征聚合和维度降低；全连接层主要实现特征映射；分类层主要实现分类输出。相比于传统的图像处理方法，DCNN 方法对先验知识的依赖大大降低，同时避免了人工特征的不完备性和偏差，是一种更加智能和客观的方法。相比于传统的神经网络，DCNN 的权值共享和池化操作使得参数的规模大大降低，网络易于训练。

本小节主要采用 VGGNet 网络和 ResNet 网络进行实验。VGGNet 网络是牛津大学 Simon Yan 等在 2014 年提出的 DCNN 模型。他们主要研究了网络深度对网络性能的影响，发现更深的网络能够获得更好的分类结果，但是这种提升并不是永无止境的，当深度增加到某一个界限时，网络的性能就会出现退化。他们还对卷积核的尺寸选取进行了研究，发现小的卷积核不仅可以降低参数的规模，同时也可以获得更好的效果，并且提出 7×7 的卷积核可以由 3 个 3×3 的卷积核代替，5×5 卷积核可由 2 个 3×3 卷积核代替。

ResNet 是微软的 He 等在 2015 年提出的一个 DCNN 模型。他们提出了一种深度残差学习的策略，不仅能够简化非常深网络的训练，同时可以解决网络随深度增加出现的退化问题。深度残差学习是由快捷连接结构实现的，快捷连接结构如图 3.5 所示。假设底层所需要的映射为 $H(x)$，但在实际中，并不是让网络来拟合这个映射，而是另外一个映射：$F(x) = H(x) - x$，这里的 $F(x)$ 便是残差，x 为来自底层的一个恒等映射，那么原来的映射便转化为 $F(x) + x$。在这种情况下，如果某个恒等映射为最优，则残差将为 0。这比通过非线性层的堆叠来拟合恒等映射更简单。同时这种快捷连接结构并不会增加额外的参数和计算复杂度。

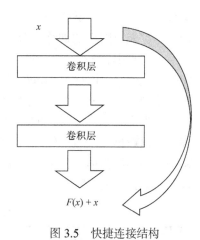

图 3.5　快捷连接结构

3.3.3　基于深度学习的病变分类新方法实验

实验中乳腺影像数据集采用 MIAS，该数据集共有 322 张来自 161 位患者的左右乳房 X 射线图像，分为正常、良性和恶性三类，其中包含 207 张正常图像、63 张良性图像和 52 张恶性图像。

实验中，首先按照 4∶1 的比例将整个数据集随机划分为训练集和测试集。重复上面的步骤得到六组不同的训练集和测试集，然后通过旋转、随机裁剪、缩放、翻转、添加椒盐噪声等方法将训练集扩充为原来的 30 倍，最后将训练集和测试集的图像大小调整为 224 像素×224 像素。图 3.6 所示为实验图像，其中图 3.6(a) 为原始图像，图 3.6(b) 为扩充之后的图像。分别在每一组数据上进行实验，取平均值作为最后结果。

对于不同腺体类型下的病变情况分类的实验，首先将 F 型、G 型、D 型这三

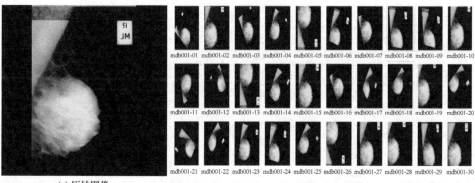

(a) 原始图像　　　　　　　　　　　　(b) 扩充之后的图像

图 3.6　实验图像

类分开，然后每一类作为完整数据集，再按照前面的方法进行训练集和测试集的划分、扩充及网络的训练，取平均值作为最后结果。

在实验中，采用 PyTorch 深度学习框架，所用计算机处理器型号为 i7-4790，GPU 型号为 NVIDIA Geforce GTX 1080(8G)。首先使用在 ImageNet 数据集上预训练得到的参数对网络的参数进行初始化，然后在 MIAS 数据集上对网络进行微调，并以分类准确率作为最终的评价标准。实验的分类准确率结果如表 3.1 所示，从表中可以看出大多数网络结构直接分类的准确率高于文献[54]中 64.52%的分类准确率。在不同腺体类型下病变情况分类的结果高于或近似于直接分类的结果，这表明本节提出的方法是一个有效可行的改进乳腺图像分类准确率的方法。

表 3.1　实验分类准确率　　　　　　　(单位：%)

模型名称	FGD	F	G	D
VGGNet16	62.5	81.0	66.7	72.7
	68.8	81.0	81.0	63.6
	62.5	66.7	71.4	59.1
	70.3	71.4	57.1	59.1
	70.3	66.7	71.4	68.2
	62.5	81.0	81.0	81.8
均值	**66.2**	**74.6**	**71.4**	**67.4**
ResNet18	62.5	66.7	61.9	72.7
	64.1	76.2	76.2	63.6
	68.8	71.4	71.4	63.6
	65.6	71.4	52.4	72.7
	65.6	76.2	66.7	72.7
	62.5	61.9	81.0	77.3
均值	**64.9**	**70.6**	**68.3**	**70.4**
ResNet34	64.1	71.4	61.9	77.3
	62.5	76.2	71.4	59.1
	68.8	66.7	71.4	68.2
	70.3	66.7	57.1	63.6
	62.5	76.2	61.9	72.7
	68.8	71.4	76.2	77.3
均值	**66.2**	**71.4**	**66.7**	**69.7**
ResNet50	64.1	66.7	61.9	77.3
	65.6	76.2	66.7	68.2
	71.9	71.4	71.4	68.2
	67.2	76.2	57.1	59.1
	65.6	71.4	61.9	72.7
	67.2	66.7	81.0	77.3
均值	**66.9**	**71.4**	**66.7**	**70.5**

续表

模型名称	FGD	F	G	D
	59.4	71.4	66.7	77.3
	65.6	76.2	71.4	63.6
ResNet101	68.8	66.7	76.2	54.5
	70.3	71.4	57.1	54.5
	70.3	71.4	57.1	68.2
	59.4	61.9	76.2	81.8
均值	**65.6**	**69.8**	**67.5**	**66.7**

注: FGD 表示不区分乳腺类型条件下的病变分类准确率。

　　因此，在基于深度学习的乳腺图像处理中，应该和传统的方法一样，一定要考虑腺体类型的影响，这对提升实验的结果有很大的帮助。同时，从表 3.1 中可以看出脂肪型病变情况分类的准确率高于致密型病变情况分类的准确率，这和文献[52]中的观点是一致的。模型分类的准确率随 ResNet 深度的变化如图 3.7 所示，从图中可以看出直接分类的准确率和 F 型分类的准确率随着网络深度的增加先上升后下降，在使用 ResNet50 网络时达到了最好结果。D 型分类的结果呈现出动荡变化，但是仍然在 ResNet50 网络上实现了最好的分类结果。这表明在实验中，ResNet 系列网络中 ResNet50 最适合于直接分类和 F 型、D 型分类。G 型分类的

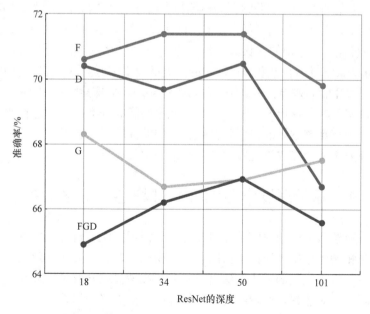

图 3.7　模型分类的准确率随 ResNet 深度的变化

准确率整体呈现下降的趋势，在 ResNet18 网络上达到了最好结果。此外，从图中可以看到，G 型分类和直接分类的结果相近并且低于 F 型和 D 型分类的结果。这主要是因为 G 型既包括 F 型乳腺的特征，又有 D 型乳腺的特点，所以对于它的分类和直接分类的难度是相似的。这更进一步证明了本节所提方法的有效性。

　　本节采用深度学习的方法进行乳腺 X 线图像的分类研究，避免了传统图像处理方法中特征选择的主观性和局限性，将其应用于乳腺图像的分类可以提取更接近本质的特征，是一种具有良好前景的方法。同时，本节考虑腺体类型对病变分类的影响，提出乳腺图像分类的新思路，实验结果证明这种思路能够有效提高分类准确率。

　　然而实验还有许多需要改进的地方。首先，数据来自 MIAS 乳腺影像数据集，对于深度学习的方法而言，这是一个很小的数据集，尽管数据被扩充，但扩充之后图像之间的相关性非常大，并且数据不够全面。其次，由于实验中使用 ImageNet 数据集上训练好的参数作为网络的初始参数，并在 MIAS 乳腺影像数据集上对网络进行微调，但 ImageNet 数据集是一个自然图像的数据集，这和 MIAS 乳腺影像数据集之间存在着很大差异。最后，用于实验的网络尽管在自然图像分类上取得了巨大成功，但是并不一定适合医学的乳腺钼靶图像的分类。

　　此外，ImageNet 等数据集中，需要检测分类的目标占据整张图像很大面积，然而对于乳腺钼靶图像来说，需要检测分类的目标在整张图像中只占据很小的一部分，这对网络的学习将会产生很大的影响，这也是分类准确率不高的一个主要原因。还有，在以后的研究中，实验数据的标签和多余背景需要移除。另外，MIAS 乳腺影像数据集中，正常类型的图像数量多，良性和恶性类型的图像数量少，也就是说 MIAS 是一种样本不平衡的乳腺影像数据集，这会使网络不能充分学习良性和恶性图像的特征，最终导致良性和恶性图像的分类准确率偏低。如何解决这种样本不平衡造成的学习性能的差异，也是深度学习模型必须积极探索解决的问题。

　　实验证明，本节提出的方法对于提高乳腺图像的分类准确度是有效可行的。可以想象，当有足够数量的包含各种病变类型的乳腺影像数据集，并找到合适的网络时，该方法将会在改进乳腺图像分类结果中大放异彩。

3.4　基于深度学习的乳腺肿块感兴趣区域提取

　　乳腺肿块感兴趣区域(ROI)的提取，是乳腺钼靶图像分析过程中不可或缺的一个步骤。在钼靶图像中肿块占整张图像的面积比例较小，直接处理的结果往往难以令人满意。较为常见的解决办法是，先从图像中提取含有肿块或其他目标物的感兴趣区域，再对感兴趣区域进行二次处理以获得更好的结果。

　　从知识结构和机器学习的框架来说，首先，从乳腺钼靶 X 射线图像分割整个乳腺区域,进行乳腺密度的分析测量;其次,提取乳腺癌病灶的感兴趣目标区域,进行乳腺癌病灶的识别与分割;最后,同时进行乳腺密度的分类与乳腺肿块病灶的良恶性分类识别。3.3 节介绍了基于乳腺密度的深度学习乳腺良恶性异常分类方法,本节主要介绍基于深度学习的乳腺肿块感兴趣区域的提取方法。

3.4.1　深度学习目标检测模型

目前常见的深度学习目标检测网络较多,本节主要关注 R-CNN、Fast R-CNN、Faster R-CNN 三种经典模型网络。

1. R-CNN

R-CNN 模型于 2014 年提出,其确立了基于深度学习的目标检测的两级式处理模式[55]。R-CNN 的候选框由传统的选择性搜索算法获取,其计算流程如下:

(1) 分割生成区域集合 $R = [R(1), R(2), \cdots, R(n)]$;

(2) 计算 R 里每个相邻区域的相似度 $S = [S(1), S(2), \cdots, S(w)]$;

(3) 将相似度最高的两个区域$[R(x), R(y)]$合并后添加进 R;

(4) 从 S 中移除与 $R(x)$ 和 $R(y)$ 相关的其他元素;

(5) 返回步骤(2),直到 S 为空。输出候选区域集合 $L = R$。

如上所述,R-CNN 通过选择性搜索算法、比较相邻子图之间的相似度,把较为相似(如颜色、纹理等)的候选区域进行合并。需要注意的是,在合并过程中必须保证合并后各个子块的形状和尺度均匀,防止大区域"吃掉"其他小区域。合并后候选区域会依据其内容进行评价,评价分数较高的候选区域将被称为子图。网络会依据提取的子图对目标进行识别,分类准确率最高的子图将被作为最终目标定位的区域。

R-CNN 的检测准确率较传统网络的目标检测算法提高了 50%,而在使用VGGNet16 作为主干网络的情况下,在 VOC2007 数据集上的准确率为 66%。由于选择性搜索算法获取子图的效率较低,而且需要对每个子图进行识别,所以R-CNN 执行效率相对较低[56]。

2. Fast R-CNN

Fast R-CNN 模型由微软[57]于 2015 年提出,其网络结构如图 3.8 所示,该模型在 R-CNN 的基础上加入了感兴趣区域池化(region of interest pooling,ROI pooling)层结构,ROI pooling 层的引入有效避免了 R-CNN 对大小和形状不同的候选框进行裁剪和缩放所造成的图像畸变和信息丢失[58]。

ROI pooling 层位于卷积层之后,全连接层之前。该层将特征图均匀地划分为 $M \times N$ 个子块,并对每个子块进行单独采样,保证了输出图像具有相同的尺寸。选择

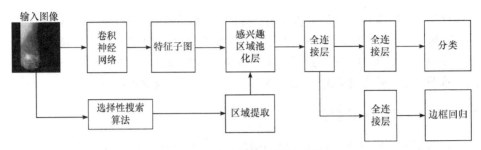

图 3.8　Fast R-CNN 的网络结构

性搜索算法得到的候选框被映射在识别网络的最后一层特征图上,并采用多任务-多损失函数对分类结果和定位边框进行同步训练[59],从而大大提升了模型的计算效率。

3. Faster R-CNN

为解决选择性搜索算法效率低的问题,Ren 等[10]提出了 Faster R-CNN 模型,其网络结构如图 3.9 所示,该模型采用区域候选网络(region proposal network,RPN)来提取候选框。RPN 相当于在识别网络的基础上额外增加了一个卷积层,采用非极大值抑制(non maximum suppression,NMS)算法,通过概率排序和交并比阈值方法来确定感兴趣区域的位置,有效提升了候选框提取的计算效率[60]。

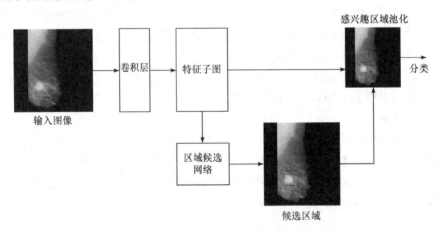

图 3.9　Faster R-CNN 的网络结构

Faster R-CNN 模型作为目前较为常用的目标检测网络,在乳腺肿块感兴趣区域检测方面具有较好的感兴趣区域提取效果。图 3.10 所示为 Faster R-CNN 对乳腺肿块感兴趣区域的提取结果,其中较大的框代表可能存在恶性肿瘤的位置。

3.4.2　采用改进的 Faster R-CNN 提取乳腺肿块的感兴趣区域

Faster R-CNN 是 Fast R-CNN 的改进版本,Faster R-CNN 摒弃了效率低下的

选择性搜索算法，采用 RPN 来获取候选区域。RPN 是一个全卷积网络，通过端到端的训练方法生成高质量的候选区域，并预测目标的类别。

将乳腺钼靶图像作为网络的输入，用肿块或钙化点等目标区域的点坐标作为 Faster R-CNN 的定位标签进行训练，即可得到钼靶图像感兴趣区域的预测模型。传统的 Faster R-CNN 采用了 VGGNet16 作为网络识别部分。近几年来，随着深度学习技术的发展，许多更加优秀的识别网络不断出现，如 ResNet、Inception 系列等。基于这些新网络来改进 Faster R-CNN 将会有效地提升模型网络的检出率。

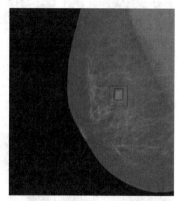

图 3.10　Faster R-CNN 对乳腺肿块感兴趣区域的提取结果

本节以下实验用改进的 Faster R-CNN 进行感兴趣区域的检测和良恶性识别，其中基本卷积网络模型采用 ResNet101 进行实验测试。

本节实验采用 MATLAB R2018b 所附的深度学习框架，在含有 GTX1080 图形处理单元的计算平台上进行实验。

实验乳腺影像数据集采用 MIAS 和 INbreast[61]，其中 MIAS 乳腺影像数据集含有肿块标签的阳性样本图像 113 张，INbreast 乳腺影像数据集含有肿块标签的阳性样本图像 115 张，其他不含肿块的图像将被设为阴性样本。其中，INbreast 样本均

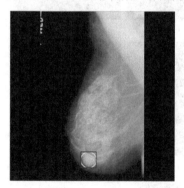

图 3.11　对 MIAS 数据集的感兴趣区域标签进行处理

缩放至 1280 像素×1664 像素大小，MIAS 样本保持 1024 像素×1024 像素大小，并进行置乱扩充，同时按照 8：2 的比例随机抽取并划分为训练集与测试集。考虑到 MIAS 乳腺影像数据集的感兴趣区域标签为圆形，为适应实验需要，本节取其外接矩形为感兴趣区域的边界，对 MIAS 乳腺影像数据集的感兴趣区域标签进行处理(图 3.11)。

图 3.12 和图 3.13 分别是在两个测试集上得到的检测结果。图 3.12 和图 3.13 中，第一行子图为待处理图像及其感兴趣区域标签，第二行子图中的框为相应图像的模型预测结果，浅色框代表可能存在恶性肿瘤的感兴趣区域位置，深色框代表可能存在良性肿瘤的感兴趣区域位置。

从图 3.12 和图 3.13 中可以看出，输出的检测框和标记区域贴合得较为紧密，取得较好的检测结果。实验采用的改进 Faster R-CNN 的非极大值抑制的交并比阈值为 0.4。

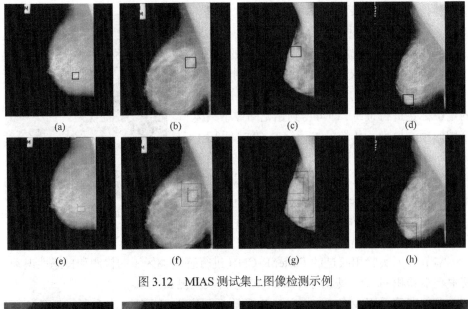

图 3.12　MIAS 测试集上图像检测示例

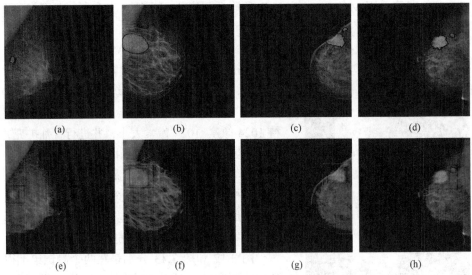

图 3.13　INbreast 测试集上图像检测示例

实验结果采用平均精度(precision)进行评价。平均精度代表着模型的查准率，而模型的召回率(recall)则代表着查全率。两者的表达式如下：

$$precision = \frac{TP}{TP + FP} \tag{3.1}$$

$$recall = \frac{TP}{TP + FN} \tag{3.2}$$

式中，正确识别的恶性肿块称为真阳性(true positive，TP)；正确识别的良性肿块称为真阴性(true negative，TN)；被错误识别的恶性肿块称为假阳性(false positive，FP)；被错误识别的良性肿块称为假阴性(false negative，FN)。精确/召回曲线如图 3.14 所示。

　　一般情况下，DCNN 预测的平均精度可以通过加入附加层来提高，这是一种有效提升深度神经网络性能的手段，它可以是卷积层、池化层或全连接层中的一种，但附加层的加入使得模型需要更长的训练时间。此外，扩充试验训练集也可以有效提升模型预测的精确率。例如，基于 ResNet101 改进的 Faster R-CNN 对于单独使用 MIAS 的训练集，模型的预测平均精度为 0.6；使用 MIAS 与 INbreast 合并数据集进行训练后，模型预测的平均精度提升到了 0.65。

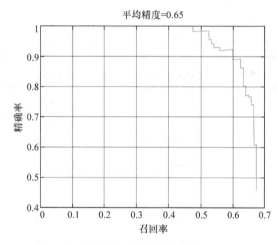

图 3.14　精确/召回曲线

　　表 3.2 和表 3.3 分别展示了在 MIAS 和 INbreast 数据集上的部分实验结果，从表中可以看出，模型的预测结果与给出的标签具有良好的一致性。其中，标签和预测结果栏中四个数字分别代表标签和预测结果的候选框左上角坐标($x1$, $y1$)和右下角坐标($x2$, $y2$)；类型一栏代表良恶性分类：B 为良性、M 为恶性，表 3.3 中类型字母后的数字代表 BI-RADS 的等级划分。

表 3.2　在 MIAS 数据集上的部分实验结果

名称	标签	预测结果	类型
Mdb013	636，628 698，690	660，631 728，677	B
Mdb017	499，403 595，499	472，380 608，522	B
Mdb019	604，498 702，596	608，487 701，593	B

名称	标签	预测结果	类型
Mdb021	444，850 542，948	403，825 562，969	B
Mdb110	139，546 241，648	453，581 509，638	M
Mdb115	344，375 578，609	386，439 593，591	M
Mdb117	396，364 564，532	402，391 556，525	M
Mdb120	344，683 502，841	466，462 548，552	M

表 3.3　在 INbreast 数据集上的部分实验结果

名称	标签	预测结果	BI-RADS
22678646	42，800 204，972	32，458 318，712	B(3)
22678694	2，1098 158，1232	72，305 291，506	B(3)
22580244	676，744 760，886	679，755 756，862	B(3)
22614074	970，736 1168，948	978，736 1184，979	M(5)
22614127	930，848 1208，1066	974，840 1223，1079	M(5)
53581406	874，832 934，906	841，816 962，944	M(6)
53581460	948，414 1044，506	948，419 1038，509	M(6)
20588046	998，1090 1098，1174	979，1073 1109，1193	M(5)

　　实验中发现，两个数据集都存在恶性肿瘤比良性肿瘤更容易被检测的情况，表3.4展示了检测器在两个数据集上的检出率，若预测边框和标签重叠率达到0.4，则认为目标被检出。可以看到，MIAS 和 INbreast 的检出率分别为 69%、74%，改进模型依然具有较大的进步空间。

表 3.4　检测器的检出率

数据集	图像数量	检出率/%
MIAS(有肿块部分)	113	69
INbreast(有肿块部分)	115	74

此外，实验显示，BI-RADS 3 级以下乳腺肿块的误检率相对较高，BI-RADS 分级超过 5 级时，改进模型的误检率相对较低，这可能是因为恶性肿瘤在钼靶图像中更加显著。由于 INbreast 乳腺影像数据集图像质量较高，所以检测效果优于 MIAS 乳腺影像数据集。最后，本节还分别采用 VGGNet16、GoogLeNet、ResNet50、ResNet101 进行了预测准确率的比较实验，结果如表 3.5 所示，可以看出，基于 ResNet101 改进的 Faster R-CNN 网络的预测准确率最高。

表 3.5　不同识别网络对感兴趣区域的预测准确率

网络模型	VGGNet16	GoogLeNet	ResNet50	ResNet101
准确率/%	81.26	83.85	84.38	87.50

本节介绍了基于深度学习图像检测技术提取乳腺肿块感兴趣区域的方法。实验证明，改进后的 Faster R-CNN 相较于传统的 Faster R-CNN 具有更高的精度和更大的潜力，在未来的计算机辅助诊断系统中将会发挥很大作用。

3.5　基于深度学习的乳腺肿块分割

深度学习本质上属于表示学习的范畴，它允许由多个处理层组成的计算模型学习具有多个级别的抽象的数据表示,该方法目前极大地提高了语音识别、对象识别、语义分割、目标检测及药物研发和基因组学等领域的研究水平[32]。与传统的依赖人工提取图像特征的方法不同，深度学习算法通过一个基于数据集的数学优化过程自动推导预测结果。例如，最初被设计用于图像分类的 DCNN，通过监督学习惩罚网络输出和真实值之间的不一致来修正卷积网络参数，实现自动特征提取。从最初的 AlexNet[1]，到更深层更复杂的 VGGNet[5]，从 Inception 结构的 GoogLeNet[7]，到残差结构的 ResNet[6]，卷积神经网络的层数逐渐加深，图像识别能力也越来越强，故而又被称为 DCNN。如今，DCNN 因其出色的特征提取能力早已被广泛应用于各种计算机视觉任务中，如目标检测、语义分割等，这也为医学图像处理带来了新思路，本节正是基于深度学习语义分割模型，探索乳腺钼靶图像的肿块分割问题。

乳腺肿块分割技术旨在检测精确的肿块边缘轮廓，而肿块的轮廓信息则是判别肿块良恶性的关键因素。传统的乳腺钼靶图像肿块分割算法[62, 63]，往往依赖结合专家意见和先验知识的手工特征提取，显然，手工特征提取必然会引入主观因素，从而导致结果的不确定性。同时，手工提取到的特征往往仅适用于特定领域，不具有泛化能力。相比于传统的手工特征提取，DCNN 的全自动特征提取能力不仅能够大大节省人力和时间成本，而且能消除主观因素所带来的偏差。2015 年，Dhungel 等[26]将 DCNN 应用于肿块分割的特征提取阶段，并将最后一层作为随机场和支持向量机的结合。2017 年，Zhu 等[64]采用多尺度 FCN 进行对抗训练以避免过拟合，然后使用条件随机场(conditional random field，CRF)进行结构化学习，最终他们的模型取得了非常理想的乳腺钼靶图像肿块分割结果。

基于深度学习的语义分割，目的是对图像的每个像素进行分类，而乳腺肿块分割是对乳腺医学影像每个像素进行肿块和非肿块分类，二者极高的契合度启发研究者采用深度学习语义分割模型对乳腺钼靶图像进行肿块分割。就语义分割而言，传统的机器学习方法采用的是像素级决策树分类，随着第一个基于深度学习的语义分割模型 FCN[65]的诞生，一个新的语义分割征程开启了。人工智能的快速发展和无人驾驶的深入研究，推动着基于深度学习的语义分割模型层出不穷，如 U-Net[21]、SegNet[66]、CASENet[19]和 DeepLab[20,23,18,67]系列等。

本节将 FCN、U-Net、SegNet 三个深度学习语义分割模型迁移到乳腺肿块分割领域，并进行了一系列的探索。

3.5.1　深度学习语义分割模型介绍

FCN 通过将以往分类 CNN 的全连接层去除并用卷积代替，进而输出低分辨率的特征图。随后 FCN 采用反卷积对上述特征图进行上采样，使其尺寸大小恢复到与输入图像相同，最后对上采样得到的特征图进行像素尺度的分类，这等同于将图像上的每一个像素都看成了一个分类网络中的训练样本。FCN 的主要贡献是提出将经典 CNN 模型应用于语义分割领域，并创造性地通过卷积对全连接层的替换，有效实现了端到端的语义分割，为之后语义分割的发展奠定了基础。

U-Net 因网络结构形似英文字母"U"而得名，其设计思路与 FCN 也十分相似，它也采用了编码-解码结构，与 FCN 和 SegNet 不同的是，它没有采用 VGGNet 网络作为编码器模块的主干网络，因为 U-Net 是针对医学图像二值分割而设计的，不需要采用 ImageNet 的预训练模型，而 FCN 和 SegNet 都采用了 ImageNet 预训练参数加速网络收敛，此外 U-Net 在解码结构中采用的是叠加的做法，而不是 FCN 中求和的做法，即在解码器中，解码器每层特征图与相应编码器特征图直接叠加而不是对应位置求和。

SegNet 提出了语义分割的编码器-解码器(encoder-decoder)结构，其中编码器结构是 VGGNet16 的前 13 层，用于特征的自动提取，解码器的层数与编码器相对应，最终解码器输出与原图大小相同的特征图，并被送至分类器计算其所属类别的概率。SegNet 的创新之处在于解码器中所采用的上采样方案，即解码器使用了相应编码器最大池化计算中的池化索引来执行非线性上采样，因此上采样操作得到的特征图是稀疏的，随后采用卷积对该稀疏特征图进行卷积运算生成密集的特征图，进而进行密集的像素级别的概率预测。

FCN、U-Net、SegNet 这三种深度学习语义分割模型各有千秋，在各自的应用场合下都有着不俗的表现，以下内容将这三个模型都运用到了乳腺钼靶图像肿块分割领域，探索了它们的乳腺肿块分割性能。

3.5.2　乳腺肿块分割对比实验

在本小节实验中，采用的乳腺影像数据集是两个常用的公开乳腺钼靶图像肿块分割数据集 INbreast 和 DDSM-BCRP。其中，INbreast 乳腺影像数据集 115 个案例中共计 410 张图像，包含 116 个精准注释的肿块；DDSM-BCRP 包含 2 个肿块子乳腺影像数据集，第 1 个子乳腺影像数据集 39 个案例共计 156 张图像，包含84 个注释肿块；第 2 个子乳腺影像数据集 40 个案例共计 160 张图像，包含 87 个注释肿块。提取到的肿块 ROI 图像和对应标签图像如图 3.15 所示。

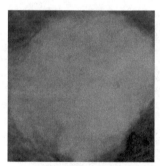

(a) 提取到的肿块ROI图像　　　　　　　　(b) 对应标签图像

图 3.15　提取到的肿块 ROI 图像和对应标签图像

根据模型输入端口大小将提取到的 ROI 尺寸缩放到 256 像素×256 像素，随后将这些 ROI 划分为训练集和测试集，划分结果如表 3.6 所示。不难看出训练集数据量较小，因而这里采用了一系列乳腺影像数据集扩充手段，包括左右翻转、上下翻转、左右上下同时翻转、随机角度旋转等，以产生更多的人工训练样本，减轻模型过拟合。

表 3.6　INbreast 和 DDSM-BCRP 肿块 ROI 划分训练集和测试集结果

乳腺影像数据集类别	训练集	测试集
INbreast	前 58 个肿块 ROI	后 58 个肿块 ROI
DDSM-BCRP	前 84 个肿块 ROI	后 87 个肿块 ROI

为了评估和比较模型性能，采用 DI = 2TP/(2TP + FP + FN) 作为肿块分割效果的评价标准。其中，TP 指被正确分类的肿块像素数量，FP 指背景像素被误分类为肿块像素的数量，FN 指肿块像素被误分类为背景像素的数量。对三个模型在两个乳腺影像数据集上做相同的实验，实验结果如表 3.7 所示。

表 3.7　FCN、SegNet 和 U-Net 乳腺钼靶图像肿块分割实验结果 (单位：%)

模型类别	INbreast 上的 DI	DDSM-BCRP 上的 DI
FCN	89.12	90.03
SegNet	89.68	90.44
U-Net	89.83	90.60

实验结果表明，U-Net 在 INbreast 和 DDSM-BCRP 两个乳腺影像数据集上的表现都要优于其他两个网络，DI 值分别达到了 **89.83%** 和 **90.60%**，这说明相比于其他两个语义分割网络，U-Net 更适用于乳腺钼靶图像肿块分割领域，其部分乳腺肿块分割结果如图 3.16 所示。图中的深色线条代表专家标注，浅色线条代表 U-Net 预测结果。

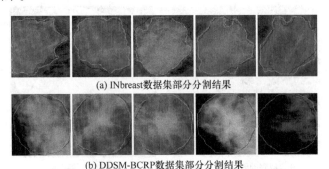

(a) INbreast 数据集部分分割结果

(b) DDSM-BCRP 数据集部分分割结果

图 3.16　U-Net 的部分乳腺肿块分割结果

本节首先分析讨论了基于语义分割的 FCN、SegNet 和 U-Net 乳腺钼靶图像肿块分割实验，尽管与达到最先进状态的传统乳腺肿块分割算法相比，本节所探索的深度学习语义分割模型并没有达到最佳的分割精度，但相比之下深度学习语义分割模型具有高效率、全自动、无需专业人员参与、省时省力的特点，说明语义分割方法在乳腺肿块精确定位的实际应用中，具有一定的竞争力和研究价值。

参 考 文 献

[1] KRIZHEVSKY A, SUTSKEVER I, HINTON G E. ImageNet classification with deep convolutional neural networks[C]. International Conference on Neural Information Processing Systems, New York, 2012: 1097-1105.

[2] MCCULLOCH W S. A logical calculus of ideas imminent in nervous activity[J]. Biol Math Biophys, 1949, 5: 115-133.

[3] DENG J, DONG W, SOCHER R, et al. ImageNet: A large-scale hierarchical image database[C]. 2009 IEEE Conference on Computer Vision and Pattern Recognition, Miami, 2009: 248-255.

[4] ZHOU Z H. A brief introduction to weakly supervised learning[J]. National Science Review, 2018(1):1.

[5] SIMONYAN K, ZISSERMAN A. Very Deep Convolutional Networks for Large-Scale Image Recognition [DB/OL]. (2014-09-04) [2020-08-06]. https://arxiv.org/abs/1409.1556.

[6] HE K, ZHANG X, REN S, et al. Deep residual learning for image recognition[C]. Computer Vision and Pattern Recognition, Las Vegas, 2016: 770-778.

[7] SZEGEDY C, LIU W, JIA Y, et al. Going Deeper with Convolutions [DB/OL]. (2014-09-17) [2020-08-06]. https://arxiv.org/abs/1409.4842.

[8] HU J, SHEN L, ALBANIE S, et al. Squeeze-and-Excitation Networks [DB/OL]. (2017-09-05) [2020-08-06]. https://arxiv.org/abs/1709.01507.

[9] IOFFE S, SZEGEDY C. Batch Normalization: Accelerating Deep Network Training by Reducing Internal Covariate Shift [DB/OL]. (2015-02-11) [2020-08-06]. https://arxiv.org/abs/1502.03167.

[10] REN S, HE K, GIRSHICK R, et al. Faster R-CNN: Towards real-time object detection with region proposal networks[J]. IEEE Transactions on Pattern Analysis and Machine Intelligence, 2015, 39(6): 1137-1149.

[11] LIU W, ANGUELOV D, ERHAN D, et al. SSD: Single Shot MultiBox Detector [DB/OL]. (2015-12-08) [2020-08-06]. https://arxiv.org/abs/1512.02325.

[12] LIN T-Y, DOLL R P, GIRSHICK R, et al. Feature Pyramid Networks for Object Detection [DB/OL]. (2016-12-09) [2020-08-06]. https://arxiv.org/abs/1612.03144.

[13] DAI J, LI Y, HE K, et al. R-FCN: Object Detection via Region-based Fully Convolutional Networks [DB/OL]. (2016-05-20) [2020-08-06]. https://arxiv.org/abs/1605.06409.

[14] REDMON J, FARHADI A. YOLO9000: Better, Faster, Stronger [DB/OL]. (2016-12-25) [2020-08-06]. https://arxiv. org/ abs/1612.08242.

[15] REDMON J, DIVVALA S, GIRSHICK R, et al. You only look once: Unified, real-time object detection[C]. Computer Vision and Pattern Recognition, Las Vegas, 2016: 779-788.

[16] DAI J, QI H, XIONG Y, et al. Deformable Convolutional Networks [DB/OL]. (2017-03-17) [2020-08-06]. https://arxiv.org/abs/1703.06211.

[17] SHELHAMER E, LONG J, DARRELL T. Fully Convolutional Networks for Semantic Segmentation[M]. Washington D.C.: IEEE Computer Society, 2017.

[18] CHEN L C, PAPANDREOU G, KOKKINOS I, et al. DeepLab: Semantic image segmentation with deep convolutional nets, atrous convolution, and fully connected CRFs[J]. IEEE Transactions on Pattern Analysis and Machine Intelligence, 2017, (99): 1.

[19] YU Z, FENG C, LIU M Y, et al. CASENet: Deep category-aware semantic edge detection[C]. Conference on Computer Vision and Pattern Recognition, Hawaii, 2017: 1761-1770.

[20] CHEN L-C, PAPANDREOU G, SCHROFF F, et al. Rethinking Atrous Convolution for Semantic Image Segmentation [DB/OL]. (2017-06-17) [2020-08-06]. https://arxiv.org/abs/1706.05587.

[21] RONNEBERGER O, FISCHER P, BROX T. U-Net: Convolutional Networks for Biomedical Image Segmentation[M]. Cham: Springer International Publishing, 2015.

[22] LIU Z, LI X, LUO P, et al. Semantic image segmentation via deep parsing network[C]. IEEE International Conference on Computer Vision, Santiago, 2015: 1377-1385.

[23] CHEN L C, ZHU Y, PAPANDREOU G, et al. Encoder-Decoder with Atrous Separable Convolution for Semantic Image Segmentation [DB/OL]. (2018-02-07) [2020-08-06]. https://arxiv.org/abs/1802.02611.

[24] YU C, WANG J, PENG C, et al. Learning a discriminative feature network for semantic segmentation[C]. Conference on Computer Vision and Pattern Recognition, Salt Lake, 2018.

[25] DHUNGEL N, CARNEIRO G, BRADLEY A P. Tree RE-weighted belief propagation using deep learning potentials for mass segmentation from mammograms[C]. IEEE International Symposium on Biomedical Imaging, New York, 2015: 760-763.

[26] DHUNGEL N, CARNEIRO G, BRADLEY A P. Deep learning and structured prediction for the segmentation of mass in mammograms[C]. International Conference on Medical Image Computing and Computer-Assisted Intervention, Munich, 2015: 605-612.

[27] LEHMAN C D, ARAO R F, SPRAGUE B L, et al. National performance benchmarks for modern screening digital mammography: Update from the breast cancer surveillance consortium[J]. Radiology, 2017, 283(1): 59-69.

[28] VIRMANI J, DEY N, KUMAR V. PCA-PNN and PCA-SVM based CAD systems for breast density classification[J]. Springer International Publishing, 2016, 96: 159-180.

[29] KILDAY J, PALMIERI F, FOX M D. Classifying mammographic lesions using computerized image analysis[J]. IEEE Transactions on Medical Imaging, 2002, 12(4): 664-669.

[30] SHI J, SAHINER B, CHAN H P, et al. Characterization of mammographic masses based on level set segmentation with new image features and patient information[J]. Medical Physics, 2008, 35(1): 280-290.

[31] HUO Z, GIGER M L, VYBORNY C J, et al. Automated computerized classification of malignant and benign masses on digitized mammograms[J]. Academic Radiology, 1998, 5(3): 155-168.

[32] LECUN Y, BENGIO Y, HINTON G. Deep learning[J]. Nature, 2015(521): 436-444.

[33] RENNIE J, RUSTING R. Making headway against cancer[J]. Scientific American, 1996, 275(3): 56.

[34] ALOLFE M A, MOHAMED W A, YOUSSEF A M, et al. Computer aided diagnosis in digital mammography using combined support vector machine and linear discriminant analysis classification[C]. IEEE International Conference on Image Processing, Cairo, 2010: 2609-2612.

[35] WANG Z, YU G, KANG Y, et al. Breast tumor detection in digital mammography based on extreme learning machine[J]. Neurocomputing, 2014, 128(5): 175-184.

[36] DHEEBA J, SINGH N A, SELVI S T. Computer-aided detection of breast cancer on mammograms: A swarm intelligence optimized wavelet neural network approach[J]. Journal of Biomedical Informatics, 2014, 49: 45-52.

[37] PENG W, MAYORGA R V, HUSSEIN E M A. An automated confirmatory system for analysis of mammograms[J]. Computer Methods and Programs in Biomedicine, 2016, 125: 134-144.

[38] MAHERSIA H, BOULEHMI H, HAMROUNI K. Development of intelligent systems based on Bayesian regularization network and neuro-fuzzy models for mass detection in mammograms: A comparative analysis[J]. Computer Methods and Programs in Biomedicine, 2016, 126: 46-62.

[39] AKAY M F. Support vector machines combined with feature selection for breast cancer diagnosis[J]. Expert Systems with Applications, 2009, 36(2): 3240-3247.

[40] PE REZ N, GUEVARA M A, SILVA A, et al. Improving the performance of machine learning classifiers for breast cancer diagnosis based on feature selection[C]. Computer Science and Information Systems, Warsaw, 2014: 209-217.

[41] 连自锋. 基于深层神经网络的图像识别算法研究[D]. 北京: 北京邮电大学, 2017.

[42] ERTOSUN M G, RUBIN D L. Probabilistic visual search for masses within mammography images using deep

learning[C]. IEEE International Conference on Bioinformatics and Biomedicine, Washington, 2015: 1310-1315.

[43] AREVALO J, GONZALEZ F A, RAMOS-POLLAN R, et al. Convolutional neural networks for mammography mass lesion classification[C]. International Conference of the IEEE Engineering in Medicine and Biology Society, Milan, 2015: 797.

[44] JIAO Z, GAO X, WANG Y, et al. A deep feature based framework for breast masses classification[J]. Neurocomputing, 2016, 197: 221-231.

[45] ABDEL-ZAHER A M, ELDEIB A M. Breast cancer classification using deep belief networks[J]. Expert Systems with Applications, 2016, 46: 139-144.

[46] DHUNGEL N, CARNEIRO G, BRADLEY A P. Automated mass detection from mammograms using deep learning and random forest[C]. International Conference on Digital Image Computing: Techniques and Applications, Adelaide, 2016: 1-8.

[47] JADOON M M, ZHANG Q, HAQ I U, et al. Three-class mammogram classification based on descriptive CNN features[J]. Biomed Res Int., 2017: 3640901.

[48] SAMALA R, CHAN H P, HADJIISKI L, et al. Deep-learning convolution neural network for computer-aided detection of microcalcifications in digital breast tomosynthesis[C]. Medical Imaging 2016: Computer-Aided Diagnosis, San Diego, 2016.

[49] SAMALA R K, CHAN H P, HADJIISKI L, et al. Mass detection in digital breast tomosynthesis: Deep convolutional neural network with transfer learning from mammography[J]. Medical Physics, 2016, 43(12): 6654-6666.

[50] DHUNGEL N, CARNEIRO G, BRADLEY A P. The Automated Learning of Deep Features for Breast Mass Classification from Mammograms[M]. Cham: Springer International Publishing, 2016.

[51] WEIXIN L, YIDE M, RUNZE W. A new mammography lesion classification method based on convolutional neural network[C]. The 3rd International Conference on Machine Learning and Soft Computing, Da Lat, 2019: 39-43.

[52] DHEEBA V, SINGH N A, SINGH J A P. Breast Cancer Diagnosis: An Intelligent Detection System Using Wavelet Neural Network[M]. Cham: Springer International Publishing, 2014.

[53] LECUN Y, BOTTOU L, BENGIO Y, et al. Proceedings of the IEEE[J]. Gradient-based Learning Applied to Document Recognition, 1998, 86(11): 2278-2324.

[54] GALLEGO-POSADA J D, MONTOYA-ZAPATA D A, QUINTERO-MONTOYA O L. Detection and diagnosis of breast tumors using deep convolutional neural networks[J]. Medical Physics, 2016, 43: 3705-3705.

[55] BECKER A S, MARCON M, GHAFOOR S, et al. Deep learning in mammography: Diagnostic accuracy of a multipurpose image analysis software in the detection of breast cancer[J]. Investigative Radiology, 2017, 52(7): 434-440.

[56] ZHANG Y, ZHANG B, COENEN F, et al. One-class kernel subspace ensemble for medical image classification[J]. Eurasip Journal on Advances in Signal Processing, 2014, 2014(1): 17.

[57] GIRSHICK R. Fast R-CNN [DB/OL]. (2015-04-30) [2020-08-06]. https://arxiv.org/abs/1504.08083.

[58] WANG P, HU X, LI Y, et al. Automatic Cell Nuclei Segmentation and Classification of Breast Cancer Histopathology Images[M]. New York: Elsevier North-Holland Inc., 2016.

[59] FENTON J J, ABRAHAM L, TAPLIN S H, et al. Effectiveness of computer-aided detection in community mammography practice[J]. J Natl Cancer Inst, 2012, 104(1): 78-9.

[60] KOOI T, LITJENS G, VAN G B, et al. Large scale deep learning for computer aided detection of mammographic lesions[J]. Medical Image Analysis, 2017, 35: 303-312.

[61] MOREIRA I C, AMARAL L, DOMINGUES I, et al. INbreast: Toward a full-field digital mammographic database[J]. Academic Radiology, 2012, 19(2): 236-248.

[62] LIU J, CHEN J X, LIU X M, et al. Mass segmentation using a combined method for cancer detection[J]. BMC Veterinary Research, 2011, 5(S3): 6.

[63] PEREIRA D C, RAMOS R P, DO NASCIMENTO M Z. Segmentation and detection of breast cancer in mammograms combining wavelet analysis and genetic algorithm[J]. Computer Methods and Programs in Biomedicine, 2014, 114(1): 88-101.

[64] ZHU W, XIANG X, TRAN T D, et al. Adversarial Deep Structured Nets for Mass Segmentation from Mammograms [DB/OL]. (2017-10-24) [2020-08-06]. https://arxiv.org/abs/1710.09288.

[65] LONG J, SHELHAMER E, DARRELL T. Fully convolutional networks for semantic segmentation[J]. IEEE Transactions on Pattern Analysis and Machine Intelligence, 2015, 39(4):640-651.

[66] BADRINARAYANAN V, KENDALL A, CIPOLLA R. SegNet: A deep convolutional encoder-decoder architecture for image segmentation[J]. IEEE Transactions on Pattern Analysis and Machine Intelligence, 2017, (99): 2481-2495.

[67] CHEN L C, PAPANDREOU G, KOKKINOS I, et al. Semantic image segmentation with deep convolutional Nets and fully connected CRFs[J]. Computer Science, 2015, (4): 357-361.

第4章　超声图像分析处理

超声成像是四大医学影像技术之一，是利用超声束扫描人体，通过对反射信号的接收、处理，来获得体内器官的图像[1, 2]。超声成像方法常用来判断脏器的位置、大小、形态，确定病灶的范围和物理性质。与计算机断层扫描、磁共振成像(MRI)、正电子发射扫描(positron emission tomography，PET)相比，超声影像检查费用低，有实时性强、无损伤、无电磁辐射等优点，通常将其作为胆道疾病诊查的首选方式。同时，受其复杂成像机制、固有斑点噪声及人体组织器官细节差异等因素干扰影响，超声成像具有高噪声、低对比度、不均匀性等特点，其分割处理的难度也相对较大[3, 4]。

超声图像分割是当代信息科学、计算机技术与医学影像学交叉融合的一个研究领域。图像分割的鲁棒性关系到分割精度，图像分割的自动化程度关系到临床诊断效率和准确性。本章以胆囊结石超声图像为研究对象，提出一种胆囊结石超声图像全自动分割方法，并通过对比实验验证了分割算法的有效性，提供了一个计算机全自动分割医学超声图像的案例。

4.1　医学超声图像分析简介

4.1.1　成像机理与超声检查方式

超声图像是根据超声探头所扫查的部位构成的断层图像，改变探头位置可获得任意方位的超声图像。它以解剖形态学为基础，依据各种组织结构之间的声阻抗差的大小，以明(白)暗(黑)之间不同的灰度来反映回声之有无和强弱，从而分辨解剖结构的层次，显示脏器和病变的形态、轮廓和大小，以及某结构的物理性质。根据组织内部声阻抗及声阻抗差的大小，人体组织器官可分为无回声型、低回声型、高回声型、强回声型等 4 种类型[5]。在临床中常以显示超声波回声的类型对超声检查的工作方式进行分类[6]，主要有以下 4 种。

1. A 型诊断法

A 型诊断法(amplitude mode)，即幅度调制型。这种检查方式通过超声波的反射特性来获得人体组织内的有关信息，波幅的高低代表界面反射信号的强弱，以探测界面距离、脏器径值及鉴别病变的物理特性，可用于对组织结构的定位和定性。

2. B 型诊断法

B 型诊断法(brightness modulation)，简称 B 超。这种检查方式利用不同灰度的光点表示界面反射信号的强弱，反射强则亮，反射弱则暗，称为灰阶成像。B 超由于采用连续方式进行扫描，故可显示脏器的二维切面图像。当成像速度达到每秒 24～30 幅时，则能显示脏器的活动状态，称为实时显像。B 超的工作方式是先由超声探头获取脉冲激励后发出超声脉冲，此时由于超声探头受聚集延迟电路控制，声波可以实现声学聚焦，在延迟一段时间后，超声探头接收到回波信号，经过滤波、信号放大等后，由数字信号控制(digital signal controller，DSC)电路进行数字变换形成数字信号，在中央处理器(central processing unit，CPU)控制下进行图像处理，再同图表形成电路和测量电路一起合成视频信号，送给显示器形成 B 超图像信号。B 超显示的二维超声图像属于形态学诊断，是目前最基本和最常用的超声检查方式之一。

3. M 型诊断法

M 型诊断法(motion mode)。这种检查方式是在 B 超扫描中加入慢扫描锯齿波，使反射光点从左向右移动扫描。其纵坐标为扫描空间位置线，代表被探测结构所在位置的深度变化，横坐标为光点慢扫描时间，所显示的扫描线称为时间运动曲线。

4. D 型诊断法

D 型诊断法(doppler type)。该检查方法是利用多普勒效应，使用各种方式显示多普勒频移，从而对疾病进行诊断的方法。超声对人体软组织有良好的分辨能力，有利于识别生物组织的微小病变。超声图像显示活体组织时不用染色处理即可获得所需图像。

4.1.2　胆囊结石超声图像典型特征

胆囊超声图像是医师通过超声诊断仪探头对人体胆囊区域发射超声波，通过对反射波进行处理，在显示器上得到的超声图像，如果该图像的胆囊区域中包含灰度高的白色区域，并且该白色区域比周围组织区域的像素灰度值高很多，则该白色区域为结石区域[7]。胆囊结石超声图像典型特征表现为以下三个方面[3]。

1. 强回声团

在超声图像中，胆囊通常为无回声区，但在检测过程中存在一枚或数枚强回声光团，回声光团形态差别较大。

2. 随体位变化移动

形成于胆囊中的结石，通常随体位的变化向着重力方向变化，这使得医师在使用探头检测人体内是否存在结石的过程中，既要确定探头的位置，也要考虑人体的姿势。

3. 后方伴有声影

结石具有较大的密度，在超声波通过结石区域时，结石表面形成的强反射面将超声波完全反射回来，在结石区域背后形成了超声波无法到达的区域，在超声图像中表现为无回声平直条形区域，该区域就是声影区域。通常，当结石的直径大于 0.3cm 时，结石区域背后容易形成声影区域，但也需要排除探头接触不良所形成的假声影。具有典型特征的胆囊结石超声图像如图 4.1 所示。

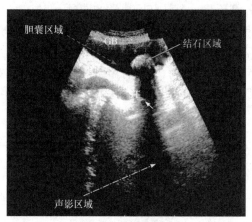

图 4.1　具有典型特征的胆囊结石超声图像
ST-结石(stone)；GB-胆囊(gallbladder)

在图 4.1 中，实线箭头指向的区域为结石区域，该区域在超声图像中表现为一个强回声团，形状呈满月形；点划线箭头指向的区域为声影区域，由于结石的直径足够大，在超声波无法到达的区域形成声影区域；虚线箭头指向的区域为胆囊区域，该区域以液体物质为主，为无回声区，该区域像素灰度值较低。

4.1.3　胆囊结石图像分割研究综述

目前，胆囊结石超声图像分割主要采用医师手动和半自动分割方法，都不同程度地依赖于操作者的主观经验和知识，花费时间较长，医师据此作出的诊断结论不可避免地掺杂主观性因素。

胆囊结石图像半自动分割方法研究已取得了较大进展。Agnihotri 等提出一套区分结石区域与其他区域的分割算法，首次将传统分割算法应用于胆囊结石图像分割，然而其缺乏关键算法的理论推导[8-11]；Xie 等[12]提出一种基于区域的水平集活动轮廓模型，可快速找到结石边缘区域，但其缺乏实验说明；Marcin 等提出一种改进的 Snake 算法，可在只包括胆囊的超声图像中寻找边缘轮廓，但须根据经验值设置初始轮廓参数，算法较复杂[13-15]；Muneeswaran 等提出一种基于蛛网结构模型的 bio-inspired 算法，可精确分割胆囊和结石区域，然而其部分参数仍然需要手动调试[16]。总之，现有的半自动分割方法各有其优点及局限性，还不能完全满足临床实践对分割速度和准确性的要求。

胆囊结石图像全自动分割方法研究是学术界关注的重点。不少学者提出，胆囊结石疾病精准诊断必须借助可靠高效的计算机全自动分割方法，鲁棒性强的图像分割技术支撑的计算机辅助诊断系统，为医师既快又准地诊断疾病提供支持[13, 16]。同时，由于图像成像过程的复杂性、不确定性及不同个体间存在的广泛差异性，医学超声图像全自动分割还是一个具有挑战性的课题。

本节对医学超声图像的成像机理、检查方式和典型特征进行分类介绍，重点阐释了 A 型诊断法、B 型诊断法、M 型诊断法、D 型诊断法等 4 种超声检查方式及强回声团、随体位变化移动、后方伴有声影等 3 种超声图像典型特征，说明新近提出的胆囊结石超声图像半自动分割方法并探索研究了胆囊结石全自动分割方法的现实意义。

4.2　基于 PCNN 和数学形态学的胆囊结石超声图像全自动分割方法

4.2.1　分割总步骤

胆囊结石超声图像分割设定图像预处理、图像分割、图像后处理三个步骤[7]。

步骤 1(图像预处理)：通过改进的大津(Otsu)阈值算法，寻找超声图像中胆囊弱边缘区域和中心区域的分割阈值，根据阈值进行超声图像去噪。

步骤 2(图像分割)：胆囊区域的粗分割和精确分割采用形态学算法实现，并通过图像的属性值对胆囊区域进行定位；结石区域的粗分割采用阈值为 S'_{ob} 的 PA-PCNN 算法，并计算其与胆囊区域分割结果的交集区域，最终获得结石粗分割区域；结石区域的精确分割可采用改进的区域生长法实现，通过生长准则与停止规则控制区域生长速度，最终获得结石精确分割区域。

步骤 3(图像后处理)：对精确分割后的胆囊与结石区域采用一种改进的局部加权线性回归(locally weighted linear regression，LOWLR)算法进行后处理，达到平滑边缘轮廓的目的。

胆囊结石超声图像分割流程如图 4.2 所示。

4.2.2　结构元素的确定

本章在反复出现的形态学运算中，均采用'disk'型和 R_{max}、R_{mid}、R_{min} 不同半

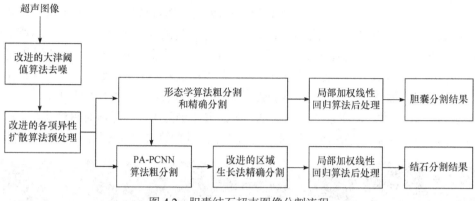

图 4.2 胆囊结石超声图像分割流程

径的结构元素。设胆囊精确分割区域与图像上下左右四个边的最短距离为 D_l、D_r、D_u、D_d，与胆囊粗分割区域具有相同标准最小二阶中心矩的椭圆的短轴长度为 MAL_{max}，共 5 个半径候选值，如图 4.3(a)所示。

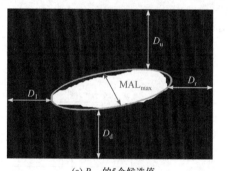

(a) R_{max}的5个候选值

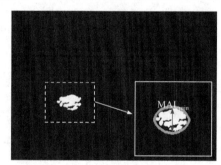

(b) MAL_{min}值

图 4.3 形态学结构元素半径候选值

R_{max} 为这 5 个候选值中的最小值。设与结石粗分割区域具有相同标准最小二阶中心矩的椭圆的短轴长度为 MAL_{min}，如图 4.3(b)所示。R_{mid} 和 R_{min} 分别为胆囊和结石粗分割区域短轴长度 MAL_{max} 和 MAL_{min} 的二次方根值[7]。由此可知，结构元素的半径值全部为图像像素属性值。结构元素半径的表达式如下：

$$D = \{D_l, D_r, D_u, D_d, MAL_{max}\} \tag{4.1}$$

$$R_{max} = D_{min} \tag{4.2}$$

$$R_{mid} = \sqrt{MAL_{max}} \tag{4.3}$$

$$R_{min} = \sqrt{MAL_{min}} \tag{4.4}$$

4.2.3 胆囊结石超声图像预处理

超声图像预处理的主要目的是去除斑点噪声[17, 18]，提高图像对比度(原始胆囊结石超声图像如图 4.4 所示)。本节提出一种改进的 Otsu 阈值算法，在胆囊的弱边缘区域与中心区域之间寻找分割阈值，然后采用改进的各向异性扩散算法，对胆囊区域的灰度值根据上述阈值重新设置。对高于阈值的像素区域进行平滑处理，对低于阈值的像素区域，可将该区域所有像素的灰度值统一调整为原始超声图像的最小灰度值，以增加高灰度区域与包括胆囊区域在内的低灰度区域之间的灰度差，最终实现超声图像预处理。基于上述算法的预处理基本消除了斑点噪声对胆囊结石区域分割的影响，提高了超声图像的对比度。整个预处理算法的流程如图 4.5 所示[7]。

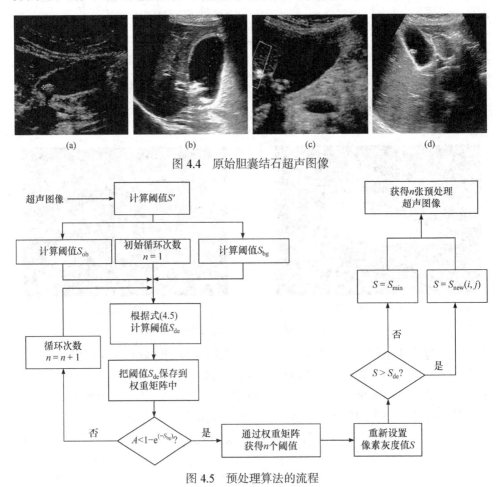

图 4.4　原始胆囊结石超声图像

图 4.5　预处理算法的流程

1. 胆囊区域分割阈值的选定

在原始胆囊结石超声图像中，临床诊断感兴趣的区域为胆囊区域和结石区域。胆囊区域根据像素灰度值高低可分为强边缘区域、弱边缘区域和中心区域(胆囊区域划分如图 4.6 所示)。强边缘区域与中心区域的灰度差别较大，边缘轮廓较清晰。

弱边缘区域与中心区域的灰度差别较小，边缘轮廓较模糊，需要设置合适的阈值方可精确分割出弱边缘区域与中心区域。

在图 4.6 中，实线以内的区域为胆囊中心区域，实线上方区域为弱边缘区域，实线下方区域为强边缘区域。在上述三个区域中，中心区域像素灰度值最低，斑点噪声对其影响最大。胆囊中心区域为医师临床诊断的感兴趣区域，故为去噪重点区域。去噪的关键在于找到一个中心区域与弱边缘区域的分割阈

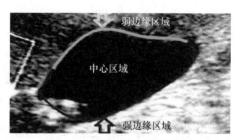

图 4.6　胆囊区域划分示意图

值，以重新设置整张图像的像素灰度值。现有文献中尚无这类分割阈值的算法，故本章参考了相接近的文献[19]和文献[20]，提出一种改进的 Otsu 阈值算法。该算法能在大部分情况下找到中心区域与弱边缘区域的分割阈值，来实现原始超声图像的去噪[7]。该算法及后续算法在公式中涉及的像素值，均为归一化的值，该算法表达式如下：

$$S_{de} = S_{bg} \times (1 - A) + S' \times A \tag{4.5}$$

式中，S' 表示整幅图像的归一化 Otsu 阈值，其取值范围为[0,1]，它将图像分成目标区域和背景区域；S_{bg} 表示背景区域的归一化 Otsu 阈值，其取值范围为[0,1]；S_{de} 表示胆囊中心区域与弱边缘区域的分割阈值；$1-A$ 与 A 分别表示 S_{bg} 与 S' 在阈值 S_{de} 中所占的权重，其中 A 可以被进一步表示为

$$A = S_{ob}^{n} \tag{4.6}$$

式中，S_{ob} 表示目标区域的归一化 Otsu 阈值，其取值范围为[0,1]；n 为循环次数，为非零正整数。归一化 S_{ob} 值的 n 次方可作为 S_{bg} 与 S' 在式(4.5)中的变动权重值。通过对式(4.5)、式(4.6)进行分析可以得出，n 值越大，A 值越小，S_{bg} 所占的权重越大，阈值 S_{de} 的大小受 S_{bg} 的影响越大，反之亦然。由于受斑点噪声的影响，很难通过一次循环找到中心区域与弱边缘区域的分割阈值，需要经过 n 次循环，获得 n 个 S_{de} 值，比较找到最优的 S_{de} 值，其取值范围为[S_{bg}, S']。式(4.5)、式(4.6)中各阈值之间的关系如图 4.7 所示。

从图 4.7 可知，超声图像归一化 Otsu 阈值 S' 和 S_{bg} 分别在胆囊弱边缘区域和中心区域像素灰度值的分布区间内，根据式(4.5)可通过调节 S' 和 S_{bg} 的权重确定 S_{de} 的值。经过大量的实验验证，得到循环结束条件的表达式如下：

$$A < 1 - e^{(-S_{bg})} \tag{4.7}$$

当满足上述条件时，表明权重值 A 在循环过程中已经变得足够小，S_{bg} 在式(4.5)中的权重已经足够大，此时循环结束。以图 4.4(a)和(d)所示的原始胆囊结

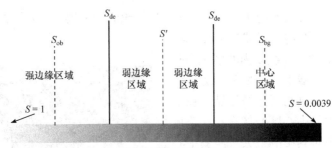

图 4.7　胆囊区域阈值关系示意图

石超声图像为例，S_{bg} 在式(4.5)所示循环运算中的权重值变化如图 4.8 所示。

　　图 4.8(a)和(b)分别为图 4.4(a)和(d)所示的原始胆囊结石超声图像根据式(4.5)、式(4.6)进行循环运算得到的权重值 A 的变化曲线。图中，横坐标表示循环次数，纵坐标表示权重值 A，实线为循环结束条件 $1-e^{(-S_{bg})}$ 的值，虚线为权重值 A 的变化轨迹，实心圆表示该次循环运算为有效运算，权重值 A 及其计算得到的 S_{de} 值为有效值，空心圆表示该次循环运算为无效运算，权重值 A 及其计算得到的 S_{de} 值为无效值。只有权重值 A 有效时，才能作为胆囊中心区域与弱边缘区域的分割阈值。从图 4.8(a)中可以看出，当循环次数为 3 时，权重值 A 满足式(4.7)的循环

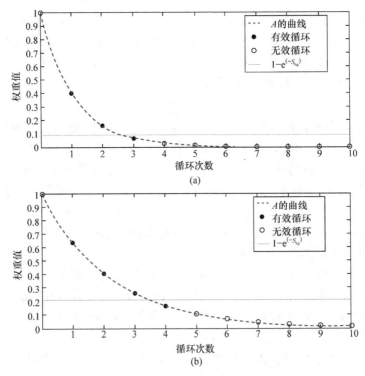

图 4.8　循环运算权重值 A 的变化示意图

结束条件，循环终止，确定其有效循环次数为 3 次，据此得到 3 个 S_{de} 值，3 个值对应得到 3 张预处理图像。从图 4.8(b)中可以看出，其有效循环次数为 4 次，可得到 4 个分割阈值，4 个值对应得到 4 张预处理图像。图 4.4(a)得到的分割阈值的概率分布与原始图像灰度值之间的关系如图 4.9 所示。

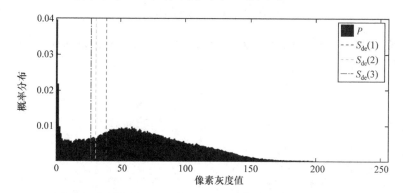

图 4.9　分割阈值的概率分布与原始图像灰度值之间的关系

在图 4.9 中，横坐标为像素的灰度值，纵坐标为每个灰度值的概率分布，P 为概率分布值，右边的虚线、中间的虚线和左边的点划线分别为第 1、2、3 次循环运算得到的分割阈值，分别由 $S_{de}(1)$、$S_{de}(2)$、$S_{de}(3)$ 表示，这三个值的分布范围均在归一化 Otsu 阈值 S_{bg} 与 S' 之间，且在灰度直方图的第一个"山谷"与"山峰"之间。3 次循环运算得到 3 个 S_{de} 值，由此可知，n 次循环可得 n 个 S_{de} 值，将这 n 个值分别作为原始胆囊图像的分割阈值，最终可得 n 幅预处理图像[7]。

2. 各向异性扩散去噪

由于原始胆囊结石超声图像含有大量的斑点噪声，而胆囊中心区域像素受斑点噪声影响最大，且灰度值普遍低于式(4.5)中计算得到的 n 个 S_{de} 值，所以可将每幅去噪图像包括胆囊中心区域在内的低于阈值 S_{de} 的像素灰度值设为原始胆囊结石图像的最小灰度值，将斑点噪声对胆囊中心区域的影响降到最低。由于胆囊强边缘区域与弱边缘区域的像素值普遍高于 S_{de} 值，且受斑点噪声影响较小，可将包括强、弱边缘区域在内的高于阈值 S_{de} 的像素灰度值，代入改进的各向异性扩散算法(参考了文献[21]和文献[22])，进行图像平滑处理，达到去除噪声、提高对比度的目的，最终得到 n 幅去噪后的胆囊超声图像。改进的各向异性扩散算法为

$$S_{new}(i,j) = S(i,j) + \lambda(K_E S_E + K_W S_W + K_S S_S + K_N S_N) \tag{4.8}$$

式中，$S(i,j)$ 为原始超声图像像素 S 在位置 (i,j) 的灰度值；$S_{new}(i,j)$ 为 $S(i,j)$ 经过算法处理得到的像素灰度值；S_E、S_W、S_S 和 S_N 分别为像素 S 在东、西、南、北四个方向的偏导数，其表达式如下：

$$S_E = \left| S(i,j+1) - S(i,j) \right| \tag{4.9}$$

$$S_W = \left| S(i,j-1) - S(i,j) \right| \tag{4.10}$$

$$S_S = \left| S(i+1,j) - S(i,j) \right| \tag{4.11}$$

$$S_N = \left| S(i-1,j) - S(i,j) \right| \tag{4.12}$$

在式(4.8)中，K_E、K_W、K_S、K_N分别表示 S_E、S_W、S_S、S_N的权重系数，其表达式如下：

$$K_E = e^{\left(-\frac{S_E^2}{f^2} \right)} \tag{4.13}$$

$$K_W = e^{\left(-\frac{S_W^2}{f^2} \right)} \tag{4.14}$$

$$K_S = e^{\left(-\frac{S_S^2}{f^2} \right)} \tag{4.15}$$

$$K_N = e^{\left(-\frac{S_N^2}{f^2} \right)} \tag{4.16}$$

式中，f表示原始超声图像的平均梯度值，K_E、K_W、K_S、K_N可由f值自动计算获得。式(4.8)中的控制系数λ设为 $1/f$，利用和控制f、λ这两个参数，则可获得较好的平滑去噪效果。图 4.10 为图 4.4(a)和(d)去噪前后的胆囊结石超声图像对比图。

详细说明如下：图 4.10(a)就是图 4.4(a)所示的原始胆囊结石超声图像，图 4.10(e)就是图 4.4(d)所示的原始胆囊结石超声图像。图 4.10(b)～(d)分别为图 4.10(a)通过式(4.5)运算，在循环次数 $n = 1$、2、3 时得到的去噪超声图像；图 4.10(f)～(i)分别为图 4.10(e)通过式(4.5)运算，在循环次数 $n = 1$、2、3、4 时得到的去噪超声图像。从图 4.10 中可以看出，通过本节算法处理得到的胆囊区域斑点噪声基本被消除，胆囊中心区域清晰可见。比较图 4.10(b)～(d)，图 4.10(b)为 $n = 1$ 时通过式(4.5)阈值 S_{de} 得到的去噪图像，其胆囊区域能够清晰地显示，图 4.10(c)、(d)为 $n = 2$、3 时通过式(4.5)阈值 S_{de} 得到的去噪图像，其胆囊区域的显示效果略低于图 4.10(b)。

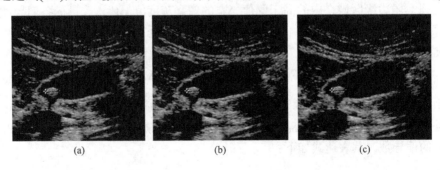

(a)　　　　　　　　　　(b)　　　　　　　　　　(c)

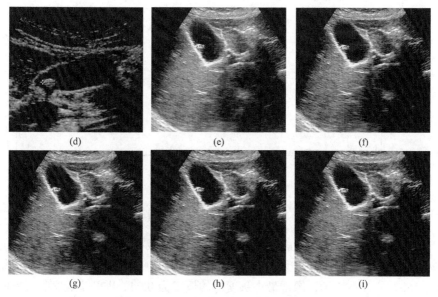

图 4.10 图 4.4(a)和(d)去噪前后的胆囊结石超声图像对比图

比较图 4.10(f)～(i)，图 4.10(f)为 $n = 1$ 时通过式(4.5)阈值 S_{de} 得到的去噪图像，其胆囊区域能够清晰地显示，图 4.10(g)～(i)为 $n = 2$、3、4 时通过式(4.5)阈值 S_{de} 得到的去噪图像，其胆囊区域的显示效果明显低于图 4.10(f)。此外，还可通过灰度直方图观察胆囊结石超声图像去噪前后的差别，其对比结果如图 4.11 所示[7]。

图 4.11(a)和(b)分别为图 4.10(a)原始胆囊结石超声图像、图 4.10(b)去噪胆囊结石超声图像的灰度直方图，在这两幅图中，横坐标为像素的灰度值，纵坐标为每个灰度值的概率分布，P 为概率分布值；S_{bg} 为图 4.11(a)背景区域的 Otsu 阈值，由细实线表示；S'为图 4.11(a)的 Otsu 阈值，由粗虚线表示；S_{ob} 为图 4.11(a) 目标区域的 Otsu 阈值，由点划线表示；S_{de} 为超声图像的分割阈值，由粗实线表示。

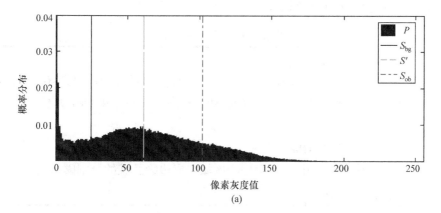

(a)

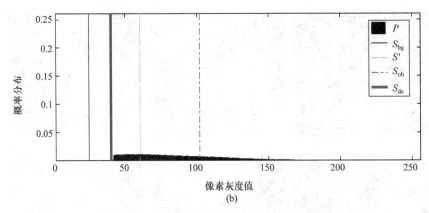

图 4.11　去噪前后超声图像灰度直方图对比图

　　一般情况下，高灰度像素区域与低灰度像素区域在整幅超声图像中所占的比例越大，图像对比度越高，反之亦然。在图 4.11(a)中，整幅图像像素灰度值集中在 0～150，分布不均匀，像素最小灰度值的概率为 0.04。进一步观察，直方图中"峰谷"之间的像素灰度值分布在 25～100，整幅图像像素灰度值主要分布在这个区间，高灰度(灰度值大于 100)与低灰度(灰度值小于 25)像素区域所占的比例较小，图像对比度较低。在图 4.11(b)中，整幅图像像素灰度值分布较均匀，像素最小灰度值的分布概率为 0.25。进一步观察，在像素灰度值小于阈值 S_{de} 的区间，仅在灰度值为 0 时分布有像素，这是因为本节算法规定将小于阈值 S_{de} 的像素灰度值设为原始图像的最小灰度值。在像素灰度值大于阈值 S_{de} 的区间，通过各向异性扩散算法对像素区域进行平滑处理，使得灰度分布更加均匀，且灰度分布概率随灰度值的递增而递减，大部分像素灰度分布集中在 40～100，1～39 区间没有像素灰度分布，整幅图像的像素被分成了灰度值为 0、灰度值大于 40 两个区间，这使得去噪后的超声图像对比度明显高于原始超声图像，达到了预处理目的。最终，胆囊结石超声图像预处理的整个算法的实现，参见下面的伪指令描述算法 4.1(包括改进的 Otsu 阈值算法和各向异性扩散算法)[7]。

算法 4.1　预处理方法

输入： 一幅超声图像(循环次数 $n = 1$)。
步骤 1　计算整幅超声图像的最小像素灰度值 S_{min}、目标区域的归一化 Otsu 阈值 S_{ob}、背景区域的归一化 Otsu 阈值 S_{bg} 和整幅图像的归一化 Otsu 阈值 S'。
步骤 2　现在，
　　　　if $(A \geqslant 1 - e^{(-S_{bg})})$ **then**
　　　　　　根据式(4.5)计算胆囊中心区域与弱边缘区域的分割阈值 S_{de}。
　　　　if $(S_{de} > S(i,j))$**then**

$S(i,j) = S_{\min}$。

else

根据式(4.8)计算像素灰度值 $S(i,j)_{\text{new}}$。

$S(i,j) = S(i,j)_{\text{new}}$。

end

获得一幅预处理后的超声图像。

设定循环次数 n 为 $n+1$ 并重复步骤 2。

else

终止预处理方法步骤。

end

输出：获得 n 幅预处理后的超声图像。

在算法 4.1 中，步骤 2 为其关键，该步骤包括两个重要算法，一是改进的 Otsu 阈值算法，含循环停止条件算法和分割阈值算法。在一次循环运算中，首先判断算法权重值是否满足循环停止条件，如满足则停止循环运算，如不满足，再通过式(4.5)、式(4.6)计算出分割阈值 S_{de}；二是改进的各向异性扩散算法，主要是对高于分割阈值 S_{de} 的像素区域进行平滑处理。

总之，去噪图像较原始图像对比度高，成像清晰。在去噪超声图像中，低于阈值 S_{de} 的胆囊中心区域像素灰度值相同，与周边区域像素灰度值反差明显，高于阈值 S_{de} 的胆囊强边缘区域和弱边缘区域像素平滑度提高，这表明上述算法应用于胆囊结石超声图像去噪预处理效果较好。

4.2.4 胆囊区域的分割

在用算法 4.1 得到 n 幅去噪胆囊结石超声图像后，对胆囊区域的粗分割与精确分割可合用一套算法，其步骤如下。

步骤 1：利用 n 个 S_{de} 值作为分割阈值对原始超声图像分别进行处理，将低于该阈值的像素灰度值设为 1，高于该阈值的像素灰度值设为 0，得到 n 幅二值图像。

步骤 2：在 n 幅二值图像中，胆囊区域通常位于二值图像的中心位置附近，其面积明显大于其他周围组织区域且独立存在。根据这些特点可以去除与整幅图像边界线相连的区域，并计算每个剩余区域的面积，从 n 幅图像中选取一个面积最大的区域，这个区域便是胆囊粗分割区域，包括该区域的二值图像就是胆囊粗分割二值图像，如图 4.12(a)和(e)所示，它们分别为图 4.4(a)和(d)的胆囊粗分割二值图像。

步骤 3：在胆囊粗分割二值图像中，胆囊区域边缘轮廓不光滑且含有较多尖刺，但胆囊区域形状可见，可通过形态学算法平滑胆囊区域边缘轮廓，并将结石区域含入胆囊区域。对胆囊粗分割区域采用类型为'disk'型、半径为 R_{max} 的结构元素进行形态学闭运算，将含有结石区域的孔洞包含在该区域中；采用类型为'disk'型、半径为 R_{mid} 的结构元素进行形态学开运算，可去除边缘轮廓的尖刺，得到胆囊精确分割二值图像。图 4.12(b)和(f)分别为图 4.12(a)和(d)定位前的胆囊精确分割二值图像。

步骤 4：在胆囊精确分割二值图像中，将结构元素中的半径值 R_{max} 确定为胆囊精确分割区域到各个边的距离，进行图像剪裁，定位胆囊区域。定位后的胆囊区域精确分割二值图像如图 4.12(c)和(g)所示。再将定位规则应用到原始超声图像中得到定位后的胆囊区域超声图像，如图 4.12(d)和(h)所示。

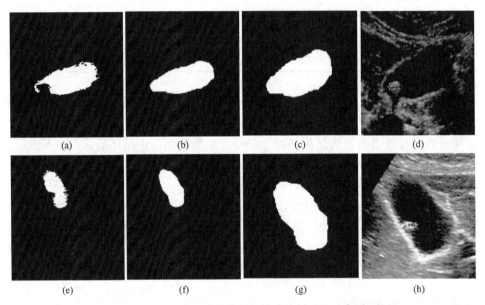

图 4.12　胆囊区域粗分割与精确分割过程示意图

4.2.5　结石区域的分割

1. 结石区域粗分割

PCNN 是来自 Eckhorn 的基于猫初级视觉皮层神经细胞信号传导的网络模型[14-16]，在此模型基础上发展的许多改进的 PCNN 模型较传统模型，具有计算复杂度低、分割精确度高的特点。其中，针对结石区域的粗分割，经过实验研究，发现 Chen 等的 SPCNN 模型[23, 24](源自 Zhan 等[25]的 SCM 模型)具有较好的分割效果，其表达式如下：

$$F_{ij}[n] = S_{ij} \tag{4.17}$$

$$L_{ij}[n] = V_L \sum_{kl} W_{ijkl} Y_{kl}[n-1] \tag{4.18}$$

$$U_{ij}[n] = \mathrm{e}^{-\alpha_f} U_{ij}[n-1] + S_{ij}(1 + \beta V_L \sum_{kl} W_{ijkl} Y_{kl}[n-1]) \tag{4.19}$$

$$Y_{ij}[n] = \begin{cases} 1, & U_{ij}[n] > E_{ij}[n-1] \\ 0, & \text{其他} \end{cases} \tag{4.20}$$

$$E_{ij}[n] = \mathrm{e}^{-\alpha_e} E_{ij}[n-1] + V_E Y_{ij}[n] \tag{4.21}$$

在式(4.17)～式(4.21)中，神经元 N_{ij} 在位置 (i, j) 处包括两个输入：第一个输入是馈送输入，它由外部激励 S_{ij} 表示，由外部因素作用产生；第二个输入是链接输入，它由突触权重矩阵 W_{ijkl}、前一次迭代邻近神经元的输出 $Y_{kl}[n-1]$、链接输入幅值 V_L 的乘积表示，由周围神经元作用产生。$U_{ij}[n]$ 为神经元 N_{ij} 的内部活动项，由两部分组成：一部分是内部活动项前一次迭代的结果 $U_{ij}[n-1]$ 与指数衰减因子 $\mathrm{e}^{-\alpha_f}$ 的乘积，由该神经元前一次迭代的状态决定；另一部分是由简化的链接输入 $L_{ij}[n]$ 与馈送输入 $F_{ij}[n]$ 经过调制形成的结果，由周围神经元及外部激励决定。β 为某一神经元与其周围神经元的连接强度，它的值越大神经元之间的联系越紧密。$E_{ij}[n]$ 为动态阈值。V_E 和 $\mathrm{e}^{-\alpha_e}$ 分别表示动态阈值的幅值和指数衰减系数。SPCNN 模型神经元与图像像素之间存在一一对应的关系。在每次迭代中，当内部活动项 $U_{ij}[n]$ 大于动态阈值 $E_{ij}[n-1]$ 时，神经元点火，否则不点火[7]。神经元链接权重矩阵 W_{ijkl} 由式(4.22)表示：

$$W_{ijkl} = \begin{bmatrix} 0.5 & 1 & 0.5 \\ 1 & 0 & 1 \\ 0.5 & 1 & 0.5 \end{bmatrix} \tag{4.22}$$

通过式(4.17)～式(4.21)可知，SPCNN 模型含有五个重要参数，分别为 α_f、β、V_E、V_L 和 α_e，这五个参数可由下式自动获得

$$\alpha_f = \log_2 \frac{1}{\sigma} \tag{4.23}$$

$$\beta = \frac{S_{\max} / S' - 1}{6V_L} \tag{4.24}$$

$$V_E = \mathrm{e}^{-\alpha_f} + 1 + 6\beta V_L \tag{4.25}$$

$$V_L = 1 \tag{4.26}$$

$$\alpha_e = \ln \frac{V_E}{S'M[3]} \tag{4.27}$$

$$M[3] = \frac{1 - \mathrm{e}^{-3\alpha_f}}{1 - \mathrm{e}^{-\alpha_f}} + 6\beta V_L \mathrm{e}^{-\alpha_f} \tag{4.28}$$

式中，σ 表示整幅图像的标准差；$S_{\max}$ 和 S' 分别表示归一化后整幅图像的最大像素值和 Otsu 阈值；$M[3]$ 表示 SPCNN 算法在第 3 次迭代中内部活动项的乘积因子。为了进一步提高结石区域的分割精度，本节对 SPCNN 模型进行改进：将该模型中 β 和 α_e 中的归一化 Otsu 阈值 S' 改为 S'_{ob}，其为定位后的胆囊超声图像目标区域的 Otsu 阈值。由于超声图像中结石区域的像素灰度值普遍较高，需要一个很大的阈值才能将结石区域从周围组织区域中分割出来，所以相比于阈值 S'，S'_{ob} 能够得到一个更大的阈值，从而保证了每次迭代过程中有更少的神经元对应的像素点火，使得分割出来的结石区域更接近于真实的病灶区域。图 4.13(a)和(b)分别是图 4.12(d)采用阈值为 S' 的 SPCNN 算法和阈值为 S'_{ob} 的 SPCNN 算法，在脉冲点火循环过程中每次迭代神经元对应像素点火的子灰度范围。

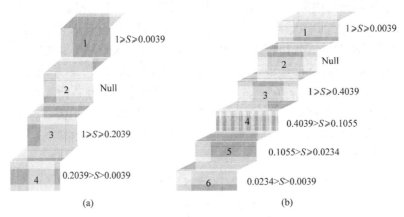

图 4.13　SPCNN 算法迭代像素点火子灰度范围对比图

从图 4.13 中可以看出，在第 2 次迭代之后，要使所有神经元对应的像素点火一遍，阈值为 S' 的 SPCNN 算法需要 2 次迭代，阈值为 S'_{ob} 的 SPCNN 算法需要 4 次迭代。很明显，如果采用阈值为 S' 的 SPCNN 算法，会导致很多不该点火的像素都在同一次迭代中点火，而应用阈值为 S'_{ob} 的 SPCNN 算法则避免了这种状况。阈值为 S'_{ob} 的算法在每次迭代过程中有更少的像素点火，较阈值为 S' 的 SPCNN 算法有更高的分割精度，能够更准确地分割出包括结石区域在内的二值图像，并有利于其与胆囊精确分割二值图像进行交集运算。结石区域粗分割步骤如下所述。

步骤 1：将阈值为 S'_{ob} 的 SPCNN 算法应用于定位后的胆囊区域超声图像，通常可在第 3 次迭代中得到包括结石区域在内的二值图像(第 1 次迭代所有像素均点火，第 2 次迭代所有像素均不点火，大量实验证明通常在第 3 次迭代中就可得到包括结石区域在内的二值分割图像)。阈值 S'_{ob} 的 SPCNN 算法较阈值 S' 的 SPCNN 算法，减少了点火的像素数量，提高了结石区域分割精度。

步骤 2：将胆囊区域精确分割二值图像与包括结石区域在内的二值图像进行

交集运算，并选取其中面积最大的区域作为结石粗分割区域，得到结石粗分割二值图像。在完成交集运算之后，得到的二值图像包括了很多面积大小不一的区域，结石区域为其中面积最大的区域，形状也最为规则，故选择该区域为结石粗分割区域。结石区域粗分割过程如图 4.14 所示。

图 4.14(a)和(e)分别表示图 4.12(d)和(h)采用阈值为 S' 的 SPCNN 算法在第 3 次迭代中得到的二值图像，由于采用分割阈值 S'，结石区域与其周围过渡区域像素同时点火，明显降低了结石区域的分割精度。通常在胆囊区域与结石区域之间存在一个过渡区域，已有文献并没有规定该区域归属于胆囊区域或结石区域，为保证结石区域的分割精度，本节将过渡区域划入胆囊区域。图 4.14(b)和(f)分别表示图 4.12(d)和(h)采用阈值为 S'_{ob} 的 SPCNN 算法，在第 3 次迭代中得到的二值图像，由于采用分割阈值 S'_{ob}，结石过渡区域的像素没有与结石区域像素同步点火，第 3 次迭代点火的像素明显减少，结石区域的边缘轮廓清晰可见，结石区域的分割精度提高。图 4.14(c)为图 4.14(b)与图 4.12(c)进行交集运算后，选取交集区域中面积最大的区域得到的结石粗分割二值图像。同样，图 4.14(g)为图 4.14(f)与图 4.12(g)进行交集运算后，选取交集区域中面积最大的区域得到的结石粗分割二值图像。这些二值图像中的结石粗分割区域与胆囊中心区域、强边缘区域、弱边缘区域界限明显，构成结石精确分割的前提条件。图 4.14(d)为图 4.14(c)在图 4.12(d)中对应结石区域的超声图像，图 4.14(h)为图 4.14(g)在图 4.12(h)中对应结石区域的超声图像，所分割出的结石区域没有包括过渡区域，但仍包括了医师的手动标记区域且边缘轮廓不够光滑，这正是下一步结石区域精确分割要研究解决的关键问题。

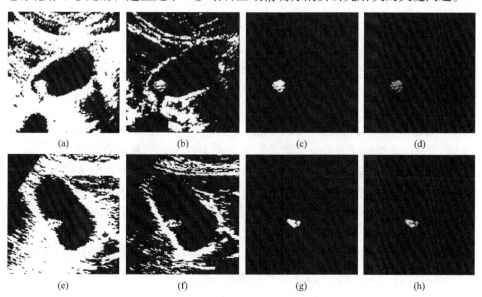

(a)　　　　　(b)　　　　　(c)　　　　　(d)

(e)　　　　　(f)　　　　　(g)　　　　　(h)

图 4.14　结石区域粗分割过程示意图

2. 结石区域精确分割

结石粗分割区域包括病灶区域和医师手动标记区域，其中医师手动标记区域为图 4.12(d)和(h)中的"+"号区域，该区域具有面积较小且灰度值过高的特点，针对这些特点，采用改进的区域生长算法求取结石的精确分割区域[7]，其算法流程如图 4.15 所示。

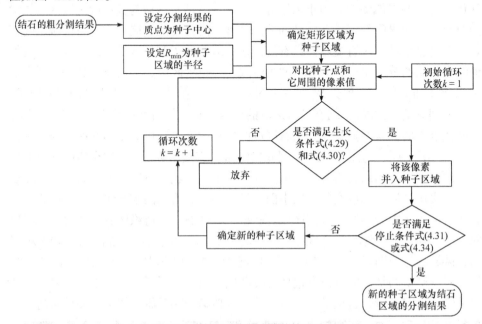

图 4.15　结石区域精确分割算法流程

区域生长算法在图像分割领域应用广泛[26, 27]，在本节中，区域生长算法计算的结果取决于初始种子区域的选定、生长准则和停止规则。其中，选择初始种子区域的步骤如下。

步骤 1：找到结石粗分割区域的质心。

步骤 2：将该质心作为矩形的中心。

步骤 3：设结构元素的半径值 R_{min} 为矩形中心到矩形各边的距离。

通过上述步骤得到的矩形区域就是初始种子区域。然而，初始种子区域并非总是一个完整的矩形区域，因为初始种子区域有时候会有部分种子点超出结石粗分割区域，可将超出范围的种子点从种子区域中去除，最终得到的区域为初始种子区域，如图 4.16 所示[7]。

图 4.16(a)和(b)分别为图 4.14(c)和(g)经过上述选择步骤得到的初始种子区域，然后根据初始种子区域确定其生长准则为

$$| S(i, j) - S_{mean} | < k \times \min((F_x)_{mean}, (F_y)_{mean}), \quad (i, j) \in N_8(\text{seed}) \tag{4.29}$$

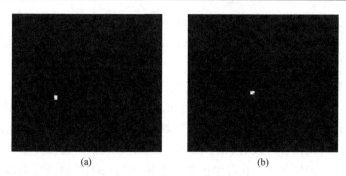

图 4.16　初始种子区域示意图

$$S(i, j) > S'_{ob} \tag{4.30}$$

式中，$S(i, j)$ 为定位后的胆囊结石超声图像在位置 (i, j) 处的像素；S_{mean} 为像素 S 及其 8 邻域像素共 9 个像素的平均归一化灰度值；k 为循环次数且为非零正整数；seed 为种子点对应的像素；N_8 为种子点 8 邻域像素；$(F_x)_{mean}$ 与 $(F_y)_{mean}$ 分别为定位后的超声图像在 x 与 y 方向上梯度偏导数的平均值；S'_{ob} 为定位后的超声图像目标区域的 Otsu 阈值。在每次循环运算中，像素 S 必须同时满足式(4.29)、式(4.30) 两个生长准则，才能被并入种子区域。

从式(4.29)、式(4.30)中还可以看出，生长准则是根据梯度和灰度确定的。式(4.29)从像素梯度角度确定生长规则，将像素 S 及其 8 邻域像素共 9 个像素的平均值，与像素 S 灰度值差的绝对值和整个超声图像 x 或 y 方向梯度值的倍数进行比较，来确定是否将该像素并入种子区域。梯度值的倍数由循环次数 k 决定。式(4.30) 从像素灰度角度确定生长准则，将像素 S 的灰度值与目标区域的 Otsu 阈值进行比较，来确定是否将该像素并入种子区域。由于结石在超声图像中的灰度值较高，可将 S'_{ob} 作为选取结石区域像素的阈值[7]。区域生长停止规则确定的具体公式如下：

$$\text{Area}_{gs}(k) - \text{Area}_{gs}(k-1) = 0 \tag{4.31}$$

$$E(k) = \text{PA}(k) = \frac{\text{Area}_{gs}(k)}{\text{Area}_{coar}} \tag{4.32}$$

$$F(k) = e^{\frac{1}{\text{PA}(k)}} = e^{\frac{\text{Area}_{coar}}{\text{Area}_{gs}(k)}} \tag{4.33}$$

$$E(k) > F(k) \tag{4.34}$$

式中，$\text{Area}_{gs}(k)$ 与 $\text{Area}_{gs}(k-1)$ 分别为第 k 次与第 $k-1$ 次循环运算根据生长准则得到的生长区域面积，它随着循环次数的变化而变化，该停止规则表示，在前后两次循环运算中，如果生长区域的面积没有发生变化，则停止区域生长；Area_{coar} 为结石粗分割区域的面积，可通过计算得到，是个定值；$E(k)$ 即 $\text{PA}(k)$，为 $\text{Area}_{gs}(k)$ 与 Area_{coar} 在第 k 次循环中的面积比值；$F(k)$ 为 $\text{PA}(k)$ 倒数的指数函数，该停止规则表示，如果 $E(k)$ 值大于 $F(k)$ 值，则停止区域生长。综上，在每次循环运算中，如果生长区域在生长过程中能满足式(4.31)、式(4.34)两个停止规则中的一个，则停止区域生长。

从式(4.31)、式(4.34)中可知，区域生长的停止规则是根据生长区域面积的变化而确定的。式(4.31)根据生长区域前后两次循环的结果确定停止规则，如果前后两次循环得到的区域面积相等，则停止区域生长。从式(4.29)所示的生长规则也可看出，如果前后两次循环没有新的像素并入种子区域，则说明种子区域像素与其周围像素灰度值差别较大，此时停止区域生长。式(4.34)根据函数 $E(k)$ 与 $F(k)$ 的比较结果确定停止规则。$E(k)$ 为第 k 次循环运算中生长区域与结石粗分割区域面积的比值，结石粗分割区域面积是个定值，生长区域面积越大，$E(k)$ 越大，$E(k)$ 反映了生长区域在循环运算过程中面积的变化程度，它为 PA(k) 的正比例函数，在[0，+∞)区间是个单调递增函数。$F(k)$ 为以自然对数 e 为底的指数函数，它的自变量为结石粗分割区域与生长区域面积的比值，生长区域的面积越大，$F(k)$ 越小，$F(k)$ 也反映了生长区域在循环运算过程中面积的变化程度，它为 PA(k) 的指数函数，在[0，+∞)区间是个指数递减函数。为了更直观地了解式(4.34)表示的区域生长停止规则，可不考虑循环次数，直接将式(4.32)、式(4.33)中的 PA(k) 确定为自变量，取值范围为[0,10]，$E(k)$、$F(k)$ 确定为因变量，取值范围为[0,10]，参数 $E(k)$、$F(k)$ 随面积比值 PA(k) 的变化如图 4.17 所示[7]。

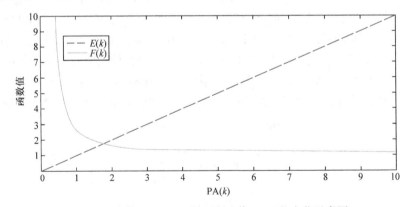

图 4.17　参数 $E(k)$、$F(k)$ 随面积比值 PA(k) 的变化示意图

参数 $E(k)$ 和 $F(k)$ 中大于 10 的值为 10。这是因为，$E(k)$ 值大于 10，表示生长区域的面积大于粗分割区域面积的 10 倍；$F(k)$ 值大于 10，表示生长区域的面积小于粗分割区域面积的 43%。一般情况下，粗分割区域面积与最终形成的生长区域(精确分割区域)面积相差不大，仅在医师手动标记区域与过渡区域存在差别，所以参数 $E(k)$ 和 $F(k)$ 大于 10 的值没有意义，故将大于 10 的值均调整为 10。

从图 4.17 中还可看出，参数 $E(k)$ 在区域生长过程中随着面积比值 PA(k) 的增大而增大，这是因为参数 $E(k)$ 是面积比值 PA(k) 的正比例函数；参数 $F(k)$ 随着面积比值 PA(k) 的增大而减小，这是因为参数 $F(k)$ 是面积比值 PA(k) 倒数的指数函数。因此，随着面积比值 PA(k) 的增加，参数 $E(k)$ 的值呈线性增大，参数 $F(k)$ 的值以指数形式减小。当 PA(k) 值增大到 1.7 左右时，表明结石区域生长面积超过结石粗分割区域面积的 1.7 倍，这时参数 $E(k)$ 的值开始大于参数 $F(k)$ 的值，表明结石区域生长面积明显超过结石粗分割区域面积，这与实际情况不符，此时停止区域生长。根据对区域生长算法决定因素的分析与说明，可知结石区域生长算法的具体实现步骤如下。

步骤 1：计算定位后的胆囊结石超声图像目标区域的 Otsu 阈值及 x 与 y 方向上梯度偏导数的平均值 $(F_x)_{mean}$ 与 $(F_y)_{mean}$。

步骤 2：确定初始种子区域并计算结石粗分割区域的面积 Area$_{coar}$。

步骤 3：进行区域生长循环运算。在每次循环运算中，以种子区域中的各种子点为中心，如果它们的 8 邻域像素满足生长准则，则将这些像素与种子区域合并，形成新的区域，在每次循环结束后计算得到这个新区域的面积 Area$_{gs}(k)$。如果这个新的区域不满足停止规则，则将生长准则中循环次数 k 的值调整为 $k+1$，并将该区域作为新的种子区域并重复步骤 3，直到满足停止规则，完成区域生长，同时将前一次循环得到的种子区域确定为结石的精确分割区域。其具体实现步骤参见下面的伪指令描述算法 4.2。

算法 4.2 结石区域精确分割方法

输入：被定位的超声图像、该超声图像的长度 m、该超声图像的宽度 n、结石粗分割结果(循环次数 $k=1$)。

步骤 1 计算阈值 S'_{ob}、平均梯度值 $(F_x)_{mean}$ 和 $(F_y)_{mean}$。

步骤 2 确定初始种子区域并且计算参数 Area$_{coar}$ 的值。

步骤 3 现在，

for $i = 1:m$

for $j = 1:n$

计算每个像素和它的 8 邻域像素的平均灰度值。

if $(|S(i,j) - S_{mean}| < k \times \min((F_x)_{mean}, (F_y)_{mean})$ && $S(i,j) > S'_{ob}$ && $(i,j) \in N_8(seed))$ **then**

将该像素合并进种子区域。

end

end

end

基于新的生长区域计算参数 Area$_{gs}(k)$ 的值。

if$(\text{Area}_{\text{gs}}(k) - \text{Area}_{\text{gs}}(k-1) \neq 0 \;\&\&\; E(k) \leqslant F(k))$ **then**

确定该生长区域为新的种子区域。

设定 k 为 $k+1$ 并且重复步骤 3。

else 终止精确分割方法步骤

确定这个种子区域为结石精确分割结果。

end

输出：获得结石的最终分割结果。

在算法 4.2 中，步骤 3 是最终实现结石区域精确分割的关键和难点。它包括两个子步骤：一是对定位后的整幅胆囊结石超声图像的像素点通过生长准则来判断种子区域能并入多少像素点，并计算出新的生长区域面积 $\text{Area}_{\text{gs}}(k)$；二是将 $\text{Area}_{\text{gs}}(k)$ 代入式(4.32)、式(4.33)中，计算参数 $E(k)$ 与 $F(k)$ 的值，并代入式(4.31)、式(4.34)中，来判断生长区域是否符合停止规则。如果符合停止规则，完成区域生长；如果不符合停止规则，则将循环次数 k 调整为 $k+1$，并将新得到的种子区域重新代入第一个子步骤。这两个子步骤的算法通过循环次数 k 相互联系，能够保证在区域生长过程中准确地找到结石区域，实现结石区域全自动分割。

图 4.18(a)和(b)分别为图 4.12(d)和(h)在区域生长过程中，参数 $E(k)$ 和 $F(k)$ 随

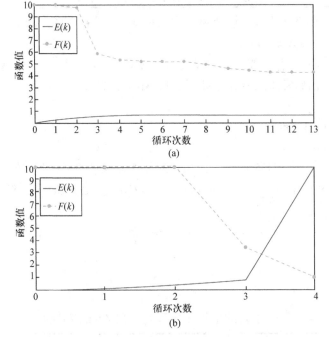

图 4.18 参数 $E(k)$、$F(k)$ 随循环次数的变化示意图

循环次数 k 变化的示意图。与图 4.17 相同的是，图 4.18(a)和(b)中 $E(k)$、$F(k)$ 的任何一个值超过 10 时，都被认为是 10。与图 4.17 不同的是，图 4.18(a)和(b)的横坐标为循环次数 k，且只在整数点处取值，而图 4.17 的横坐标为 PA(k)，它可在任意点位取值。将图 4.18(a)和(b)的横坐标确定为由循环次数表示的离散值，有利于在算法运算过程中观察运算结果是否符合区域生长的停止规则。

从图 4.18 中还可看出，其纵坐标为参数 $E(k)$ 和 $F(k)$ 的函数值，图中的实线和虚线分别表示在循环过程中 $E(k)$ 和 $F(k)$ 的变化轨迹，实心圆表示在循环次数为 k 时 $F(k)$ 的函数值。参数 $E(k)$ 和 $F(k)$ 在循环运算中，只在横坐标整数点处取值，即可通过式(4.32)、式(4.33)计算出参数 $E(k)$ 和 $F(k)$ 的函数值。

在图 4.18(a)中，区域生长的最终循环次数 $k = 13$，表明第 13 次循环对于第 12 次循环，新的生长区域面积 Area$_{gs}$ 与结石粗分割区域面积 Area$_{coar}$ 的比值并没有随着循环次数的增加而变化。这满足了区域生长停止规则式(4.31)的条件，此时停止区域生长。这种类似情况在实验中反复出现，原因有二：一是在区域生长过程中结石区域与胆囊边缘区域之间存在一个灰度值较低的过渡区域，过渡区域与结石区域像素的平均灰度值差别较大，当生长区域超出结石区域时，便自动停止区域生长；二是结石区域中的医师手动标记区域的像素灰度值明显高于周围组织区域，依据区域生长准则式(4.29)，需要设置较高的循环次数 k 值，才能将医师手动标记区域的像素点并入结石区域，然而运算过程中在 k 值没有足够大时，结石生长区域满足停止规则式(4.31)所规定的条件停止区域生长，导致手动标记区域的像素点不能并入生长区域，使得生长区域面积小于结石粗分割区域面积。

在图 4.18(b)中，当区域生长循环次数为 4 时，$E(k)$ 值超过 $F(k)$ 值，表明第 4 次循环运算与第 3 次循环运算相比，生长区域面积有明显的增长，根据停止规则式(4.34)规定的条件停止区域生长，可将第 3 次循环运算得到的生长区域确定为结石精确分割区域。这种类似情况也在实验中反复出现，其主要原因是结石边缘区域与胆囊边缘区域相连的区域像素灰度值普遍偏高，并不存在明显的过渡区域，导致最后一次循环运算得到的生长区域面积远大于结石粗分割区域面积，故可将其前一次循环运算得到的生长区域，采用类型为 'disk' 型、半径为 R_{min} 的结构元素对其进行形态学闭运算(R_{min} 的数值明显小于结石精确分割区域半径值)，防止结石区域过分割，确定结石精确分割区域。图 4.19(a)和(b)分别为以图 4.12(d)和(h)为例的结石精确分割二值图像[7]。

对比图 4.19(a)所示的结石精确分割二值区域和图 4.14(c)所示的结石粗分割区域可以看出，结石精确分割区域去除了医师手动标记区域，边缘轮廓更加平滑，更加接近于真实的结石区域。同样，图 4.19(b)较图 4.14(g)，结石精确分割区域去除了医师手动标记区域，平滑了边缘轮廓。总体来看，结石精确分割算法取得了较好的分割效果。

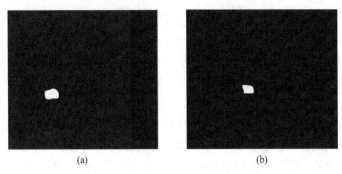

图 4.19　结石精确分割二值区域示意图

由于胆囊结石区域精确分割算法得到的区域与实际的胆囊结石边缘区域还存在一定的差别,胆囊结石区域后处理不利于利用分割图像信息辅助医师临床诊断,为此本节提出一种改进的 LOESS 算法, 作为胆囊结石区域的后处理算法(参考了文献[28]和文献[29])。该算法设置胆囊与结石联合区域的拟合模型及目标函数,对局部轮廓区域的像素点进行拟合,可进一步提高胆囊、结石边缘轮廓的平滑度。该算法的流程如图 4.20 所示。

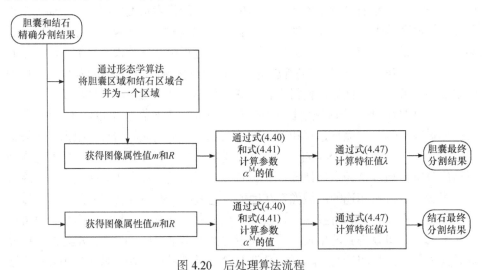

图 4.20　后处理算法流程

4.2.6　胆囊区域的后处理

胆囊分割和结石分割采用两套不同的算法, 使得胆囊精确分割区域并不总能包含结石精确分割区域, 有时会存在 5 像素左右的差别。同时, 胆囊精确分割区域边缘轮廓平滑度相对较低, 这是因为胆囊精确分割采用的形态学算法并不总能得到平滑的边缘轮廓, 因此胆囊区域后处理的首要任务是将结石精确分割区域完全包含在胆囊精确分割区域中, 其次通过改进的 LOESS 算法得到一个更平滑、更接近真实胆囊的边缘轮廓[7]。胆囊区域后处理步骤如下。

步骤 1：采用类型为'disk'型、半径为 R_{mid} 的结构元素进行形态学闭运算，将胆囊精确分割区域与结石精确分割区域合并为一个区域，使得到的联合区域完全包含结石精确分割区域。

步骤 2：通过图像属性值，确定胆囊结石联合区域边缘轮廓总的和单条线段的像素点个数值(单条线段像素点个数值用 m 表示)，再将胆囊结石联合区域边缘轮廓分成 R 条线段。胆囊结石联合区域边缘轮廓总的像素点个数值，可通过图像信息直接获得，胆囊结石联合区域边缘轮廓单条线段的像素点个数 m 值，可通过计算出的与该区域具有相同标准最小二阶中心矩的椭圆短轴长度 EquivDiameter 值四舍五入取整获得。在划分 R 条线段时，可将第 1 个原始像素点按顺时针方向取 m 个点，确定拟合曲线的第 1 条线段，再将第 $m+1$ 个原始像素点按顺时针方向取 m 个点，确定拟合曲线的第 2 条线段，以此类推，最终得到 R 条线段(最后 1 条线段往往不足 m 个点，可根据实际像素点个数确定)。在运用改进的 LOESS 算法时，每次运算并不要求计算边缘轮廓上所有像素点的数值，而是有选择地计算每条线段上 m 个像素点的数值。这种局部取点的方法既减小了计算工作量，又提高了计算精度。以图 4.4(a)为例的胆囊结石联合区域边缘轮廓线段划分如图 4.21 所示。

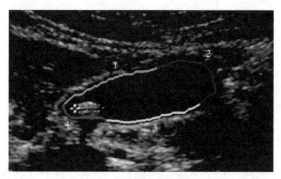

图 4.21　胆囊结石联合区域边缘轮廓线段划分示意图

在图 4.21 中，胆囊结石联合区域边缘轮廓待拟合曲线线段的个数 R 为 4，图中的数字 1、2、3、4 分别表示待拟合的线段 1、2、3、4。根据图像信息确定该胆囊区域边缘轮廓共有 631 个原始像素点，经计算该区域的 EquivDiameter 值，也就是 m 值为 179，由此可知线段 1、2、3 分别包括 179 个原始像素点，线段 4 包括 94 个原始像素点。

步骤 3：采用一种改进的 LOESS 算法，进一步提高胆囊结石联合区域边缘轮廓的平滑度。该算法将原始像素点拟合成 1 条更为平滑、更接近于实际胆囊组织器官边缘轮廓的曲线。该算法需首先设定拟合曲线模型，当 x 的阶数为 1 时，拟合曲线模型为

$$f_\lambda(x_1) = \lambda_0 + \lambda_1 x \tag{4.35}$$

式中，λ_0、λ_1 表示拟合曲线的两个特征系数；x 表示拟合曲线的输入变量。从式(4.35)可看出拟合曲线具有 1、x 两个特征，当 x 的阶数为 n 时，拟合曲线模型如下：

$$f_\lambda(x) = \lambda_0 + \lambda_1 x + \cdots + \lambda_n x^n = \sum_{i=0}^{n} \lambda_i x^i \tag{4.36}$$

　　在该模型中，拟合曲线具有从 1 到 x^n 的 $n+1$ 个特征，包括 λ_0 到 λ_n 的 $n+1$ 个特征系数。拟合曲线特征与特征系数共同决定曲线拟合效果。拟合曲线特征和特征系数的个数越少，曲线越接近于直线，拟合效果越差，获得的真实数据信息越少，但越容易在拟合过程中找到离散点之间存在的一般性规律。相反，拟合曲线特征和特征系数的个数越多，越容易将离散点包括在曲线中，拟合效果越好，获得的真实数据信息越多，但越难于在拟合过程中找到离散点之间存在的一般性规律。因此，为了得到较好的曲线拟合效果，需要确定合适的特征和特征系数的个数。本节随机选取部分离散像素点进行拟合，拟合结果如图 4.22 所示。

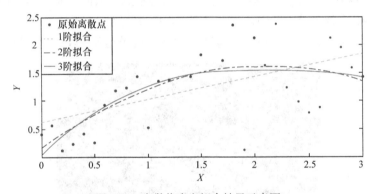

图 4.22　离散像素点拟合结果示意图

　　在图 4.22 中，黑色圆点表示原始离散点，虚线、点划线和实线分别表示采用式(4.36)所示拟合模型在 x 的阶数(特征和特征系数的个数)为 1、2、3 时的拟合结果。从图中可以看出，x 的阶数为 1 时，离散点拟合的结果为一条直线，拟合效果较差；x 的阶数为 2 时，拟合的结果为一条抛物线，拟合效果较好；x 的阶数为 3 时，拟合的结果为一条曲线，拟合效果较好。在胆囊边缘轮廓的曲线拟合过程中，需要考虑医师临床诊断情况，超声图像中的胆囊区域边缘轮廓通常呈椭圆形，若将整个边缘轮廓划分为若干条线段，则每条线段通常为抛物线，所以本节算法将 x 的阶数定为 2，以保证每条线段的拟合结果均为抛物线，同时每条线段均包括 3 个特征和特征系数[7]。本节算法的拟合曲线模型如下：

$$f_\lambda(x) = \lambda_0 + \lambda_1 x + \lambda_2 x^2 \tag{4.37}$$

式中，1、x、x^2 分别表示拟合曲线模型的第一个、第二个和第三个特征；λ_0、λ_1、

λ_2 分别表示拟合曲线模型的第一个、第二个和第三个特征系数。本节提出的拟合曲线模型与传统的拟合曲线模型相比，由于参数固定，拟合结果更接近于真实胆囊区域，因此能快速准确地对胆囊结石联合区域的边缘轮廓像素点进行拟合。

采用式(4.37)所示拟合曲线模型，对图 4.21 中胆囊结石联合区域边缘轮廓的 4 条线段分别进行拟合，其加权线性回归总的目标函数为

$$K_\lambda = \sum_{l=1}^{m/R_{\min}} \alpha^{(l)} [f_\lambda(x) - y^{(l)}]^2 \tag{4.38}$$

式中，$m/R_{\min}$ 表示本算法从胆囊结石联合区域边缘轮廓每条线段上采样得到的像素点个数；$y^{(l)}$ 表示联合区域边缘轮廓采样像素点 l 的纵坐标；$f_\lambda(x)$ 表示式(4.37)中的拟合曲线。传统 LOESS 算法在运算拟合像素点的过程中，每个原始像素点都被作为预测像素点，计算与其在一条线段上的所有原始像素点的权重值(保存在权重矩阵 α^{M} 中)，并通过这些权重值计算拟合曲线特征系数 λ 值，得到拟合像素点。在本节的改进 LOESS 算法中，预测像素点的个数为 m，原始像素点每隔 $R_{\min}$ 的距离取一个点作为采样像素点，这样将每条线段 m 个原始像素点变为 $m/R_{\min}$ 个采样像素点。经过实验验证，这种确定预测像素点的算法较传统 LOESS 算法，减少了计算工作量，降低了计算复杂度，保证了计算精确度。定义 $\alpha^{(l)}$ 为第 l 个采样像素点与预测像素点之间的权重系数。传统 LOESS 算法所采用的权重系数为

$$\alpha^{(l)} = \mathrm{e}^{\frac{\|x'-x^{(l)}\|^2}{2\tau}} \tag{4.39}$$

式中，τ 为带宽参数，该参数用来控制权重系数的变化速度；$x^{(l)}$ 为胆囊结石联合区域边缘轮廓上第 l 个采样像素点的横坐标；x' 为预测像素点的横坐标；$\|x'-x^{(l)}\|$ 为预测像素点与第 l 个采样像素点横坐标之间距离的差值，该值越大则权重系数越小，拟合像素点与采样像素点之间的距离越远，相互之间的影响越小，反之亦然。然而，本节算法中权重系数的确定，主要不是根据权重系数的变化速度，而是根据预测像素点和原始像素点的距离，因此重设权重系数，如式(4.40)所示：

$$\alpha^{(l)} = \mathrm{e}^{\left(\frac{\|x'-x^{(l)}\|}{R_{\mathrm{mid}}}\right)^2} \tag{4.40}$$

式中，R_{mid} 为 4.2.2 小节确定的结构元素半径值，传统 LOESS 算法权重系数中的参数 τ 很难直接计算获得，通常为经验值，而参数 R_{mid} 是图像结构元素半径值，为固定值；$\|x'-x^{(l)}\|$ 同传统 LOESS 算法一样，也表示预测像素点与采样像素点横坐标距离的差值，从式(4.40)可以看出，本节算法可通过该距离差值直接确定权重系数的大小，无须通过带宽参数 τ 确定权重系数的变化速度，减少了参数计算量。

根据式(4.40)，在一条待拟合的线段上，通过 $m/R_{\min}$ 个边缘轮廓采样像素点和一个预测像素点得到 $m/R_{\min}$ 个权重系数值，它们可用一个矩阵 α^{M} 表示：

$$\alpha^{\mathrm{M}} = \begin{bmatrix} \alpha^{(1)} & & & & \\ & \ddots & & & \\ & & \alpha^{(l)} & & \\ & & & \ddots & \\ & & & & \alpha^{(m/R_{\min})} \end{bmatrix} \tag{4.41}$$

式中，$\alpha^{(1)}$ 表示第 1 个边缘轮廓采样像素点与预测像素点的权重系数，以此类推，$\alpha^{(m/R_{\min})}$ 表示第 $m/R_{\min}$ 个边缘轮廓采样像素点与预测像素点的权重系数，通过该矩阵可进一步计算目标函数。接下来为求取目标函数的最小值，可将式(4.38)重新调整，得到：

$$K_\lambda = \sum_{l=1}^{m/R_{\min}} \alpha^{(l)} [\lambda^{\mathrm{T}} x - y^{(l)}]^2 \tag{4.42}$$

式中，λ 可表示为

$$\lambda = [\lambda_0 \ \lambda_1 \ \lambda_2]^{\mathrm{T}} \tag{4.43}$$

之后将式(4.41)代入式(4.42)，同时将式(4.42)展开，得到式(4.44)：

$$K_\lambda = \lambda^{\mathrm{T}} x^{\mathrm{T}} (\alpha^{\mathrm{M}}) x \lambda - \lambda^{\mathrm{T}} x^{\mathrm{T}} (\alpha^{\mathrm{M}}) y - y^{\mathrm{T}} (\alpha^{\mathrm{M}})^{\mathrm{T}} x \lambda + y^{\mathrm{T}} (\alpha^{\mathrm{M}}) y \tag{4.44}$$

式中，x 和 y 分别为原始像素点的横坐标和纵坐标；λ 为拟合曲线系数。根据最小二乘法，对式(4.44)中的 x 计算偏导数可得到：

$$\nabla_\theta K_\lambda = 0 \tag{4.45}$$

式(4.45)可进一步改写为

$$2x^{\mathrm{T}} (\alpha^{\mathrm{M}}) x \lambda - 2x^{\mathrm{T}} (\alpha^{\mathrm{M}}) y = 0 \tag{4.46}$$

根据式(4.46)，拟合曲线系数 λ 可被最终确定为

$$\lambda = [x^{\mathrm{T}} (\alpha^{\mathrm{M}}) x]^{-1} x^{\mathrm{T}} (\alpha^{\mathrm{M}}) y \tag{4.47}$$

运用改进的 LOESS 算法，$m/R_{\min}$ 个采样像素点和 1 个预测像素点根据式(4.47)得到一组 λ 值，将这组值代入式(4.37)得到 1 个拟合曲线像素点，以此类推，通过 m 组 λ 值得到 m 个拟合曲线像素点，集合这些像素点得到 1 条拟合曲线线段，按此方法可得到 R 条拟合曲线线段，将这些线段拼接起来得到 1 条拟合曲线，该曲线就是最终的胆囊区域边缘轮廓，该轮廓线内的区域就是胆囊后处理区域。表 4.1 给出了最小二乘拟合算法、传统 LOESS 算法与本节改进的 LOESS 算法的区别，从该表可更直观地看出改进的 LOESS 算法的优势。

表 4.1　最小二乘拟合算法、传统 LOESS 算法与改进的 LOESS 算法比较

算法	拟合模型系数	采样像素点个数	权重系数个数	拟合像素点个数
最小二乘拟合算法	不确定	m	无	m
LOESS 算法(传统)	不确定	m	m	m
LOESS 算法(改进)	3	$m/R_{\min}$	$m/R_{\min}$	m

在表 4.1 中，改进的 LOESS 算法拟合模型特征系数固定为 3，权重系数个数为 m/R_{min}，采样像素点个数少于最小二乘拟合算法和传统 LOESS 算法。可以看出，改进的 LOESS 算法相比最小二乘拟合算法和传统 LOESS 算法，计算量更小，拟合精度更高，在拟合运算中具有明显的优势。运用改进的 LOESS 算法，以图 4.21 为例的胆囊区域四条线段的拟合结果如图 4.23 所示(横坐标与纵坐标分别表示与图 4.21 对应的像素横坐标与纵坐标)。

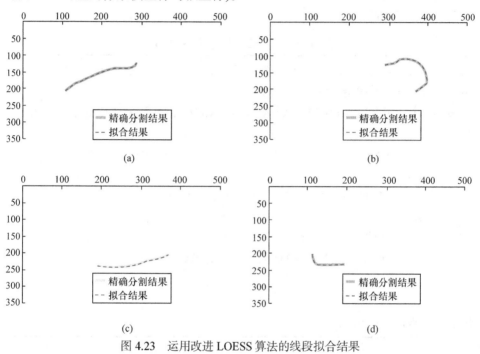

图 4.23　运用改进 LOESS 算法的线段拟合结果

图 4.23(a)～(d)中的细虚线分别表示图 4.21 中线段 1、2、3、4 运用改进的 LOESS 算法得到的线段拟合结果。在图 4.23(a)中，粗实线表示图 4.21 中拟合前的线段 1，该线段有 179 个原始像素点，拟合后的细虚线也由 179 个拟合像素点组成，与粗实线的原始像素点个数相同，但坐标有同有异，同少异多。在图 4.23(b)中，粗实线表示图 4.21 中拟合前的线段 2，该线段有 179 个原始像素点，拟合后的细虚线由 175 个拟合像素点组成，比粗实线的原始像素点个数少 4 个，这是因为有 4 个拟合像素点的坐标与其他拟合像素点坐标重叠。在图 4.23(c)中，粗实线表示图 4.21 中拟合前的线段 3，该线段同样有 179 个原始像素点，拟合后的细虚线由 177 个拟合像素点组成，比粗实线的原始像素点个数少 2 个，这是因为有 2 个拟合像素点的坐标与其他拟合像素点坐标重叠。在图 4.23(d)中，粗实线表示图 4.21 中拟合前的线段 4，该线段有 94 个原始像素点，拟合后的细虚线由 92 个拟合像素点组成，比粗实线的原始像素点个数少 2 个，原因同上。

改进的 LOESS 算法具有较好的拟合效果。以图 4.23 (a)为例，图中粗实线表示的线段 1 是胆囊结石联合区域边缘轮廓的一条线段，拟合前该线段不够平滑，存在很多折线，这与实际的胆囊区域边缘轮廓总体呈椭圆形、局部呈抛物线的形状存在差别，而拟合后的细虚线呈抛物线状，该抛物线较平滑，与实际的胆囊边缘轮廓局部形状吻合，同样图 4.23(b)~(d)中拟合后的线段也较平滑，表明改进的 LOESS 算法达到了胆囊区域后处理的预期效果[7]。综上所述，胆囊区域后处理的实现如算法 4.3 所示。

算法 4.3　胆囊区域后处理方法

输入：胆囊的精确分割图像、该图像的长度 m、该图像的宽度 n。
步骤 1　获得胆囊和结石的合并区域。
步骤 2　计算获得边缘轮廓的数量 R、轮廓点的数量 m 和采样点的数量 $m/R_{\min}$。
步骤 3　现在，

for $i=1：m$

for $j=1：m/R_{\min}$

根据式(4.40)、式(4.41)得到矩阵 α^M。

end

根据式(4.47)计算特征参数 λ 的值。

根据式(4.37)获得预测像素点的坐标。

end

确定拟合结果。

输出：胆囊区域的精确分割结果。

4.2.7　结石区域的后处理

结石精确分割区域的后处理仍然采用改进的 LOESS 算法，以提高边缘轮廓的平滑度。首先利用半径为 $R_{\min}$ 的 'disk' 型结构元素，对结石精确分割区域进行形态学运算，根据 EquivDiameter 值，计算结石区域边缘轮廓像素点的个数 m_{stone} 值，并将边缘轮廓分成 R_{stone} 条线段，再确定拟合曲线模型的阶数(阶数值为 2)，并计算得到权重系数矩阵 α^M，之后通过改进的 LOESS 算法计算得到拟合像素点，并根据拟合像素点确定拟合线段，集合拟合线段得到拟合曲线，由该曲线包围的区域就是结石后处理区域，也是最终分割得到的结石区域。图 4.24 为运用改进的 LOESS 算

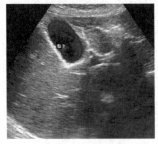

图 4.24　胆囊结石联合区域后处理效果图

法得到的胆囊结石联合区域后处理效果图。

图 4.24 为以图 4.4(d)为例的胆囊结石后处理效果图，大圆实线以内的区域为胆囊区域，小圆实线以内的区域为结石区域。胆囊区域与结石区域清晰可见，边缘轮廓平滑，更接近于真实胆囊结石联合区域的形状，说明本节提出的后处理拟合算法适用于胆囊结石超声图像分割，最终得到了符合预期的后处理结果。

4.2.8　胆囊图像分割实验讨论

本章用于测试的图像均来源于甘肃省人民医院，由 118 幅来自临床病例的胆囊结石超声图像组成图像测试胆囊超声影像数据集。每幅图像的分辨率均为512μm×512μm，并且每个像素都有 256 个灰度值。实验采用的计算机型号为东芝Satellite L600，处理器采用 Intel(R) Core(TM) i3 M 350 @ 2.27GHz，MATLAB 的版本为 7.11.0。该医院统一使用 Siemens Acuson X300 成像设备。

1. 算法评价指标的设定

本章实验采用医学图像分割效果检验比较流行的五个评价指标 OF、OV、DSI、PE、T。前三个评价指标来自文献[30]，是对分割结果精确性的评价。评价指标 PE 来自文献[31]，是对医师手动方法得到的边缘轮廓与全自动或半自动分割算法得到的边缘轮廓接近程度的评价(单位为 mm)。最后一个评价指标 T，是对分割算法时间复杂度的评价(单位为 s)。评价指标 OF、OV、DSI 的表达式如下：

$$OF = \frac{|S \cap M|}{M} \tag{4.48}$$

$$OV = \frac{|S \cap M|}{|S \cup M|} \tag{4.49}$$

$$DSI = 2 \times \frac{|S \cap M|}{|S| + |M|} \tag{4.50}$$

在式(4.48)～式(4.50)中，S 表示本节全自动分割算法或本实验对比算法分割结果对应的像素集合；M 表示医师手动分割结果对应的像素集合，用来评价算法分割效果，本实验的医师手动分割结果全部由具有丰富临床经验的省级医院放射科专家提供，准确率较高；$S \cap M$ 与 $S \cup M$ 分别表示分割结果中像素集合 S 与像素集合 M 的交集与并集；$|S| + |M|$ 表示分割结果中像素集合 S 与像素集合 M 中的所有元素相加得到的像素集合。

在 OF、OV、DSI 这三个评价指标中，OF 表示像素集合 S 和像素集合 M 的交集与像素集合 M 的比值，该比值越接近 1，分割算法效果越好，反之亦然；OV表示像素集合 S 和像素集合 M 的交集与并集之间的比值，该比值越接近 1，分割效果越好，反之亦然；DSI 表示像素集合 S、像素集合 M 的交集与像素集合 S、像素集合 M 相加得到的像素集合比值的两倍，该数值越接近 1，分割效果越好，反之亦然。

评价指标 PE 的表达式如下：

$$PE = \frac{1}{2k}\sum_{i=1}^{k}D(m_i, n) + \frac{1}{2l}\sum_{j=1}^{l}D(m, n_j) \tag{4.51}$$

式中，$m = \{m_1, m_2, \cdots, m_k\}$ 和 $n = \{n_1, n_2, \cdots, n_l\}$，分别表示医师手动方法与本实验采用的自动或半自动算法获得的区域边缘轮廓像素点的集合；k 和 l 分别表示集合 m 和 n 中像素点的个数；$D(m_i, n)$ 表示集合 m 中的像素 m_i 和集合 n 中每个像素点欧氏距离的最小值；$D(m, n_j)$ 表示集合 n 中的像素 n_j 和集合 m 中每个像素点欧氏距离的最小值。式(4.51)首先将每个像素点的最小欧氏距离相加，再除以边缘轮廓像素点的个数，得到像素点之间的平均欧氏距离，用 PE 表示，它反映了两个轮廓的接近程度，它的值越接近 0，分割效果越好，反之亦然[7]。

评价指标 T 为算法运算消耗的时间，其值越接近 0，表明算法运算消耗的时间越短，计算量越小。

2. 对比算法参数的设定

本实验通过本节所提全自动分割算法、Snake-GVF 算法(简称"GVF 算法")[32]、Snake-Distance 算法(简称"Distance 算法")[33]、Snake-Balloon 算法(简称"Balloon 算法")[34]、Snake-edge-based 算法(简称"SEB 算法")[13]分别与专业医师手动分割方法比较，来验证本节算法的有效性。上述与本节算法对比的四种算法均为半自动分割算法，需要手动设置初始轮廓参数。

GVF 算法初始轮廓的参数设置如表 4.2 所示。

表 4.2　GVF 算法初始轮廓的参数设置

参数	迭代次数	α	β	κ	γ	D_{min}	D_{max}	μ	ITER
胆囊区域取值	300	0.4	0.4	1	1	1pi	6pi	0.2	200
结石区域取值	200	0.4	0.4	1	1	0.1pi	0.6pi	0.2	100

注：α、β 为内力的权重系数，分别表示曲线在某个像素点向内伸展和弯曲程度；κ 为外力(图像力)的权重系数，表示外力(图像力)向外扩展的程度；γ 为 Snake 模型的黏度参数；D_{min}、D_{max} 分别为 Snake 模型中轮廓线上点与点之间的最小距离、最大距离，为了解决轮廓的缠绕问题，如果两个点之间的距离小于 D_{min}，则去除第二个点，如果两个点之间的距离大于 D_{max}，则在两个点中间增加一个新的点，其单位为像素数。在每一种改进算法中都会用到上述参数。在 GVF 算法中，μ 为梯度矢量流的正则项系数；ITER 为计算梯度矢量流参数时的迭代次数。

Distance 算法初始轮廓的参数设置如表 4.3 所示。

表 4.3　Distance 算法初始轮廓的参数设置

参数	迭代次数	α	β	κ	γ	D_{min}	D_{max}	f
胆囊区域取值	300	0.8	0.8	1	1	1pi	6pi	0.5
结石区域取值	200	0.8	0.8	1	1	0.1pi	0.6pi	0.5

注：除了参数 f，其他参数的含义与表 4.2 相同。参数 f 为欧氏距离的选择阈值，可通过该阈值确定边缘轮廓像素与图像像素之间的距离阈值，最终得到欧氏距离变换矩阵 D，进而通过该矩阵确定图像力。

Balloon 算法初始轮廓的参数设置如表 4.4 所示。

表 4.4　Balloon 算法初始轮廓的参数设置

参数	迭代次数	α	β	κ	γ	D_{min}	D_{max}	κ_1
胆囊区域取值	500	0.15	0.15	2	4	1pi	6pi	0.2
结石区域取值	150	0.15	0.15	2	4	0.1pi	0.6pi	0.2

注：除了参数 κ_1，其他参数的含义与表 4.2 相同。参数 κ_1 为 Balloon(气球力)算法的压力参数，该参数可调节气球力的大小。该算法初始轮廓参数的设置较前两种对比算法有较大不同，除了参数 D_{min} 与 D_{max}，其他几个参数值须根据实际情况重新设置。实验证明，本算法的迭代次数较少，总体计算量介于 GVF 算法和 Distance 算法之间。

SEB 算法初始轮廓的参数设置如表 4.5 所示。

表 4.5　SEB 算法初始轮廓的参数设置

参数	迭代次数	α	β	κ	D_{min}	D_{max}	κ_1	θ_{min}	θ_{max}	DF	IR
胆囊区域取值	200	1	0.5	40	4pi	9pi	8	21°	30°	0.8	3
结石区域取值	100	1	0.5	40	0.4pi	0.9pi	8	21°	30°	0.8	3

注：除了参数 θ_{min}、θ_{max}、DF、κ_1、IR，其他参数的含义与表 4.2 相同。参数 θ_{min}、θ_{max} 表示在迭代过程中胆囊区域去除自扰点时像素点与其前后像素点之间角度的最小值、最大值；参数 DF、κ_1 表示气球力的两个决定系数，当气球力的方向发生变化时，气球力的决定系数则由 κ_1 变为 DF 和 κ_1，由这两个值决定气球力的大小和方向；参数 IR 表示当气球力的方向发生变化后算法的迭代次数。

3. 实验结果与分析

本节实验分为四组，前两组为胆囊区域分割实验，后两组为结石区域分割实验。实验方法：采用本节提出的全自动分割算法、GVF 算法[32]、Distance 算法[33]、Balloon 算法[34]、SEB 算法[13]，分别与专业医师手动分割结果进行比较，通过五个评价指标，从视觉效果和量化评价的角度，对结果进行评价，最终给出本节算法有效性的结论。

从视觉效果的角度看，实验结果显示，采用本节算法最终分割出的胆囊与结石区域边界清晰，平滑度高，视觉效果好，有利于医师临床诊断。图 4.25 为本节全自动分割算法与省级专家 1 手动方法分割结果的对比图。

图 4.25(a)和(g)为省级专家 1 手动分割胆囊区域效果图；图 4.25(b)和(h)为本节算法分割胆囊区域效果图；图 4.25(c)和(i)为省级专家 1 手动方法与本节算法得到的胆囊区域分割结果的对比图；图 4.25(d)和(j)为省级专家 1 手动分割结石区域效果图；图 4.25(e)和(k)为本节算法分割结石区域效果图；图 4.25(f)和(l)为省级专家 1 手动方法与本节算法得到的结石区域分割结果的对比图。图 4.25 中，第一列图像实线内的区域为省级专家 1 手动方法得到的胆囊区域和结石区域，第二列图像实线内的区域为本节算法得到的胆囊区域和结石区域。

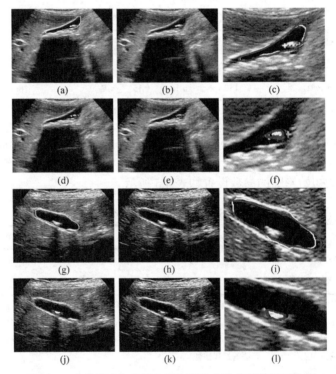

图 4.25　本节算法与省级专家 1 手动方法分割结果对比图

对于胆囊区域，本节算法相对于省级专家 1 的手动方法，在个别细小区域分割结果上略有不同，但不影响医师对于胆囊区域和结石区域位置的判断。对于结石区域，本节算法与省级专家 1 的手动分割结果基本一致，且边缘轮廓平滑，为辅助医师诊断提供了好的条件。从量化评价的角度看，实验结果显示，本节算法相比于其他几种对比算法，在胆囊和结石区域的分割上具有明显优势，对比结果如表 4.6、表 4.7 所示(表中加粗数值为所有比较算法对应评价指标的最优值)。

从表 4.6 可以看出，本节算法的评价指标 OF、OV、DSI 平均值在五种算法中均最高，评价指标 PE 的平均值最低，分割效果最好。在运算时间 T 方面，GVF

算法的运算时间最长(梯度矢量流的算法复杂度高,迭代次数多,运算花费时间较长)。本节算法运算时间与 Distance 算法运算时间接近,略长于 Balloon 算法和 SEB 算法,但如果这两种算法加上设置初始轮廓的时间,则本节算法运算时间明显短于上述两种算法。

从表 4.7 可以看出,本节算法的五个评价指标平均值均优于其他四种对比算法,表明其分割精确度更高,运算时间更短。

为得到本节算法有效性的最终评价结果,对上述实验两个省级专家给出的每个评价指标平均值相加求平均值,再计算评价指标 OF、OV、DSI 的平均值,得到一个综合评价指标 EVA,该综合评价指标的数学表达式如下:

$$EVA = \frac{1}{3}(OF + OV + DSI) \tag{4.52}$$

之后,将这个综合评价指标与其他两个评价指标 PE、T 共同作为最终结果的评价指标。其最终的评价结果如表 4.8、表 4.9 所示(表中加粗数值为所有比较算法对应评价指标的最优值),图 4.26 为最终评价结果的三维立体示意图。

表 4.6　胆囊区域分割结果对比(省级专家 1 和省级专家 2)

算法	参考专家	数值类型	OF	OV	DSI	PE	T
本节算法	专家 1	最大值	0.9398	0.8854	0.9369	9.4154	7.1761
		最小值	0.7325	0.7121	0.8297	3.3066	1.8792
		平均值	**0.8533**	**0.8147**	**0.8968**	**5.8911**	4.4632
		标准差	0.0438	0.0285	0.0176	1.4796	1.6335
	专家 2	最大值	0.9532	0.9398	0.9715	9.1321	7.0797
		最小值	0.7315	0.7214	0.8448	2.7896	1.9653
		平均值	**0.8672**	**0.8317**	**0.9082**	**5.1432**	4.4392
		标准差	0.0478	0.0489	0.0278	1.4287	1.5621
GVF 算法[32]	专家 1	最大值	0.8472	0.8181	0.9052	28.2976	49.9441
		最小值	0.3497	0.3498	0.5181	7,1758	46.7643
		平均值	0.6003	0.5894	0.7248	15.6723	48.1623
		标准差	0.1277	0.1193	0.0915	5.7312	0.8515
	专家 2	最大值	0.8569	0.8588	0.9204	26.3795	50.1321
		最小值	0.3185	0.3184	0.4832	5.7115	47.0129
		平均值	0.6298	0.6263	0.7583	13.6837	48.4985
		标准差	0.1198	0.1187	0.0932	5.1348	0.8277

续表

算法	参考专家	数值类型	OF	OV	DSI	PE	T
Distance 算法[33]	专家 1	最大值	0.9327	0.8563	0.9302	18.0049	6.3478
		最小值	0.3857	0.3853	0.5563	5.5874	4.0422
		平均值	0.6863	0.6678	0.7886	11.5103	5.0233
		标准差	0.1325	0.1247	0.1012	4.3725	0.6532
	专家 2	最大值	0.9441	0.9321	0.9648	18.1352	6.6875
		最小值	0.4195	0.4054	0.5919	5.5741	4.1991
		平均值	0.6987	0.6852	0.8013	10.4035	5.1625
		标准差	0.1237	0.1248	0.1094	4.6431	0.7023
Balloon 算法[34]	专家 1	最大值	0.8433	0.6738	0.8033	25.2235	1.4782
		最小值	0.5388	0.3903	0.5625	13.8755	0.9676
		平均值	0.7297	0.5562	0.7057	19.8003	1.1221
		标准差	0.0951	0.0865	0.0706	3.0314	0.1325
	专家 2	最大值	0.8635	0.6713	0.8012	24.7623	1.0935
		最小值	0.4828	0.4052	0.5817	14.2034	1.0019
		平均值	0.7237	0.5589	0.7096	19.2353	**1.0657**
		标准差	0.1094	0.0853	0.0682	3.5144	0.1286
SEB 算法[13]	专家 1	最大值	0.9213	0.7314	0.7971	22.3215	2.7432
		最小值	0.3421	0.3213	0.4892	12.9324	1.5232
		平均值	0.6823	0.6124	0.6635	18.1231	1.9875
		标准差	0.1343	0.1127	0.1104	3.5132	0.3367
	专家 2	最大值	0.9014	0.7152	0.7732	21.6858	2.6237
		最小值	0.3314	0.3025	0.4732	12.0335	1.5737
		平均值	0.6754	0.6023	0.6579	17.7125	2.0535
		标准差	0.1253	0.1174	0.1115	3.4434	0.3292

表 4.7　结石区域分割结果对比(省级专家 1 和省级专家 2)

算法	参考专家	数值类型	OF	OV	DSI	PE	T
本节算法	专家 1	最大值	0.9989	0.8852	0.9358	2.2235	1.0195
		最小值	0.7551	0.6391	0.7735	0.5674	0.3859
		平均值	**0.8423**	**0.7611**	**0.8563**	**1.5332**	**0.6952**
		标准差	0.0668	0.0582	0.0362	0.3165	0.1899

续表

算法	参考专家	数值类型	OF	OV	DSI	PE	T
本节算法	专家 2	最大值	0.8913	0.8535	0.9135	2.9299	1.0194
		最小值	0.6348	0.6004	0.7496	0.9203	0.4321
		平均值	0.7836	**0.7193**	**0.8313**	**1.8611**	**0.6659**
		标准差	0.0562	0.0545	0.0369	0.5113	0.1453
GVF 算法[32]	专家 1	最大值	0.9597	0.7348	0.8432	3.9712	27.2325
		最小值	0.4641	0.4325	0.6202	1.2829	23.8016
		平均值	0.7435	0.6219	0.7751	2.5235	25.2894
		标准差	0.1175	0.0643	0.0502	0.5773	0.8612
	专家 2	最大值	0.8236	0.7828	0.8831	3.8089	27.3432
		最小值	0.3711	0.3681	0.5381	1.0306	23.8027
		平均值	0.6711	0.6411	0.7653	2.4633	25.1735
		标准差	0.1078	0.0985	0.0765	0.7051	0.8643
Distance 算法[33]	专家 1	最大值	0.9969	0.8523	0.9163	4.5293	5.0766
		最小值	0.3763	0.3686	0.5386	1.0777	2.3146
		平均值	0.6913	0.6517	0.7706	2.3235	3.1352
		标准差	0.1272	0.1202	0.1064	0.9163	0.6062
	专家 2	最大值	0.7879	0.8044	0.8854	4.1254	4.7508
		最小值	0.3852	0.3855	0.5565	1.1935	2.2989
		平均值	0.6394	0.6253	0.7433	2.5964	3.0987
		标准差	0.1157	0.1007	0.0842	0.7321	0.6276
Balloon 算法[34]	专家 1	最大值	0.9312	0.7254	0.8345	5.9131	1.1094
		最小值	0.6866	0.3345	0.5013	1.8168	0.5725
		平均值	0.7995	0.5513	0.6957	3.6743	0.8994
		标准差	0.0724	0.1049	0.0921	1.2625	0.1058
	专家 2	最大值	0.9697	0.6923	0.8253	9.4678	0.9987
		最小值	0.6345	0.3097	0.4729	1.7376	0.5803
		平均值	**0.8007**	0.5348	0.6804	4.2988	0.8798
		标准差	0.0914	0.1189	0.1049	0.6823	0.0901
SEB 算法[13]	专家 1	最大值	0.9431	0.7832	0.8622	3.8721	1.3525
		最小值	0.7123	0.4532	0.5532	1.2535	0.6237
		平均值	0.8145	0.6225	0.7354	2.6639	0.9878
		标准差	0.0827	0.1231	0.1257	1.1542	0.0934

续表

算法	参考专家	数值类型	OF	OV	DSI	PE	T
SEB 算法[13]	专家 2	最大值	0.9142	0.7312	0.8137	3.6232	1.3379
		最小值	0.6787	0.4123	0.4916	1.1537	0.6357
		平均值	0.7524	0.5892	0.6733	2.5994	0.9958
		标准差	0.0911	0.0874	0.0935	0.3782	0.1721

表 4.8　胆囊区域分割最终评价结果

算法	EVA	PE	T
本节算法	**0.8619**	**5.5172**	4.4512
GVF 算法[32]	0.6548	14.6781	48.3304
Distance 算法[33]	0.7213	10.9592	5.0929
Balloon 算法[34]	0.6639	19.5178	**1.0939**
SEB 算法[13]	0.6489	17.9178	2.0205

表 4.9　结石区域分割最终评价结果

算法	EVA	PE	T
本节算法	**0.7986**	**1.6971**	**0.6806**
GVF 算法[32]	0.7031	2.4934	25.2315
Distance 算法[33]	0.6869	2.4599	3.1169
Balloon 算法[34]	0.6771	3.9866	0.8896
SEB 算法[13]	0.6979	2.6317	0.9918

图 4.26(a)为评价指标 EVA 对胆囊和结石区域分割效果的最终评价结果；

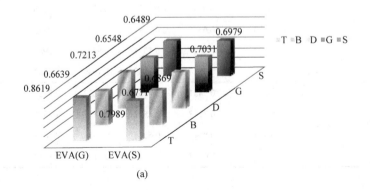

(a)

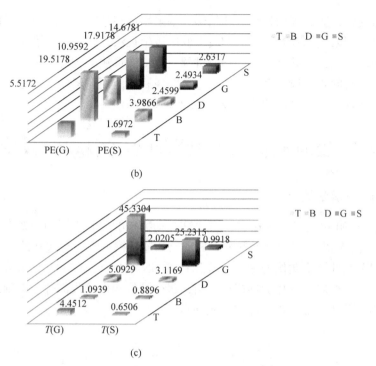

图 4.26　最终评价结果的三维立体示意图

图 4.26(b)为评价指标 PE 对胆囊和结石区域分割效果的最终评价结果；图 4.26(c) 为评价指标 T 对胆囊和结石区域分割时间的最终评价结果。图 4.26 中 G、D、B、 S 和 T 分别表示 GVF 算法、Distance 算法、Balloon 算法、SEB 算法和本节算法； (G)和(S)分别表示胆囊区域和结石区域。从图 4.26(a)可以看出，几种对比算法得 到的评价结果数值相差不大，说明实验效果总体相当，但都明显低于本节算法。 从图 4.26(b)可以看出，Balloon 算法的评价结果最差，本节算法评价结果最好。 从图 4.26(c)可以看出，本节算法在胆囊区域分割中，消耗时间较长，但如果考虑 半自动算法设定初始轮廓所消耗的时间，则本节算法的优势较为突出。

　　从表 4.8、表 4.9 和图 4.26 可以看出，本节算法的评价指标 EVA、PE 优于其 他对比算法。在评价指标 T 上，本节算法对胆囊、结石区域分割的平均合计运算 时间 T 为 5.1372s，较 GVF 算法与 Distance 算法运算时间更短，较 Balloon 算法 与 SEB 算法的平均合计运算时间虽然要长，但若 Balloon 算法与 SEB 算法加上设 置初始轮廓的时间，本节算法运算时间则相对要短。综合上述三个评价指标，得 出的评估结论为本节算法更具准确性和高效性。

　　本节提出一种胆囊结石超声图像全自动分割方法。设定图像预处理、分割、 后处理三个步骤：预处理采用改进的 Otsu 阈值算法和各向异性扩散算法，较好解决了去噪问题；胆囊区域粗分割和精确分割采用形态学算法，结石区域粗分割和精确分割分别采用 SPCNN 算法和改进的区域生长法，较好解决了胆囊和结石区域精确定位问题；后处理采用一种改进的 LOESS 算法，较好解决了胆囊和结石边缘轮廓平滑问题。所有算法参数都通过图像属性值而非经验值设定，集合应用上述算法实现了胆囊结石超声图像全自动分割。

4.3　基于PCNN和水平集算法的胆囊结石超声图像分割方法

4.3.1　PCNN 算法简介

20 世纪 90 年代，Eckhorn 等通过对哺乳动物猫的大脑皮层神经系统工作机理的仔细研究，提出了可以展示脉冲发放现象的连接模型[35]，在此基础上，Johnson 将该模型引入计算机图像处理中，提出了 PCNN 模型[36]。PCNN 是由若干神经元组成的单层二维局部连接的反馈型网络，每个神经元由接收部分、调制部分和脉冲产生部分[37, 38]组成。PCNN 神经元基本模型如图 4.27 所示。

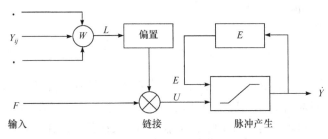

图 4.27　PCNN 神经元基本模型示意图

在 PCNN 模型中接收部分的作用是接收来自相邻神经元的输入信息，相当于神经元的树突部分，它由反馈输入通道和线性链接输入通道两部分组成。反馈输入通道除了接收这种局部输入信息，还直接接收来自外部的刺激信息，线性链接输入通道接收来自局部相邻神经元突触输入信息，每个通道状态的变化由其本身状态和接收输入信息共同决定。F 通道(feeding input)用于接收包含外部输入信号的反馈输入，运算关系为

$$F_{ij}[n] = e^{-\alpha_F} F_{ij}[n-1] + V_F \sum_{kl} M_{ijkl} Y_{kl}[n-1] + S_{ij} \tag{4.53}$$

式中，F_{ij} 为第 (i, j) 个神经元的反馈输入；S_{ij} 为外部输入刺激信号，应用于图像处理时为图像像素构成的矩阵中第 (i, j) 个像素的灰度值；M_{ijkl} 为反馈输入中神经元之间的链接权系数；α_F 为进行漏电容积分的时间衰减常数；V_F 为反馈域幅度系数。L 通道(linking input)用于接收来自其他神经元的链接输入，其运算关系为

$$L_{ij}[n] = \mathrm{e}^{-\alpha_L} L_{ij}[n-1] + V_L \sum_{kl} W_{ijkl} Y_{kl}[n-1] \tag{4.54}$$

式中，L_{ij}是第(i, j)个神经元的链接输入；W_{ijkl}是链接输入中神经元之间的链接权系数；α_L是进行漏电容积分的时间衰减常数，通常反馈域的衰减时间常数α_F比链接域的时间衰减常数α_L要小，这样有利于链接信号能够在其整个衰减过程发生耦合作用；V_L是链接域的幅度系数。调制部分的作用是将来自L通道的信号L_{ij}加上一个正的偏移量后与来自F通道的信号F_{ij}进行相乘调制，其运算关系为

$$U_{ij}[n] = F_{ij}[n](1 + \beta L_{ij}[n]) \tag{4.55}$$

式中，$U_{ij}[n]$为内部活动项；β为神经元之间的链接强度系数，设模型中偏移量归整为 1。当反馈输入的时间常数小于链接输入的时间常数时，信号F的变化比信号L慢，短时间内相乘调制得到的内部活动项U就近似为一快速变化的信号叠加在一近似常量的信号上。接着U输入脉冲发生部分，只要链接输入L不为零，U就会大于反馈输入F。脉冲产生部分由阈值可变的比较器与脉冲产生器组成，其运算关系为

$$Y_{ij}[n] = \begin{cases} 1, & U_{ij}[n] > E_{ij}[n-1] \\ 0, & \text{其他} \end{cases} \tag{4.56}$$

$$E_{ij}[n] = \mathrm{e}^{-\alpha_E} E_{ij}[n-1] + V_E Y_{ij}[n] \tag{4.57}$$

式中，$Y_{ij}[n]$是 PCNN 脉冲输出值，该函数是一个阶跃函数，作用是当神经元的阈值E超过U时，脉冲产生器就被关掉，停止发放脉冲，该神经元的阶跃函数发生器输出为 0；当阈值低于U时，脉冲产生器被打开，神经元就被点火，该神经元的阶跃函数发生器输出为 1，即处于激活状态，输出一个脉冲或脉冲系列。在式(4.57)中，$E_{ij}[n]$为动态门限，V_E为阈值输出的幅度系数，α_E为动态阈值函数的衰减时间常数。

4.3.2　基于 PCNN 算法的结石分割方法

胆囊结石可分为四类，即满月形胆囊结石、新月形胆囊结石、多发性结石和泥沙形结石。本小节提出一种基于 PCNN 的胆囊结石超声图像分割方法，对新月形胆囊结石、多发性结石和泥沙形结石进行区域分割，分割得到的结石区域边界信息得到了较好的保留，细节信息也清晰可见，有利于临床医生做出准确的诊断结论。

1. 本小节基于 PCNN 对胆结石超声图像分割

本小节基于 PCNN 对胆结石超声图像分割的具体步骤如下。

步骤 1：提取原始超声诊断仪采集到的图像中待分割感兴趣区域(主要包括胆囊区域)；

步骤 2：对感兴趣区域进行图像反转变换，对于灰度范围在[0, P]的图像I，

反转公式为 $I_1 = P{-}I$；

步骤 3：对反转后的图像 I_1 采用如 4.3.1 小节所述的 PCNN 模型进行分割，确定最佳的分割结果。

2. 胆结石图像分割 PCNN 经验参数设定

本小节将简化的 PCNN 模型运用到胆结石图像的分割中，由于 PCNN 参数对分割图像的效果有很大的影响，所以根据 PCNN 的特性，通过多次实验比较，对分割实验中 PCNN 模型中的基本参数按照表 4.10 设置，另外 $W = M = [0.5,1,0.5; 1,0,1; 0.5,1,0.5]$。

表 4.10　PCNN 模型中的经验参数设置

参数	α_L	α_E	α_F	V_F	V_L	V_E	β
取值	1.0	0.2	$+\infty$	0.5	0.2	20.0	0.1

3. 实验结果与分析

本章实验胆囊超声影像数据集为甘肃省人民医院超声科在病例检查中选取的 20 幅具有典型胆囊结石特征的图像，以及它们的省级专家手动分割结果。由于临床医师的经验和检查习惯的不同，以及被检查者的个体差异较大，所以选取的胆囊图像的大小不统一，增加了结石分割的难度。本节方法首先根据表 4.10 设定 PCNN 的基本参数，之后根据实现步骤，按照不同的迭代次数对结石进行分割。

图 4.28 为新月形胆囊结石超声图像分割结果，其中图 4.28(a)为胆囊结石超声图像原图，该图胆囊轮廓清晰，在胆囊的左下方有一强光团，呈月牙状，即为检测

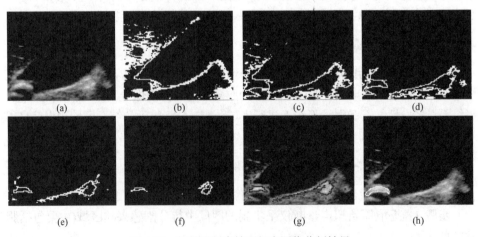

图 4.28　新月形胆囊结石超声图像分割结果

到的结石；图 4.28(b)为本节方法迭代 18 次得到的结果；图 4.28(c)为本节方法迭代 19 次得到的结果；图 4.28(d)为本节方法迭代 20 次得到的结果；图 4.28(e)为本节方法迭代 21 次得到的结果；图 4.28(f)为本节方法迭代 22 次的结果；图 4.28(g)为本节方法最终的分割结果；图 4.28(h)为省级专家手动分割结果。从图中可以看出，在迭代 21 次时得到的图 4.28(e)和手动分割得到的结果比较接近，在实验过程中发现再增加迭代次数时不会太大地提高分割质量，而是开始近似重复之前的分割结果。

图 4.29 为多发性胆囊结石超声图像分割结果，其中图 4.29(a)为胆囊结石超声图像原图，该图胆囊轮廓清晰，在胆囊的左下方有多个强光团，即为检测到的结石；图 4.29(b)为本节方法迭代 18 次得到的结果；图 4.29(c)为本节方法迭代 21 次得到的结果；图 4.29(d)为本节方法迭代 23 次得到的结果；图 4.29(e)为本节方法迭代 24 次得到的结果；图 4.29(f)为本节方法迭代 25 次的结果；图 4.29(g)为本节方法最终的分割结果；图 4.29(h)为省级专家手动分割结果。从图中可以看出，在迭代 24 次时得到的图 4.29(e)和手动分割得到的结果比较接近，在实验过程中发现再增加迭代次数时不会太大地提高分割质量，而是开始近似重复之前的分割结果。

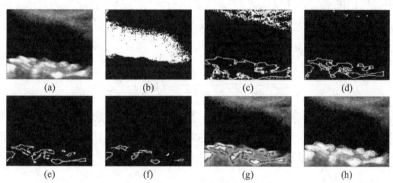

图 4.29　多发性胆囊结石超声图像分割结果

图 4.30 为泥沙形胆囊结石超声图像分割结果，其中图 4.30(a)为胆囊结石超声图像原图，该图胆囊轮廓清晰，在胆囊的左下方有多个强光团，即为检测到的结石；图 4.30(b)为本节方法迭代 18 次得到的结果；图 4.30(c)为本节方法迭代 21 次得到的结果；图 4.30(d)为本节方法迭代 23 次得到的结果；图 4.30(e)为本节方法迭代 24 次得到的结果；图 4.30(f)为本节方法迭代 25 次的结果；图 4.30(g)为本节方法最终的分割结果；图 4.30(h)为省级专家手动分割结果。从图中可以看出，在迭代 24 次时得到的图 4.30(e)和手动分割得到的结果比较接近，在实验过程中发现再增加迭代次数时不会太大地提高分割质量，而是开始近似重复之前的分割结果。通过对不同种类的胆结石图像的实验可以发现，本节方法实现了对胆囊结石的分割，分割结果有助于医师临床诊断。对于占大多数的单一结石和多发结石，本节方法可以取得较好的结果。

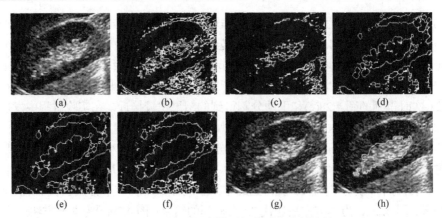

图 4.30 泥沙形胆囊结石超声图像分割结果

4.3.3 基于水平集算法的结石分割方法

基于水平集算法的结石分割方法的实现方法由谢卫莹等于 2013 年提出[12]，源于李春明等提出的变分水平集算法[39]，对于结石区域分割具有较好的效果。该方法将有限差分运用到基于连续域的偏微分方程中，其中时间域偏导数由前向差分近似得到，其前向差分表达式如下：

$$\frac{\partial \phi}{\partial t} = \frac{\phi_{i,j}^{k+1} - \phi_{i,j}^{k}}{\tau} = L(\phi_{i,j}^{k}) \tag{4.58}$$

式中，ϕ 为水平集函数(符号距离函数)，表示点(x, y)到轮廓曲线的最短距离；τ 为时间步长。根据变分水平集算法将式(4.58)展开为三项，其中第一项为内部能量，第二、三项为外部能量[7]。展开后的表达式如下：

$$\frac{\partial \phi}{\partial t} = \frac{\phi_{i,j}^{k+1} - \phi_{i,j}^{k}}{\tau} = L(\phi_{i,j}^{k}) = m(\phi_{i+1,j}^{n} + \phi_{i-1,j}^{n} + \phi_{i,j+1}^{n} + \phi_{i,j-1}^{n} - 4\phi_{i,j}^{n} - \kappa)$$
$$+ \lambda \delta_{\xi}(\phi_{i,j}^{n})g\kappa + \nu g \delta_{\xi}(\phi_{i,j}^{n}) \tag{4.59}$$

式中，$\lambda \delta_{\xi}(\phi_{i,j}^{n})$ 为在ξ范围的冲激函数；m、λ、ν 分别为 $L(\phi_{i,j}^{k})$ 在第一、二、三项的系数；g 为边缘指示函数，其表达式为

$$g = \frac{1}{1 + |\nabla G_{\sigma} * I|^2} \tag{4.60}$$

式中，I 表示胆囊结石超声图像；G_{σ}是标准差为σ的高斯核函数。κ 为 $L(\phi_{i,j}^{k})$ 对应的曲率[7]，其表达式如下：

$$\kappa = \mathrm{div}\left(\frac{\nabla \phi}{|\nabla \phi|}\right) = \frac{\phi_{xx}\phi_{y}^{2} - 2\phi_{xy}\phi_{x}\phi_{y} + \phi_{yy}\phi_{x}^{2}}{(\phi_{x}^{2} + \phi_{y}^{2})^{3/2}} \tag{4.61}$$

在具体实验中，需要对一些参数进行手动设置，这些参数通常采用经验值，

其中 m、λ、ν、τ 分别被设置为 0.04、5、0、5。通过实验结果可以看出，该方法相较于其他算法，初始轮廓可以被迅速地收敛到结石边缘区域，具有较强的分割结石区域的能力，其实验结果如图 4.31 所示。其中，第一列图像为胆囊结石超声图像原图；第二列图像为本节水平集算法得到的分割区域；第三列图像为结石区域的二值化分割结果；第四列图像为 PCNN 算法得到的分割区域；第五列图像为 PCNN 算法得到的二值化分割结果。从图中可以看出，本节方法及 PCNN 算法均取得了较好的分割效果。

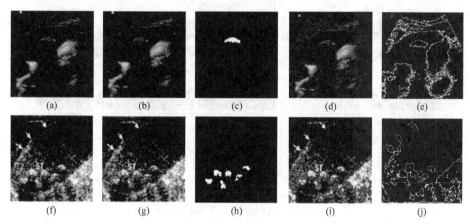

图 4.31　胆囊结石超声图像分割结果示意图

本节介绍了基于 PCNN 和水平集算法的超声图像结石分割方法。结石分割结果展现了 PCNN 和水平集模型在医学图像处理中的特殊能力，它们的潜在价值还有待深入认识和发掘，结合具体图像有针对性地改进应用传统算法，才能使已有的经验和知识得到最大化利用。

4.4　基于 PCNN 的前列腺超声图像病理区域检测方法

针对医学数据信息量大、超声图像噪声多的特点，本节提出一种基于 PCNN 与形态学的自动区域检测算法[40]，其具体实现步骤如下。

步骤 1：获取前列腺原始超声图像 I。

步骤 2：对超声图像进行预处理并设置 PCNN 算法的初始化参数。

步骤 3：采用 PCNN 算法对前列腺图像进行处理，得到二值图像。

步骤 4：对算法运行结果进行形态学闭运算操作。

步骤 5：对二值化图像进行取反操作。

步骤 6：对感兴趣区域进行伪彩色编码增强处理。

步骤 7：合成图像输出，算法结束。

　　将此算法用于前列腺超声图像检测，在 MATLAB 2014(a)平台上进行仿真试验，检测结果如图 4.32 所示。

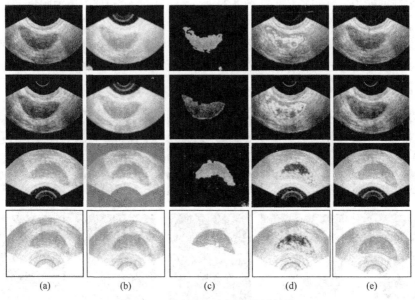

(a)　　　　　(b)　　　　　(c)　　　　　(d)　　　　　(e)

图 4.32　前列腺超声图像检测结果

　　在图 4.32 中，图 4.32(a)为超声图像原图；图 4.32(b)为超声图像预处理结果；图 4.32(c)为通过本节算法得到的分割区域；图 4.32(d)为合成区域的输出；图 4.32(e)为医生手动方法得到的分割结果。与超声原图比较可以看出，提取的感兴趣区域具有较好的区域结构，同时满足均匀性和连通性，并提高了分割的鲁棒性和准确性。对感兴趣区域进一步伪彩色增强后，图像中的细节区域按明暗程度被凸显出来，提高了图像的分辨率，便于医学临床诊断观察和超声图像的进一步量化分析处理。

参 考 文 献

[1] AFSANEH J, SYAMSIAH B T M, HAJJAH R M, et al. Computer-aided detection/diagnosis of breast cancer in mammography and ultrasound: A review[J]. Clinical Imaging, 2013, 37(3): 420-426.

[2] VISWANATH K, GUNASUNDARI R. Design and analysis performance of kidney stone detection from ultrasound image by level set segmentation and ANN classification[C]. International Conference on Communications and Informatics, New Delhi, 2014: 407-414.

[3] 吴恩惠. 医学影像学[M]. 6 版. 北京: 人民卫生出版社, 2008.

[4] CRECRAFT D I. Ultrasonic instrumentation: Principles, methods and applications [J]. Journal of Physics E: Scientific Instruments, 2000, 16(3): 181-189.

[5] 石斌. PCNN 在胆结石超声图像分割中的应用[D]. 兰州: 兰州大学, 2012.

[6] 夏稻子. 超声诊断学[M]. 北京: 人民卫生出版社, 2008.

[7] 廉敬. 胆囊结石超声图像全自动分割方法研究[D]. 兰州: 兰州大学, 2017.

[8] AGNIHOTRI S, LOOMBA H, ABHINAV G, et al. Automated segmentation of gallstones in ultrasound images[C]. 2nd IEEE International Conference on Computer Science and Information Technology, Beijing, 2009:56-59.

[9] SHI J, JITENDRA M. Normalized cuts and image segmentation[J]. IEEE Transactions on Pattern Analysis and Machine Intelligence, 2000, 22(8): 888-905.

[10] ABHISHEK J, MADHUR A, ABHINAV G, et al. A novel approach to video matting using automated scribbling by motion analysis[C]. IEEE Conference on Virtual Environments, Human-Computer Interfaces and Measurement Systems, Istanbul, 2008: 24-30.

[11] ANAT L, DANI L, YAIR W. A closed-form solution to natural image matting[J]. IEEE Transactions on Pattern Analysis and Machine Intelligence, 2008, 30(2): 228-242.

[12] XIE W, MA Y, SHI B, et al. Gallstone segmentation and extraction from ultrasound images using level set model[C]. 4th ISSNIP-IEEE Biosignals and Biorobotics Conference, Rio de Janerio, 2013: 13414540 .

[13] MARCIN C, JAKUB C. Gallbladder shape extraction from ultrasound images using active contour models[J]. Computers in Biology and Medicine, 2013, 43(12): 2238-2255.

[14] MARCIN C. Gallbladder boundary segmentation from ultrasound images using active contour model[J]. In Lecture Notes in Computer Science, 2010, 6283: 63-69.

[15] MARCIN C. Gallbladder segmentation in 2-D ultrasound images using deformable contour methods[J]. In Lecture Notes in Computer Science, 2010, 6408: 163-174.

[16] MUNEESWARAN V, MURUGAN P R. Automatic segmentation of gallbladder using bio-inspired algorithm based on a spider web construction model[J]. The Journal of Supercomputing, 2019, 75(2): 3158-3183.

[17] ALESSANDRO S, CRISTIANA C, ELENA M, et al. Maximum likelihood segmentation of ultrasound images with Rayleigh distribution[J]. IEEE Transactions on Ultrasonics, Ferroelectrics and Frequency Control, 2005, 52(6): 947-960.

[18] KHALED A, ABOU-BAKR M Y, YASSER K. Real-time speckle reduction and coherence enhancement in ultrasound imaging via nonlinear anisotropic diffusion[J]. IEEE Transactions on Biomedical Engineering, 2002, 49(9): 997-1014.

[19] PING S L, TSE S C, PAU C C. A fast algorithm for multilevel thresholding[J]. Journal of Information Science and Engineering, 2001, 17(5): 713-727.

[20] MUSRRAT A, CHANG W A, MILLIE P. Multi-level image thresholding by synergetic differential evolution[J]. Applied Soft Computing, 2014, 17: 1-11.

[21] PERONA P, MALIK J. Scale-space and edge detection using anisotropic diffusion[J]. IEEE Transactions on Pattern Analysis and Machine Intelligence, 1990, 12(7): 629-639.

[22] WANG W, ZHU L, QIN J, et al. Multiscale geodesic active contours for ultrasound image segmentation using speckle reducing anisotropic diffusion[J]. Optics and Lasers in Engineering, 2014, 54: 104-116.

[23] CHEN Y, PARK S K, MA Y, et al. A new automatic parameter setting method of a simplified PCNN for image segmentation [J]. IEEE Transactions on Neural Networks, 2011, 22(6): 880-892.

[24] CHEN Y, MA Y, KIM D H. Region-based object recognition by color segmentation using a simplified PCNN[J]. IEEE Transactions on Neural Networks and Learning System, 2015, 26(8): 1682-1697.

[25] ZHAN K, ZHANG H, MA Y. New spiking cortical model for invariant texture retrieval and image processing[J]. IEEE Transactions on Neural Networks, 2009, 20(12):1980-1986.

[26] SAEED M, RAMESH R, ZHANG M J. A new image segmentation algorithm based on modified seeded region

growing and particle swarm optimization[C]. 28th International Conference on Image and Vision Computing, Wellington, 2013: 382-387.

[27] ALI Q A, UMI K N, NOR A M I, et al. Computer-aided segmentation system for breast MRI tumour using modified automatic seeded region growing(BMRI-MASRG)[J]. Journal of Digital Imaging, 2014, 27(1): 133-144.

[28] WILLIAM S C, SUAN J D. Locally weighted regression: An approach to regression analysis by local fitting[J]. Journal of the American Statistical Association, 1988, 83(403): 569-610.

[29] WILLIAM S C. Robust locally weighted regression and smoothing scatterplots[J]. Journal of the American Statistical Association, 1979, 74(368): 829-836.

[30] PETRONELLA A, KOEN L V, MATTHIAS J P V O, et al. Probabilistic segmentation of white matter lesions in MR imaging [J]. Neuroimage, 2004, 21(3): 1037-1044.

[31] ALBEROLA-LOPEZ C, MARTIN-FEMANDEZ M, RUIZ-ALZOLA J. A methodology for evaluation of boundary detection algorithms on medical images[J]. IEEE Transactions on Medical Imaging, 1997, 23(5): 658-660.

[32] XU C, JERRY L P. Gradient vector flow: A new external force for snakes[C]. IEEE Computer Society Conference on Computer Vision and Pattern Recognition, San Juan, 1997, 3: 66-71.

[33] XU C, JERRY L P. Snakes, shapes, and gradient vector flow[J]. IEEE Transactions on Image Processing, 1998, 7(3): 359-369.

[34] LAURENT D C. On active contour models and balloons[J]. Computer Vision and Image Understanding, 1991, 53(2): 211-218.

[35] ECKHORN R, REITBOECK H J, ARNDT M, et al. Feature linking via synchronization among distributed assemblies: Simulation of results from cat cortex[J]. Neural Computation, 1990, 2(3): 293-307.

[36] JOHNSON J L, PADGETT M L. PCNN models and application[J]. IEEE Transactions on Neural Networks, 1999, 10(3): 480-498.

[37] 马义德, 李廉, 绽琨, 等. 脉冲耦合神经网络与数字图像处理[M]. 北京:科学出版社, 2008.

[38] RANGANATH H S, KUNTIMAD G, JOHNSON J L. Pulse coupled neural networks for image processing[C]. Proceedings of IEEE Southeast Raleigh, Raleigh, 1995, 3: 37-43.

[39] LI C, XU C, GUI C, et al. Level set evolution without reinitialization: A new variational formulation[C]. IEEE Computer Society Conference on Computer Vision and Pattern Recognition, San Diego, 2005: 430-436.

[40] 张北斗, 马义德, 林冬梅, 等. 基于脉冲耦合神经网络的超声图像病理区域检测算法[J]. 兰州大学学报, 2008, 44(1): 60-64.

第 5 章　心室分割与三维重构

近十几年来，由于心血管病患者数量及因心血管病死亡的人数急剧增加[1]，世界各国在心脏病预防和早期检查方面投入了大量资源，其中包括基于医学影像学的心血管建模与功能评估。由于心血管疾病病理及临床症状复杂，医生通常会综合多项检查(如心电图、X 射线成像、超声心动图检查、计算机断层扫描、心脏磁共振成像、冠状动脉造影及单光子发射体层成像等)结果给出诊断意见。由于心电图主要反映心脏运动过程的电生理活动，可以初步评估心脏功能是否异常，但无法确定准确病灶区域。X 射线、计算机断层成像的分辨率较高，可以确定心脏位置和形态变化，通常用于检查心血管结构性病变，但其成像角度较少。心脏多普勒超声图像虽然能够较好地观察心血管血流情况，但其分辨率不足，使得计算机辅助分析受到限制。相比于上述检查手段，磁共振成像图像分辨率较高，软组织对比度较好，在成像角度上有较多选择，适合心脏局部和全局功能的评估分析[2]。因此，磁共振成像已逐渐成为检查心脏疾病的首选方法。

研究表明，大多数心脏疾病都与心室的结构和功能状况有关。人体心室分为左心室(left ventricle，LV)和右心室(right ventricle，RV)。左心室负责将动脉血泵入主动脉，是人体血液循环系统的压力泵；右心室负责将静脉血泵入肺中，将静脉血转化为动脉血。随着人工智能的快速崛起，基于磁共振图像的左、右心室功能计算机辅助评估技术有了很大的突破。在已有相关文献及技术的基础上，本章重点介绍作者团队在左、右心室计算机辅助分割及心室三维重构领域取得的成果[3-11]，其主要内容包括：

(1) 基于短轴心脏磁共振图像的左、右心室的内、外膜的计算机辅助分割。

(2) 基于分割出的心室轮廓线，进行心室结构的表面三维模型重建。

(3) 相关心功能参数的计算。

本章将从感兴趣区域自动提取(5.1 节)，左心室内、外膜分割(5.2.1～5.2.4 小节)，右心室内、外膜分割(5.2.5 小节)及左心室表面三维重构(5.3 节)等方面进行详细阐述，处理数据为心脏短轴磁共振图像。

5.1　感兴趣区域自动提取

一张医学图像通常包含多个器官、组织，在准确度和计算量上对目标器官的分割都会造成一定的负担。心脏短轴磁共振图像也不例外，除左、右心室外，还有心包脂肪、肺部等区域呈现在图像上。因此，在心肌分割之前通常需要进行感兴趣区域(ROI)自动提取，即设计合适的算法，利用最少的数据、最短的时间自动定位出包含左、右心室的最小区域。目前，针对 ROI 自动提取，已有一些时域、频域、时频域及目标检测方法，详细介绍可参阅文献[3]，这里不再赘述。

　　针对 ROI 自动提取问题，本节给出了基于短轴心脏磁共振图像时-空域灰度分布特征的 ROI 自动定位方法。由于心脏是人体内唯一律动的器官，在一个心动周期内心脏图像中心室的变化最为剧烈，即在心动周期内，心室舒张末期和收缩末期的心室血池与心肌在大小、形状和灰度变化上明显，而周围组织与背景变化不明显。图 5.1 为在一个心动周期内的中间层序列图像。在这一个心动周期内，心室血池经历了先由大变小，再由小变大的过程。实际血池定位时，可以利用这种变化特性来提取感兴趣区域，但由于磁共振成像过程中的光照变化、运动伪影和噪声的影响，单纯利用心脏时域特性不能准确获取心脏的准确位置。因此，还须加入磁序列图像的空间灰度分布特性，如：

(1) 沿长轴方向，心脏位置不会有太大变化；

(2) 心脏位置靠近图像中心；

(3) 短轴平面图像，左心室近似为圆形，右心室近似为月牙形；

(4) 沿长轴，从基层到顶层，心室血池中心灰度值较高。

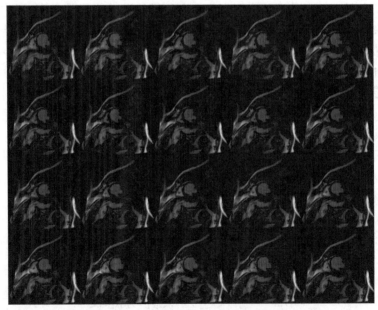

图 5.1　一个心动周期内的中间层序列图像

　　根据心脏短轴磁共振图像的时域、空域特性，结合图像基本差分、求和、对比度拉伸、高斯模糊、Otsu 阈值分割、形态学操作及图像极坐标变换等方法[12]，可以提取包含完整左、右心室的 ROI，同时对左心室血池进行定位，具体步骤如下所述。

(1) 输入中间层图像序列，每一帧图像记作 $I(x,y,t)$ ($t=1,2,3,\cdots,T$，T 为心动周期内图像总数量)。沿时间轴求每帧图像与平均图像的绝对误差值，记为 $I_E(x,y,t)$，如式(5.1)所示，它反映了一个心动周期内心脏图像数据的波动情况。

$$I_E(x,y,t)=\left|I(x,y,t)-\frac{1}{T}\sum_{i=1}^{T}I(x,y,i)\right| \tag{5.1}$$

(2) 为了减少由心跳、呼吸与成像伪影导致的灰度噪声，利用式(5.2)计算一个增强后的误差图像 $I_{EH}(x,y)$：

$$I_{EH}(x,y)=\alpha(x,y)\sum_{t=1}^{T}I_E(x,y,t) \tag{5.2}$$

定义 $\alpha(x,y)(0<\alpha(x,y)\leqslant 1)$ 为

$$\alpha(x,y)=\frac{\left|\sqrt{(x-x_c)^2+(y-y_c)^2}-\sqrt{x_c^2+y_c^2}\right|}{\sqrt{x_c^2+y_c^2}} \tag{5.3}$$

式中，(x,y) 为像素位置坐标；(x_c,y_c) 为图像中心位置坐标。由式(5.3)可见，距离图像中心越远的像素，对应 $\alpha(x,y)$ 值越小，灰度值衰减越大，通过衰减可以去除部分噪声，提高感兴趣区域提取的稳定性。

(3) $I_{EH}(x,y)$ 是一个处理后的误差图像，灰度值和对比度比较低，直接进行阈值分割时会出现欠分割现象。因此，进一步使用对比度拉伸变换处理 $I_{EH}(x,y)$(斜率控制为 0.5)，拉伸后再采用高斯模糊(3×3核)去除图像脉冲噪声。

(4) 使用 Otsu 阈值算法将第(3)步输出的图像分割，并使用形态学操作去除较小的非目标区域。

(5) 选择包含面积最大前景的最小矩形，并向周围扩展 10 个像素作为感兴趣区域。

(6) 将该区域作为一组图像的感兴趣区域。

上述心脏 ROI 提取与传统的图像差分法、频域、时频域及图像分类等方法相比，这种基于图像时域、空域灰度分布特性的 ROI 提取方法在分割准确度、计算速度等方面具有一定的优势，可大大减少后期处理的计算量，又可以提高后续心肌提取的准确率。

5.2　心室分割算法

5.2.1　基于 SPCNN 的 LV 内膜分割算法

图像驱动法，又称数据驱动法，该算法主要依据图像自身灰度分布特征及边

缘信息进行图像分割。这类算法从本质上讲是基于灰度值的图像像素聚类，比较有代表性的方法有 Otsu 阈值法、高斯混合模型、区域生长、K 均值聚类和模糊 c 均值聚类等，在实际运用过程中，这类算法由于过分依赖图像灰度统计特性，缺少必要的调节参数而导致分割效果不够理想。由于不同患者、不同空间层、不同时刻的心脏磁共振图像灰度概率分布并不遵循特定的规律，且心肌边缘在基层和顶层图像中常模糊不清，因此传统的图像驱动法分割准确度和稳定性不够理想。

　　本节使用脉冲耦合神经网络(PCNN)[13]分割左心室内膜，其优势在于模型参数可调，分割结果可以反映图像灰度分布特性但不依赖于灰度概率分布[4]。本节采用一种被称为 SPCNN 的简化 PCNN 模型处理图像。图 5.2 为 SPCNN 神经元模型示意图[14]。

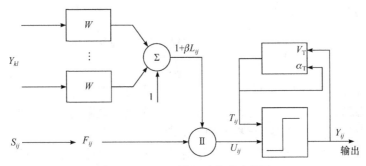

图 5.2　SPCNN 神经元模型示意图

　　在 SPCNN 中只有四个可调参数，分别为 W、β、V_T 和 α_T，其中 α_T 由式(5.4)给出，固定 $W = [0.5, 1, 0.5; 1, 0, 1; 0.5, 1, 0.5]$，$\beta = 0.1$，$V_T = 20$。

　　由人眼视觉特性分析可知，人眼对暗区图像的灰度变化要比亮区图像的灰度变化敏感。因此，在参数设置时，较亮的图像可以使用较小的 α_T，而较暗的图像则需要较大的 α_T 来保证 SPCNN 能输出更多的图像细节，通过式(5.4)对 α_T 进行自适应设置。

$$\alpha_T = \frac{C}{\text{mean}(S)} \tag{5.4}$$

式中，C 为常数；S 为归一化灰度图像；$\text{mean}(\cdot)$ 为图像灰度均值函数。为了在保留图像边界的同时平滑点火区域，设置连接项为

$$L_{xy}[n] = \sum_{kl} W_{xykl} Y_{kl}[n-1] - 2 \tag{5.5}$$

　　最后是常数 C 的确定，这里将 C 从 0.032 到 0.422 以等步长 0.01 递增，每个 C 值会输出一个二值图像，再设计一定的筛选策略，从这些二值图像中选择最优的 LV 血池。选择最优血池的过程如下所述。

　　(1) 根据血池位置进行第一次筛选。计算每个候选血池的质心和已分割的前一层 LV 血池质心间的距离，若距离不大于 12 像素，则保留对应的候选血池。

(2) 根据血池面积进行第二次筛选。计算第一步保留的候选血池的面积，若该面积过大(大于 A)或过小(小于 B)，则该候选血池被去除。对于第一层图像(选择的中间层)，A 和 B 分别设置为 1/4×S_{ROI} 和 50 像素；中间层到顶层分割过程中，A 和 B 分别设置为 5/4×S_P 和 5 像素；中间层到基层分割过程中，A 和 B 分别设置为 5/4×S_P 和 50 像素。其中，S_{ROI} 代表 5.2 节自动检测出的 ROI 的面积，S_P 代表前一层分割出的 LV 血池的面积。

(3) 根据血池的外部均匀性和血池内外灰度对比度来选择最优血池。首先使用半径为 6 像素的圆形形态学结构元素对候选的血池进行膨胀，将膨胀后的血池分别减去每个候选血池，从而得到每个候选血池对应的外部区域。将候选血池与外部区域对应的归一化灰度矩阵记为 I_C 和 I_0。定义血池外部区域均匀性 U_E 为 I_0 的标准差，其值越小，表明外部区域光滑性越好。定义血池内外区域对比度 $C_R = |\text{mean}(I_0) - \text{mean}(I_C)|$，$C_R$ 越大说明区域对比度越强。一般情况下，LV 心肌灰度分布较均匀，且心肌与血池有较强的对比度。因此，定义一个分割评价指标 $\text{UR} = \dfrac{U_E}{C_R}$，选择最小的 UR 作为最优 LV 血池。

上述选出的最优血池为 SPCNN 的粗分割结果，为了得到更精确的左心室内膜，需要对血池进行进一步处理。首先计算血池凸包，并采用 B 样条函数对其进行平滑；然后经过血池轮廓的每个点，沿外法线方向取连续的四个像素点，计算四个像素的灰度标准差，记为 S_{sl}，若 S_{sl} 小于 0.06 则该位置轮廓不再变动，否则计算四个像素点的灰度梯度，并将最大梯度对应的像素点作为新轮廓线上的点。经过修正后的轮廓可以作为分割出的 LV 内膜。

实验结果表明，与现有的 LV 内膜分割算法相比，本节描述的基于 SPCNN 的 LV 内膜分割算法在稳定性、准确性等方面具有一定的优势。

5.2.2　基于参数活动轮廓模型的 LV 外膜分割算法

左心室心肌与周围组织、背景之间的对比度较低、边界较模糊，基于图像驱动的方法很难分割出准确的心室外模。已有文献研究习惯使用形变模型提取左心室外模，本节针对传统 Snake 模型、梯度矢量(gradient vector flow, GVF)模型和 Balloon 模型在弱边界易出现边界泄露的问题，提出了一个集成形状约束力、气球力和 GVF 图像力的 Snake 新模型[5]。

GVF 模型可以提高传统 Snake 模型的图像捕获能力和凹形边界分割能力，但其外力场与图像边缘梯度关系紧密，在目标区域的弱边缘处极易产生泄露。在一些边缘模糊的地方，用传统 GVF 模型不能获得正确的分割结果，此时需要添加一些基于先验知识的外力来约束曲线的形变。由于左心室血池在形状上具有一定的特点，如血池呈现圆形或者椭圆形，左心室心肌形状类似于环形，所以可以在形变模型中添加形状力去提取左心室心肌。此类算法的关键在于定义合适的形状能量项和外力权重因子。本节为获得精确的 LV 外膜，在传统 GVF 模型中添加了新的形状能量项，以下开始详细阐述。

根据 GVF 模型产生梯度矢量流场，包括 ROI 边缘提取和矢量流场的计算。其中，ROI 边缘提取使用 Canny 算子来完成，它包括四步：首先，对图像进行高斯滤波以去除噪声；其次，计算每个像素点对应的局部梯度和边缘方向，定义边缘方向上具有局部最大强度的点为边缘点；再次，采用非最大值抑制处理得到强边缘像素与弱边缘像素；最后，通过边缘连接形成图像边缘。矢量流场的计算需要使用 GVF 模型，详细内容参考文献[15]。

此处，重点介绍为改善弱边界分割问题而提出的集成形状约束力、气球力和 GVF 力的改进 Snake 模型。该模型外力为

$$F_{\text{ext}} = \lambda_1 V(u,v) + \lambda_2 F_s + \lambda_3 n(s) \tag{5.6}$$

式中，$V(u,v)$ 为 GVF 力，用来反映图像梯度信息；F_s 为形状约束力，根据内外轮廓形状相似度定义；$n(s)$ 为气球力；$\lambda_i(i=1,2,3)$ 为常数，表示各外力对应的权重。

因为心肌厚度在各个方向上基本均匀，所以假设左心室内、外膜为同质心、形状相似的两条曲线。对于同心、完全相似的两条曲线，其对应轮廓点间距离应相等，即每组对应点间距离应等于所有点到该点的距离的平均值。可以认为内、外膜轮廓线对应点间距离越接近其平均值，内、外膜轮廓形状越相似。据此，定义如下能量方程：

$$E_s = \frac{1}{2}\int_0^1 [(r_{\text{epi}}(s) - r_{\text{endo}}(s)) - \bar{D}]^2 \mathrm{d}s \tag{5.7}$$

式中，$r_{\text{epi}}(s)$ 是形变曲线到血池中心的距离；$r_{\text{endo}}(s)$ 为内膜到血池中心的距离，该距离在曲线演化过程中保持不变；$\bar{D}$ 为内、外膜轮廓线对应点距离的平均值。最小化式(5.7)得到的外力便是新定义的形状约束力 F_s。

根据上述改进的 Snake 模型进行外膜分割时，基于 SPCNN 分割出的内膜作为曲线初始轮廓，参数设置如下：GVF 力场生成中平滑项因子 $\mu=0.2$，迭代次数为 40；Snake 模型迭代次数为 20，$\alpha=2$，$\beta=0.5$，$\lambda_1=2$，$\lambda_3=-0.4$，λ_2 随 Snake 迭代等步长从 0 增长至 2。其中，λ_2 采用迭代增长的方式设置是为了让形状约束力在靠近外膜边界处发挥较大的作用。

实验结果表明，基于上述改进 Snake 模型的 LV 外膜分割方法能够比较好地解决弱边界泄露问题，获得更为准确的外膜分割结果。

5.2.3 基于 SPCNN 与 ASM 的 LV 内、外膜分割算法

由于 5.2.2 小节介绍的改进 Snake 模型中形状约束力的定义基于心肌内、外膜同心且形状相似的假设，所以当出现弱边界而心肌厚度不均匀情况时，该模型分割精度会下降。此外，有经验的医生在处理心脏磁共振成像(cardiac magnetic resonance imaging，CMRI)时，获得的心室内、外膜通常比较光滑且具有一定的心肌解剖形状。因此，本小节尝试采用训练样本轮廓来获得待分割图像的心肌，重点介绍基于活动形状模型(active shape model，ASM)的 LV 内、外膜分割方法[7]，主要介绍轮廓初始化与样本模型的建立。

ASM 算法基于待分割目标的强先验知识(学习、统计得到的目标形状特征和局部灰度特征)，它能够得到比传统分割算法更高的精度，尤其适合处理边界特征不明显的医学图像。在 LV 分割领域，ASM 算法的应用也比较广泛，主要研究内容包括 2D、3D 形状建模，ASM 自动初始化，ASM 局部、全局特征提取。

ASM 分割结果对初始轮廓的设置十分敏感，为保证算法的稳定性和有效性，文献研究一般倾向于手动完成 ASM 初始化。本小节介绍基于 SPCNN 与 ASM 的 LV 内、外膜分割算法。采用 SPCNN 分割与简单的几何变换来完成 ASM 内膜的自动初始化，即采用 5.1 节提到的 LV 内膜分割方法获得内膜，进而估计出对应的外膜初始轮廓；针对 ASM 建模问题，分别对不同切层不同时刻的内、外膜建立二维形状模型，并根据该模型进行 LV 内、外膜精确定位。

3D ASM 算法在一次迭代中涉及的点数、特征维数均过高，容易导致运算量过大、存储空间需求过高、效率过低等问题。因此，基于二维形状图像进行 ASM 建模，并基于 2D ASM 目标点搜索原理对左心室进行逐层分割(从中间层分别向基层、顶层扩展)。为方便建模，同时节省数据存储、运算空间，提高算法效率，将大小为 121 像素×121 像素的矩形放置在原始图像中心处，取矩形包围区域作为 ROI。为提高分割精度，将三维左心室分为基层、中间层、顶层三部分，分别对舒张末期(end-diastole，ED)、收缩末期(end-systole，ES)时刻的内、外膜建模，即一共生成 9 个 2D 形状模型。建模过程中，三维数据(图像、轮廓)按以下规则进行三类划分：

(1) 靠近心脏底部，LV 出现左室流出道或 LV 血池内壁光滑且没有明显乳头肌、小梁肌的图像被归入基层；

(2) 靠近心脏顶部，RV 消失或 LV 血池过小、心肌模糊的图像被当作顶层；

(3) 剩余的图像归入中间层。

对于基层和中间层，专家手动对轮廓进行等间隔顺时针采样，得到由 45 个特征点组成的样本形状；对于顶层，因为其 LV 较小，所以将采样数降至 25。准备完 9 个模型对应的 2D 图像、形状数据后，根据 ASM 原理进行相应的形状建模，并记录每个模型对应的形状统计特征和局部灰度统计特征。其中，需要记录的形状统计特征包括平均形状，协方差矩阵主成分分析(principal component analysis，PCA)后的特征值、特征向量，以及表征轮廓点稳定性的权重因子；需要记录的局部灰度统计特征，包括特征点局部归一化梯度的平均值和协方差矩阵。在局部灰度统计特征计算过程中，统计范围为沿轮廓外法线方向包括特征点在内的 7 个点。

在完成 2D ASM 建模后，需要对 ASM 进行初始化。从中间层分别向基层和顶层扩展，对每一层的舒张末期图像采用 SPCNN 算法分割和几何变换来完成 ASM 内膜初始化。之后，按照相同的方式处理收缩末期的 3D 数据。初始化完成后，使用 SPCNN 算法分割出左心室内膜轮廓，在得到的初始轮廓附近，根据已建立的形状模型，通过 ASM 搜索策略来确定目标轮廓。先搜索内膜(从中间层分别向基层、顶层扩展)，再搜索外膜(从中间层分别向基层、顶层扩展)；先处理舒张末期图像，后处理收缩末期图像。

5.2.4　基于改进水平集的 LV 内膜分割算法

除以上介绍的数据驱动方法、参数活动轮廓模型及活动形状模型外，几何活动轮廓模型(水平集分割方法)也是医学图像分割中非常受欢迎的一种方法。但受成像设备或待测对象呼吸等的影响，心脏磁共振图像常有灰度分布不均、同一组织在不同成像环境中亮度不一致等问题，这使得传统的水平集 C-V 模型在进行 LV 分割时容易出错。因此，本小节采用改进的水平集模型[16]进行 LV 心肌提取[8]。

通常，灰度分布不均匀的图像可以表示为

$$I = b \cdot J + n \tag{5.8}$$

式中，J 为图像真值；b 为偏移场；n 为零均值高斯噪声。原图可以看成由 N 个互不相交的子区域 Ω_i 组成，且每个区域的像素灰度可以用常数 C_i 表示，即

$$\Omega = \sum_{i=1}^{N} \Omega_i, \quad \Omega_i \cap \Omega_j = \varnothing \tag{5.9}$$

文献[16]指出，针对灰度不均匀的磁共振图像进行水平集演化分割时需要去除偏移场，具体做法如下所述。

首先定义各像素点 x 的以 ρ 为半径的领域 O_x，即

$$O_x = \{y : | y - x | \leqslant \rho\} \tag{5.10}$$

式中，ρ 大小可调。在小区域内偏移场 b 变化很小，所以 $b(y)$ 近似于 $b(x)$，在邻域 O_x 的划分上，原图灰度值 $J(y)$ 可看作常值 C_i，可得

$$b(y) \cdot J(y) \approx c_i \cdot b(x), \quad y \in O_x \cap \Omega_i \tag{5.11}$$

由式(5.8)、式(5.11)及零均值高斯噪声可得

$$I(y) \approx c_i \cdot b(x), \quad y \in O_x \cap \Omega_i \tag{5.12}$$

因此，在每个子区间 $y \notin \Omega_i, u_i(y) = 0$ 就是一个以 $m_i \approx c_i \cdot b(x)$ 为聚类中心的聚类，从而领域 O_x 可被划为 N 个以 m_i 为聚类中心的聚类。在邻域 O_x 上应用 K 均值聚类算法，即迭代最小化聚类准则，可表示为

$$F_x = \sum_{i=1}^{N} \int_{O_x} | I(y) - m |^2 \cdot u_i(y) \mathrm{d}y \tag{5.13}$$

式中，对于 $y \in \Omega_i$，成员函数 $u_i(y) = 1$，而对于 $y \notin \Omega_i, u_i(y) = 0$。

在邻域 $c = (c_1, c_2, \cdots, c_N)$，定义一个新的全局聚类准则函数 ε_x 为

$$\varepsilon_x = \sum_{i=1}^{N} \int_{\Omega_i} K(x-y) \cdot |I(y) - c_i \cdot b(x)|^2 \mathrm{d}y \tag{5.14}$$

式中，$K(x-y)$ 为正的窗口函数，对于不属于 O_x 的图像点，$K(x-y) = 0$。因此，整个能量函数 ε 为

$$\varepsilon = \int \left(\sum_{i=1}^{N} \int_{\Omega_i} K(x-y) \cdot |I(y) - c_i \cdot b(x)|^2 \mathrm{d}y \right) \mathrm{d}x \tag{5.15}$$

窗口函数 $K(u)$ 定义为如下高斯函数：

$$K(u) = \begin{cases} \dfrac{1}{\alpha} \mathrm{e}^{-|u|^2/(2\sigma^2)}, & |u| \leqslant \rho \\ 0, & \text{其他} \end{cases} \tag{5.16}$$

式中，α 为归一化常数；ρ 为邻域半径；σ 为标准差。越不均匀的图像，半径 ρ 越小。然而，能量函数最小化比较困难，所以需要转换为水平集形式。在水平集模型中，设定 ϕ 为水平集函数，整个图像区域 Ω 可分割为互不相交的两个区域，即

$$\begin{cases} \Omega_1 = \{x : \phi(x) > 0\} \\ \Omega_2 = \{x : \phi(x) < 0\} \end{cases} \tag{5.17}$$

区域 Ω_1、Ω_2 可用成员函数定义，即

$$\begin{cases} M_1(\phi) = H(\phi) \\ M_2(\phi) = 1 - H(\phi) \end{cases} \tag{5.18}$$

式中，$H(\phi)$ 是 Heaviside 函数。因此，对于 $N = 2$ 的情况，能量函数可被表示为如下水平集形式：

$$\varepsilon = \int \left(\sum_{i=1}^{N} \int K(x-y) \cdot |I(y) - c_i \cdot b(x)|^2 \cdot M_i(\varphi(y)) \mathrm{d}y \right) \mathrm{d}x \tag{5.19}$$

式中，$b(x)$ 是偏移场；$c_i = (c_1, c_2, \cdots, c_N)$。通过交换式(5.19)的积分顺序，可得到以下新的公式：

$$\varepsilon(\phi, c, b) = \int \sum_{i=1}^{N} e_i(y) \cdot M_i(\varphi(y)) \mathrm{d}y \tag{5.20}$$

式中，

$$e_i(y) = \int K(x-y) \cdot |I(y) - c_i \cdot b(x)|^2 \mathrm{d}x \tag{5.21}$$

为了平滑曲线轮廓，引入能量函数作为数据项，从而将能量函数的变分水平集形式定义为

$$F(\phi, c, b) = \varepsilon(\phi, c, b) + v \cdot L(\phi) + \mu \cdot R_p(\phi) \tag{5.22}$$

式中，$L(\phi)$ 和 $R_p(\phi)$ 分别为

$$L(\phi) = \int |\nabla H(\phi)| \mathrm{d}y \tag{5.23}$$

$$R_p(\phi) = \int \rho(|\phi|) \mathrm{d}y \tag{5.24}$$

式中，$\rho(|\phi|)$ 为势函数，这里选择势函数为

$$\rho(|\phi|) = \frac{1}{2}(|\phi| - 1)^2 \tag{5.25}$$

利用最小化能量函数，通过给定的水平集函数和偏移场，可以得到图像分割结果。可通过迭代过程进行能量函数的最小化，在每次迭代中，分别对每个变量进行能量最小化。

实验结果表明，去除偏移场的水平集算法可以很好地应用到心脏磁共振图像心肌提取中。

5.2.5　基于 SPCNN 与数学形态学的 RV 内、外膜分割算法

与 5.2.1～5.2.4 小节中介绍的左心室分割相比，右心室由于心肌壁薄且血池形状规律性不如左心室腔，其分割难度更大。为此，本小节提出一种基于 SPCNN 的右心室心肌提取算法[9]，其分割过程分为三个步骤：第一步用各向异性扩散滤波方法对心室图像进行预处理；第二步用参数自动设置的 SPCNN 算法将 RV 血池二值化，并提取其边缘轮廓作为内膜轮廓线；第三步用形态学方法膨胀 RV 血池二值图像，提取其边缘轮廓作为外膜轮廓线。

各向异性扩散模型[17]表达式为

$$\begin{cases} \dfrac{\partial I}{\partial t} = \mathrm{div}[c(\|\Delta I\|) \cdot \Delta I] \\ I(t=0) = I_0 \end{cases} \tag{5.26}$$

式中，t 为时间算子；div 为散度算子；Δ 为梯度算子；$\|\ \|$ 表示幅度；$c(x)$ 为扩散方程，用来控制扩散程度，为非负单调递减函数，且 $c(0) = 1$，而 x 趋向于无穷时，$c(x)$ 趋向于 0。根据梯度值与扩散函数之间的关系，有两种较为经典的扩散方程：

$$c(\|\Delta I\|) = \frac{1}{1 + (\|\Delta I\| / k)^2} \tag{5.27}$$

$$c(\|\Delta I\|) = \exp\left[-(\|\Delta I\| / k)^2 \right] \tag{5.28}$$

式中，$\|\Delta I\|$ 为梯度幅值；k 为扩散门限。为了将各向异性算法应用到图像处理中，需要将式(5.26)离散化，得到离散表达式：

$$I_p^{t+1} = I_p^t + \frac{\lambda}{|\eta_p|} \sum_{q \in \eta_p} c(\nabla I_{p,q}^t) \nabla I_{p,q}^t \tag{5.29}$$

式中，λ 表示控制扩散总体强度的常数；I_p^t 表示对当前图像的离散采样结果；p 表示像素的二维坐标；η_p 表示坐标为 p 的像素的邻域空间；$|\eta_p|$ 表示邻域空间的大小。

　　各向异性扩散算法中，扩散方程选择的不同也会导致滤波效果的不同。为了在保证图像滤波效果的同时能够获得较清晰的心肌边界，选择如下扩散方程：

$$C_i = \exp\left[-\left(G_i/k\right)^2\right] \tag{5.30}$$

　　具体的各向异性扩散滤波通过如下的迭代过程完成。

　　(1) 计算待处理图像在 $n(n = 4$ 或 $8)$ 个方向的梯度值，并且分别记为 G_i，i 代表梯度方向；

　　(2) 选择扩散函数，确定扩散门限计算待处理图像在各个方向上的扩散系数，扩散方程如式(5.30)所示；

　　(3) 利用式(5.31)计算滤波结果：

$$I = I + \mathrm{d}t \times \sum_{i=1}^{n} C_i \times G_i \tag{5.31}$$

　　此次滤波中，迭代次数设为 20。在得到滤波后的图像后，将其输入 SPCNN 模型中得到二值化分割图像，选择右心室所在位置即可得到右心室内膜。

　　在心脏中，右心室的心肌层特别薄，而右心室的外膜轮廓在形状上与内膜轮廓基本一致，因此，可以使用形态学方法对得到的右心室内膜进行膨胀得到外膜轮廓线。大量实践经验与实验结果表明，一般将内膜分割结果用 3 像素×3 像素的方形结构元素膨胀 4 次，得到的结果与手动分割数据最为相近。图 5.3 为基于 SPCNN 与形态学的右心室分割结果。

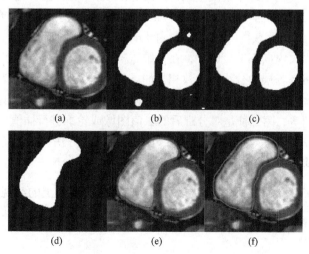

图 5.3　基于 SPCNN 与形态学的右心室分割结果

至此，本章前两节重点介绍了作者团队在左、右心室分割方面取得的研究成果。具体地，针对心脏图像灰度分布不规律、血池灰度不均匀等问题，分别设计了基于参数可调 SPCNN 与基于去除偏移场的水平集的 LV 分割方法；针对心肌外膜灰度对比度低、易发生边界泄露等问题，研究了集成形状约束力与气球力的改进 GVF 模型与 ASM 模型；针对右心室心肌壁薄、形状不规律等问题，设计了各向异性滤波、SPCNN 模型及形态学操作相结合的心肌提取方法。经大量实验验证，这些方法具有较好的稳定性和准确性。

5.3　左心室三维重构

采用前两节阐述的方法，可以获得比较准确的左心室内、外膜轮廓，本节介绍如何基于已分割好的心肌轮廓重建左心室三维模型，通过该模型不仅可以直观地观察立体左心室结构，还可以进一步计算心功能参数。

5.3.1　三维重构与图像插值

三维重构技术始于 20 世纪 70 年代，从重建数据类型上可以分为两类：离散数据点的重建和基于切片图像的重建。其中，前者通过采用离散数据点组成三维数据体，实现三维重构；后者基于多角度扫描切片图像，通过面绘制或体绘制算法进行三维重构，常用于医学研究中人体器官的重建。本章将介绍基于面绘制的左心室三维模型重建，包括基于立方体(marching cube，MC)算法的重建(5.3.2 小节)和基于轮廓线算法的重建(5.3.3 小节)。

面绘制三维重构通过分割出重建物体的等值面，继而构造相互连接的多边形，形成物体表面。这类算法可以重建出物体的表面细节，其精细程度与数据密度相关。经磁共振成像、CT 等获得的图像，其层间分辨率一般远小于层内分辨率，重建出的三维图像会损失纵向细节。因此，在三维重构之前，需要对层间图像进行插值，以满足层间分辨率与层内分辨率大致相当的条件。图像层间插值分为两种：第一种是对分割前图像进行插值，这类插值算法有最近邻插值、B 样条插值、三次样条插值和形态学插值等；第二种是对分割后的二值图像或轮廓进行插值，分为基于距离准则的方法和基于形态学的方法。5.3.2 小节介绍基于三次样条的图像插值方法，5.3.3 小节介绍基于轮廓线插值的方法。

5.3.2　基于 MC 算法的左心室三维表面重构在 MATLAB 上的实现

本小节使用 MC 算法[10]在 MATLAB 平台对左心室内膜实现三维重构，该方法分为三个步骤：

(1) 对原始图像进行层间插值，使得层间分辨率与层内分辨率大致相等。

(2) 使用 5.2.1 小节介绍的 SPCNN 算法分割出左心室内膜。

(3) 运用 MC 算法对左心室内膜进行重建。

为了插值出的图像更接近于真实图像，选择三次样条插值算法对层间图像进行插值。其基本思想是，在由两相邻节点所构成的每一个小区间用低次多项式来逼近，并且在各节点连接处，保证连续光滑。设在区间 $[a,b]$ 上给定一组节点 $a = x_0 < x_1 < x_2 < \cdots < x_n = b$ 和一组对应的函数值 $y_0, y_1, \cdots, y_n$。若函数 $S(x)$ 满足以下条件：①在每一个子区间 $[x_{k-1}, x_k](k = 1,2,\cdots,n)$ 上，$S(x)$ 是一个不超过三次的多项式；②在每一个节点上满足 $S(x_i) = y_i(i = 0,1,\cdots,n)$；③$S(x)$ 在区间 $[a,b]$ 上为二次连续可微函数，则 $S(x)$ 称为节点 X 上插值与 Y 的三次样条插值。

本小节使用的三次样条插值函数为

$$
\begin{aligned}
S(x) = {} & M_i \frac{(X_{i+1} - x)^3}{6h_i} + M_{i+1} \frac{(x_i - x)^3}{6h_i} \\
& + \left(f_i(u,v) - \frac{M_i h_i^2}{6} \right) \frac{x_{i+1-x}}{h_i} + \left(f_{i+1}(u,v) - \frac{M_{i+1} h_i^2}{6} \right)
\end{aligned}
\tag{5.32}
$$

式中，$h_i = x_{i+1} - x_i(i = 0,1,2,\cdots,n-1)$；$x_i$ 是第 i 幅图像的实际坐标；$x \in [x_i, x_{i+1}]$ 是插值图像的坐标。由 M_i 可以得到 $y = f(x)$ 在任一点的近似值 $S(x)$，$M_i = S'(x_i)$。

在得到插值图像后，使用 5.2.1 小节介绍的 SPCNN 算法分割出左心室内膜。重建时使用经典的移动立方体(MC)算法对分割出的左心室内膜进行重建。

MC 算法将相邻图像相邻的八个像素构成的长方体称为体素，如图 5.4 所示。体素中像素不一致时，可以在不一致的体素间构造等值点，等值点相互连接构成等值面。等值面是三维空间中具有相同或相似像素值构成的一张曲面，它可以表示为 $\{(x,y,z)|f(x,y,z)=c\}$，c 表示等值面值的常数。MC 算法采用一种分而治之的方法构造等值面，即逐个处理三维数据场中的体素。找出包含等值面的体素，并计算等值面与立方体边界的交点位置，然后按照一定方式将求得的交点连接成三角面片，这些三角面片即为等值面在体素中的近似表示。遍历所有体素，计算出在包含等值面体素中生成的三角面片，可以得到三维物体表面的整体三角面片近似表示。

选择 MICCAI2009MRI 心室影像数据集一组正常数据 SC-N-02，对原始图像进行插值后利用 SPCNN 模型对插值图像序列分割得到左心室血池部分，最后通过 MC 算法对分割出的血池图像序列进行三维重构，得到左心室内膜的三维模型，图 5.5 所示为基于 MC 算法的左心室内膜重构结果。

5.3.3　基于轮廓线插值算法的左心室三维表面重构在 OpenGL 上的实现

本小节使用轮廓线插值算法对心脏左心室进行三维重构[11]，重建过程分为三个步骤：

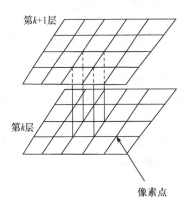
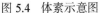

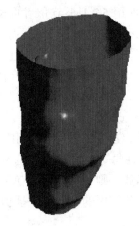

图 5.4　体素示意图　　　　　图 5.5　基于 MC 算法的左心室内膜重构结果

(1) 使用 5.2.1 小节介绍的 SPCNN 算法分割出左心室内膜。

(2) 使用二值轮廓线插值对分割出的左心室内膜进行层间插值。

(3) 使用轮廓线插值算法对插值后的左心室轮廓线进行重建。

轮廓线插值算法与灰度图像插值算法的原理大致相同，但插值速度更快，也更加精确。本小节使用形态学插值算法对分割出的二值轮廓线进行插值。

基于形态学的插值算法具有高效、适应性强等特点，尤其能处理具有分支结构的轮廓，因此近几年得到越来越多的关注。形态学插值的基本原理是采用膨胀、腐蚀操作，去除轮廓中不相干的结构，对数据进行简化插值。

记需要插值的任意一张图像为 S_k，图像上轮廓为 C_k，对应需要插值的另一张图像 S_{k+1} 上轮廓 C_{k+1} 的点 $V = \left(x_{i+1}, y_{j+1}, z_{k+1} \right)$，只能有以下三种情况：①点 V 在轮廓 C_k 内，但不在 C_k 上，此时执行膨胀操作 $V \oplus B$，其中 B 为结构元素；②点 V 在轮廓 C_k 外，即该点在 C_k 与 C_{k+1} 的交集外，此时腐蚀操作执行 $V \ominus B$，其中 B 为结构元素；③点 V 在轮廓 C_k 上，此时不执行操作。

综合以上三种情况得到计算插值公式为

$$F\left(C_k \mid C_{k+1} \right) = \left(\left(C_k \ominus B \right) \bigcup \left(\left(C_k \mid C_{k+1} \right) \oplus B \right) \right) \mid \left(C_k \bigcup C_{k+1} \right) \tag{5.33}$$

迭代执行 $F(C_k \mid C_{k+1})$ 与 $F(C_{k+1} \mid C_k)$，两幅图像重合时即可得到插值轮廓线。完成轮廓线插值后，采用轮廓线算法进行左心室三维表面重建。

首先，简单介绍一下轮廓线插值算法原理，图 5.6 为轮廓线拼接示意图。图中相邻的两个轮廓线分别为 P 和 Q，其中构成 P 的点序列共 m 个，即 $p_0, p_1, \cdots, p_{m-1}$，构成 Q 的点序列共 n 个，即 $q_0, q_1, \cdots, q_{n-1}$。假设相邻轮廓线上的点按同一方向排列，按照规则对轮廓线上的点连接，其中同一轮廓线中的线段(如 $p_0 p_1$)称为轮廓线线段，而相邻轮廓线之间的线段(如 p_0q_0)称为跨距。两条跨距和一条轮廓线线段组成一个三角面片，相邻的三角面片组成连续的三维表面。因此，可以将构造三维表面的问题转化为构造三角面片的问题。为了使拼接成的三维表面连续不相交，三角面片的构造需要符合以下条件：①一个三角面片拥有两个跨距；②一条跨距只能属于两个相邻的三角面片；③一条轮廓线线段只能是一个三角面片的一条边。

轮廓线插值算法的实现有很多方法，这里选择同步前进法实现。算法流程如下：

(1) 对相邻的两条轮廓线按同一方向排序；

(2) 在一条轮廓线中选择一点 q_j 作为起点，计算相邻轮廓线上的点到 q_j 的距离，选择距离最小点 p_i 作为三角面片的第二个顶点；

(3) 分别计算 q_j 到 p_{i+1} 的距离 D_1，p_i 到 q_{j+1} 的距离 D_2；

(4) 如果 $D_1 < D_2$，则三角面片第三个顶点为 p_{i+1}，更新 $i = i+1$；否则三角面片第三个顶点为 q_{j+1}，更新 $j = j+1$。转到步骤(2)，直到处理完所有的轮廓线顶点。

图 5.7 所示为轮廓线插值算法重构的左心室内膜。

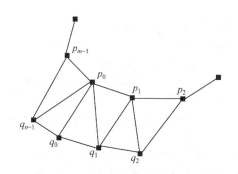

图 5.6　轮廓线拼接示意图

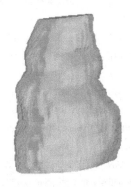

图 5.7　轮廓线插值算法重构的左心室内膜

本小节在 SPCNN 算法分割出左心室内膜的基础上，重点介绍了左心室血池三维重构的两种方法：①三次样条层间图像插值与立方体面绘制算法相结合的左心室血池三维重构方法；②二值轮廓线插值算法与轮廓线面绘制算法相结合的左心室血池表面重建方法。这两种方法分别在 MATLAB 与 OpenGL 平台上实现，为左心室的三维结构直观展示、心功能参数估计等工作奠定了基础。

参 考 文 献

[1] 陈伟伟, 高润霖, 刘力生, 等. 《中国心血管病报告 2017》概要[J]. 中国循环杂志, 2018,33(1): 1-8.

[2] 管秋, 陈胜勇, 等. 基于医学图像的心脏建模与分析[M]. 北京: 科学出版社, 2010.

[3] 马玉润. 基于核磁共振序列图像的左心室计算机辅助分割技术研究[D]. 兰州: 兰州大学, 2016.

[4] MA Y, WANG D, MA Y, et al. Novel approach for automatic segmentation of LV endocardium via SPCNN[C]. 8th International Conference on Graphic and Image Processing International Society for Optics and Photonics, Tokyo,

2016: 1022519.

[5] MA Y, WANG L, MA Y, et al. An SPCNN-GVF-based approach for the automatic segmentation of left ventricle in cardiac cine MR images[J]. International Journal of Computer Assisted Radiology and Surgery, 2016, 11(11): 1951-1964.

[6] 马玉润, 马义德, 王克敏, 等. 基于带形状约束的参数活动轮廓模型的左心室分割[C].第十四届中国体视学与图像分析学术会议, 贵阳, 2015:131-138.

[7] MA Y , WANG D , MA Y , et al. An effective approach for automatic LV segmentation based on GMM and ASM[C]. Neural Information Processing: 23rd International Conference, Kyoto, 2016: 663-672.

[8] LI W, YURUN M, KUN Z, et al. Automatic left ventricle segmentation in cardiac MRI via level set and fuzzy C-means[C]. 2nd International Conference on Recent Advances in Engineering & Computational Sciences (RAECS), Chandigarh, 2015:1-6.

[9] WANG K, MA Y, LEI R, et al. Automatic right ventricle segmentation in cardiac MRI via anisotropic diffusion and SPCNN[C]. Eighth International Conference on Graphic and Image Processing International Society for Optics and Photonics, Tokyo, 2016: 1022527.

[10] LEI R, MA Y, WANG K, et al. A novel approach for 3D surface reconstruction of LV endocardium based on SPCNN and MC[C]. 4th International Conference on Electrical and Electronics Engineering and Computer Science, Jinan, 2016: 71-78.

[11] 王德远. 基于核磁共振图像的心室分割与三维可视化研究[D]. 兰州: 兰州大学, 2018.

[12] (美)冈萨雷斯, 伍兹. 数字图像处理[M].北京: 电子工业出版社, 2009.

[13] 马义德, 李廉, 绽琨,等. 脉冲耦合神经网络与数字图像处理[M].北京: 科学出版社,2008.

[14] ZHAN K, ZHANG H, MA Y. New spiking cortical model for invariant texture retrieval and image processing[J]. IEEE Transactions on Neural Networks, 2009,20(12):1980-1986.

[15] XU C, PRINCE J L. Generalized gradient vector flow external forces for active contours[J]. Signal Processing, 1998, 71(2): 131-139.

[16] LI C, HUANG R, DING Z, et al. A level set method for image segmentation in the presence of intensity inhomogeneities with application to MRI[J]. IEEE Transactions on Image Processing, 2011, 20(7): 2007-2016.

[17] PERONA P, MALIK J. Scale-space and edge detection using anisotropic diffusion [J]. IEEE Transactions on Pattern Analysis and Machine Intelligence, 1990, 12(7): 629-639.

第6章　高度欠采样磁共振脑成像重构

6.1　压缩感知理论与磁共振成像

压缩感知(compressed sensing，CS)[1]是近年来在信号处理领域一个热门的研究方向。压缩感知理论的基本思想：只要信号本身是稀疏的或者在某个变换域稀疏/可压缩，就可以利用与该变换非相干的测量矩阵将变换系数投影为低维的观测向量。因为这种投影保留了待重构信号所需的固有信息，所以通过求解一个稀疏最优化问题就能够从低维观测向量高概率地精确重构出原始的高维信号。

磁共振成像(MRI)是一种非侵入式成像模态，具有无电离辐射和优秀的软组织对比度等优点。然而，MRI 较慢的成像速度仍是制约其广泛应用的一大瓶颈。目前，可通过快速数据采集等方法来改善成像速度，其中欠采样 k 空间是一种减少数据采集时间的常用方法，但会导致重构 MRI 图像的质量退化，从而影响其诊断价值。

因此，如何通过欠采样 k 空间数据快速准确地重构 MRI 图像是目前研究的难点和热点，具有重要的理论意义和广泛的应用价值。压缩感知理论为快速 MRI 研究提供了一个新途径，并且已表现出很大的潜力。通过欠采样 k 空间数据重构磁共振图像是压缩感知应用的非常成功的一个领域。CS 理论已经在减少磁共振成像的数据采集时间方面表现出不俗的实力和很大的潜力，它的出现和广泛应用再次激发了学者们对稀疏表示和最优化问题数值求解算法的研究热情。

本章主要介绍基于压缩感知理论，通过欠采样 k 空间数据重构能够达到诊断质量的 MRI 图像的问题，具体地，围绕重构正则化问题中稀疏先验选择及适用于稀疏表示模型的有效重构算法两个方面展开探讨，目的是使用尽可能少的欠采样数据，重构出高质量的 MRI 图像，进一步减小重构误差，更好地保留图像的边缘细节等特性，同时有效地抑制由欠采样造成的混叠、伪影和数据采集过程中引入的噪声，从而减少磁共振成像扫描时间，加快成像速度。

6.1.1　压缩感知理论

压缩感知理论最先以一种抽象的数学思想的形式出现在信息论与逼近理论的文献中[2-5]。CS 理论表明，在适当的前提下，只需要测量相对少量的信号值的随机线性组合，就可以通过一个非线性过程，从这些测量值中较准确地重构信号，而测量信号的数量远小于 Nyquist 采样定理定义的信号样本数量。简而言之，如果某信号在变换域是稀疏的或者可压缩信号，那么就可以将信号用与变换基不相关的观测矩阵投影到更低维的表示空间，然后通过优化问题的求解方法将原始信号从这些低维信号中以较高的概率进行重构。此问题的数学描述如下。

假设 x 是一维向量，长度为 N，其稀疏度(非零值个数)用 k 表示，观测矩阵 $\Phi_{M \times N}$ 为 $M \times N$ 二维矩阵，$y_{M \times 1}$ 表示 x 的观测值，即

$$y_{M \times 1} = \Phi_{M \times N} x_{N \times 1} \tag{6.1}$$

CS 问题实质上就是在测量值 y 和测量矩阵 $\Phi_{M \times N}$ 已知的前提下，求解式(6.2)所示的欠定方程组以得到原始信号 x。

$$y = \Phi x \tag{6.2}$$

式中，Φ 的每一行可看成是一个感知器，它与信号相乘，可采样到信号的较少部分信息，而这少部分信息能充分代表原始信号，并且可以找到一种以高概率还原原始信号的方法。大多情况下，信号 x 并不总是稀疏的，但是可以通过变换域操作，使信号在某个变换域近似稀疏(部分变换系数接近于 0)，这种方法就是稀疏表示，如式(6.3)所示：

$$x = \Psi \alpha \tag{6.3}$$

式中，Ψ 为稀疏基矩阵；α 为稀疏系数。将式(6.3)代入式(6.2)可得

$$y = \Phi \Psi \alpha \tag{6.4}$$

求解 α 的近似解 α'，则原始信号可以近似地通过式(6.5)得到：

$$x' = \Psi \alpha' \tag{6.5}$$

6.1.2　磁共振成像

理解 MRI 信号的产生所需要的相应的物理知识是复杂的，关于 MRI 详尽的内容可在相关文献[6-8]中找到，这里仅介绍与压缩感知关联的内容[1]。

MRI 图像的采样可以看成是 CS 的一个特例，所采样的线性组合仅仅是个别的傅里叶系数(k 空间采样值)。也就是说，CS 能够通过 k 空间的一个小的子集，而不是整个 k 空间数据实现准确的重构。本章只基于欠采样 MRI 图像重构，简要讨论 CS 理论成功应用的三个要求。基于 CS 理论的方法要求以下三点。

(1) 变换稀疏：希望得到的图像在某个已知的变换域有稀疏表示，也就是说，通过变换编码，图像必须是可压缩的；数学上的稀疏性通常有强稀疏性和弱稀疏性之分，强稀疏性即严格要求大部分系数为 0 值，而弱稀疏性则要求除了少部分非零值，其他大部分系数很小或者接近于 0 值。实际上，强稀疏性的表示很少存在，大多数的变换只符合弱稀疏性，显然，MRI 图像更符合弱稀疏性的实际，而在关于压缩感知的数学证明中，若假设强稀疏性，则结论往往更有说服力。关于MRI 图像稀疏性的证明：对全采样图像应用一种稀疏变换，然后通过最大变换系

数的一个子集重构一幅近似图像。图像的稀疏度为能够达到诊断质量重构所采用的变换系数的百分比。当然，"诊断质量"是主观的。然而，对特定的应用，通过临床检验及定量或定性地评估大量重构图像，获得一个经验的稀疏度的估计是可能的。通过图 6.1 所示的一幅 T2 加权大脑图像的稀疏变换表示的例子来说明 MRI 图像的稀疏性，图 6.1(a)为 T2 加权大脑图像的 k 空间，图 6.1(b)为 T2 加权大脑图像幅值，图 6.1(c)为四层 Daubechies 小波分解后稀疏系数的表示，图 6.1(d)为通过保留最大 10%的小波变换进行重构的图像。

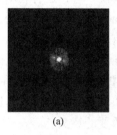 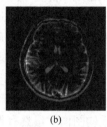 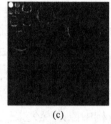 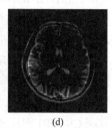

(a)　　　　　　　(b)　　　　　　　(c)　　　　　　　(d)

图 6.1　T2 加权大脑图像的稀疏变换表示

(2) 欠采样伪影的非相干性：由 k 空间欠采样在线性重构中导致的混叠伪影应该在稀疏变换域是非相干的(类似噪声)；在空间频率域采样值的均匀随机分布没有考虑 k 空间 MRI 图像的能量分布。k 空间的能量分布完全不是均匀的。MRI 的大部分能量集中在靠近 k 空间中心的区域，沿着 k 空间的外围快速衰减。因此，对于在 CS 背景下的 MRI 图像，现实的设计应该考虑可变密度采样，在 k 空间中心附近更密地采样，与 k 空间的能量分布相匹配。设计也应该创建相应的 k 空间轨迹。轨迹应该是有些不规则的，并且模拟纯随机欠采样的非相干特性，还要尽可能同时允许快速的数据采集，才能为后续工作做准备。

(3) 非线性重构：使用非线性方法重构图像，以保证图像表示的稀疏性及重构与采集样本的一致性。对于 MRI 图像，第一个条件很显然满足。非相干性至关重要，设计的 MRI 图像采集方式应满足非相干性的欠采样。非线性重构算法方面已经有大量的研究成果可供参考。

针对现有预定义分析型变换和图像域单尺度字典在稀疏表示中存在的不足，从寻求最优的稀疏先验信息和探索重构最优化问题的有效数值求解算法以适用于相应稀疏化结构两个方面，基于 CS 理论开展了通过欠采样 k 空间数据重构达到临床诊断质量 MRI 图像的研究，并提出改进思路与方法，达到改善重构图像质量的目的，通过 6.2～6.4 节内容展开论述。

本节简单介绍了磁共振成像的有关内容，重点对压缩感知与磁共振成像的内在联系进行了简要分析，以及 MRI 图像重构过程中对 k 空间数据进行欠采样的非相干采样轨迹；另外，还对基于 CS 的一些 MRI 图像重构算法进行了介绍。为后面基于压缩感知理论的磁共振图像重构研究奠定了基础。

6.2　基于非子采样Shearlet稀疏先验的高度欠采样MRI图像重构

通常，在压缩感知磁共振成像(CS-MRI)图像中可作为稀疏先验的变换有传统的二维小波变换[9-11]、全变分[9-12]、Contourlet变换[13, 14]、尖锐频率局部Contourlet变换(sharp frequency local Contourlet transform，SFLCT)[15]、双树复小波变换(dual-tree complex wavelet transform，DT-CWT)[16]、双密度双树复小波变换[17]等，还有利用了小波系数间相关性的结构化稀疏模型，包括高斯尺度混合(Gaussian scale mixture，GSM)模型[18]和小波树稀疏[19, 20]。然而，不同的稀疏变换各有优缺点，其在细节信息和方向信息上的表现各有差异，针对不同的应用可选择不同的变换。MRI中主体结构边缘精细、细节丰富、几何特征明确，以上变换通常不能提供有效的稀疏表示。于是，根据MRI图像特有的特征选取相应的稀疏表示，研究将相应的稀疏先验信息合并到CS-MRI图像重构以改善欠采样重构图像质量具有重要的意义。

针对目前已被应用在CS-MRI图像重构中的稀疏变换存在的不足，本节介绍一种基于非子采样Shearlet变换(non-subsampled Shearlet transform，NSST)稀疏先验的高度欠采样MRI图像重构方法[21,22]。考虑到MRI图像包含各个方向的特征信息及重构的准确性，对NSST分解方向数进行了改进，每个尺度可分解为任意偶数个方向子带，使得方向的选择性更加灵活。高度的方向敏感性和最优稀疏逼近特性，使NSST能更好地捕获MRI图像固有的特征信息，从而改善重构图像的质量。相应的重构最优化问题采用有效的迭代软阈值算法进行数值求解。实验结果表明，该方法重构图像的质量明显优于其他方法，不仅能很好地保护图像边缘细节等信息，还能有效抑制伪影和噪声干扰，具有较好的主观视觉效果和客观评价指标，表明了该方法的有效性及将NSST作为稀疏先验信息融入重构中的优势。

6.2.1　Shearlet变换

Shearlet变换[21-24]是一种性能优异的稀疏方向性图像表示工具，它是多尺度几何分析家族的新成员之一，其数学结构简单，有良好的稀疏性和非线性逼近性能。Shearlet的方向敏感性较好，各向异性显著，适合处理图像等高维数据的几何结构。Shearlet变换起初源于具有合成膨胀的仿射系统[21-23]。Shearlet变换是一种多尺度多方向性变换，尤其适用于表示局部分散的不连续点，如图像边缘。不像传统的多尺度几何分析工具，Shearlet表示图像中方向性的各向异性特征时在理论上是最优的，同时能够准确有效地捕获在各种尺度上多维数据的几何信息。目前，Shearlet变换在图像处理中的应用主要集中在图像去噪、图像稀疏表示、图像融合和边缘检测，而其在基于压缩感知的欠采样MRI图像重构中的应用还在进一步研究中。

Shearlet 变换的种种特性表明它更适合有效地稀疏表示 MRI，对捕获重要特征信息是非常有帮助的。非子采样 Shearlet 变换[23]是一种基于时域实现的离散 Shearlet 变换的特殊形式。除了保持 Shearlet 变换所具有的所有特性，NSST 还具有良好的平移不变性。因此，考虑把 NSST 变换引入 MRI 感知系统中，作为稀疏先验对于改善 MRI 的欠采样重构效果是有意义的。基于此，在充分利用 NSST 能够捕获任意尺度和任意方向上图像细节信息特性的基础上，可以采用基于 NSST 稀疏先验的迭代阈值 CS-MRI 图像重构方法。大量实验证明基于此系统的重构算法性能显著提升，能够明显提高欠采样重构 MRI 图像的质量。

Shearlet 是 $L^2(R^2)$ 上合成小波的一个特例，离散 Shearlet 的表示形式为

$$\psi_{j,l,k}^{(0)}(x) = 2^{\frac{3j}{2}} \psi(B^l A^j x - k) \tag{6.6}$$

式中，A 为各向异性膨胀矩阵；B 为剪切矩阵。相关研究表明[23]，Shearlet 函数族 $\{\varphi_k, \psi_{j,l,k}^{(0)}(x) = 2^{\frac{3j}{2}} \psi(B^l A^j x - k): j \geqslant 0, -2^j \leqslant l \leqslant 2^j, k \in Z^2, d = 0,1\}$ 是 $L^2(R^2)$ 上的一个紧标架。由这个系统导致的频谱平面 $\hat{R}^2$ 的剖分如图 6.2(a)所示。Shearlet 的方向、尺度、形状等几何特征完全可控，这是它与传统小波、复小波及各种"方向性小波"的不同之处。此外，Shearlet 的数学结构使得多分辨率分析与合成小波有着必然的内在联系，这有益于这种变换快速算法的实现。由元素 Shearlet 构成的系统是一个 Parseval 标架，Shearlet 的数学特性可总结为以下几点：

(1) 良好的时频局部化特征。Shearlet 在频域紧支撑，在空间域迅速衰减。

(2) 尺度关系符合抛物线形，如图 6.2(b)所示。

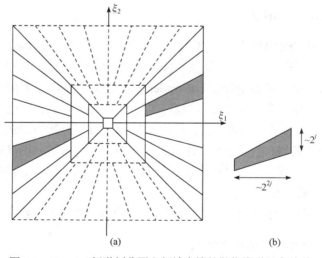

图 6.2　Shearlet 频谱剖分图和频域支撑的抛物线形尺度关系

(3) 方向性高度敏感。

(4) 空间局部化特征: 对于任何固定的方向和尺寸, Shearlet 可通过在点阵 Z^2 上平移得到。

(5) 理论最稀疏。

(6) 理论最优逼近。

6.2.2　离散 Shearlet 变换的实现

离散 Shearlet 变换是通过相应的连续变换离散化获得的, 这种变换能够对二维信号提供最优的稀疏表示。从图 6.2 所示频谱剖分图来看, Shearlet 理论可以被看成是 Contourlet 的一种理论上的验证。

研究者已经开发出基于频域和基于时域的离散 Shearlet 变换的实现方法[23,24]。这两种不同版本的实现方法有一些共同点, 以便在不同应用中有更大的灵活性。每一种不同表示的特征对于特定的应用都有不同的优点。基于频域的实现方法在所使用的窗类型上给出更大的灵活性, 且把合并子采样的可能性考虑进去了。这对于压缩类型的应用很有益。基于时域或者基于有限支撑滤波的实现, 更适合需要平移不变性的应用, 如去噪、计算有效性等。

虽然与 Curvelet 具有相似的稀疏特性和逼近特性, 但是 Shearlet 形成了一个类仿射系统, 同时具有更简单的数学结构。Shearlet 表示的元素是通过应用膨胀、剪切变换及平移到一个具有良好局部化特性的窗函数, 这些操作而产生的, 它们形成了一个 Parseval 标架。与 Curvelet 相比, Shearlet 简洁的数学结构能够提供一种更简单的数学分析框架及快速的算法实现。

6.2.3　非子采样 Shearlet 变换

非子采样 Shearlet 变换是通过使用非子采样拉普拉斯金字塔(Laplacian pyramid, LP)变换[25, 26]和一些不同的剪切滤波器(shearing filter)组合而实现的。与非子采样 Contourlet 变换(non-subsampling Contourlet transform, NSCT)的结构类似, NSST 的离散化过程同样分为多尺度分解和多方向分解两部分, 且多尺度分解与非下采样分解方式一致, 采用拉普拉斯金字塔分解法, 而多方向分解与 NSCT 不同, NSST 采用的是剪切滤波器, 它将 Shearlet 变换中的标准剪切滤波从伪极化网格系统映射到笛卡尔坐标系统, 整个过程直接通过二维卷积完成, 没有下采样环节, 使得 NSST 具有了平移不变性。

NSST 作为稀疏先验来进一步改善 CS-MRI 图像重构性能的主要原因有以下几点。

1. 最优稀疏性和最优逼近特性

Shearlet 在不同的方向上形成了一个具有良好局部波形的紧标架, 这说明其

表示含边缘的图像时是最优稀疏的。在表示 MRI 图像中的基本特征时 Shearlet 变换比其他变换方法需要的系数更少，只有 Curvelet 变换与其有相似的稀疏特性。从逼近理论的角度量化逼近性能，有助于更加严格地阐述最优稀疏和最优逼近特性。对于逼近沿着分段 C^2(C^2 表示二次连续可微的函数空间)曲线具有不连续点的光滑目标，渐进的收敛率实际上是最优的。用 $\hat{f}_M$ 表示图像 f 通过某种变换的前 M 个最大变换系数的近似，导致的逼近误差以 l_2 范数的平方表示为 $\left\| \hat{f}_M - f \right\|_2^2$，且 $\lim\limits_{m \to \infty} \left\| \hat{f}_M - f \right\|_2^2 = 0$。对于许多信号处理，此误差获取良好的渐近衰减率至关重要。

Shearlet 最优逼近性表现在它能够捕获分布的不连续点的独特能力。如果图像 f 除了边缘曲线是分段 C^2，每一处都是 C^2，那么不连续点就会产生许多大幅度的变换系数。使用 Shearlet 变换的最大 M 个系数获得的渐进逼近误差具有 $O((\log M)^3 M^{-2})$ 的衰减率，对于除了沿 C^2 曲线的不连续点，分段 C^2 的图像 f，有这样的衰减率基本上是最优的逼近，远远超过了衰减率只有 $O(M^{-1})$ 的小波逼近。Shearlet 变换和 Curvelet 变换、Contourlet 变换渐近逼近特性相似，这三种变换的误差衰减率接近理论上的最优逼近 M^{-2}。因此，图像 f 可通过部分和来非线性地表示，即 $f = \sum_{j,l,k} \langle f, \psi_{j,k,l} \rangle \psi_{j,k,l}$。系数 $\alpha_{j,k,l}(f) = \langle f, \psi_{j,k,l} \rangle$ 称为图像 f 的 Shearlet 变换系数。

2. 高度方向敏感性和各向异性

Shearlet 满足抛物线形尺度关系。频域的每一个元素 $\hat{\psi}_{j,k,l}$ 支撑在一对梯形上，近似大小为 $2^{2j} \times 2^j$，如图 6.2(b)所示。因为 Shearlet 有很好的时频局部化特性，所以在空间域的每一个 $\psi_{j,k,l}$ 大体上支撑在一个大小为 $2^{-2j} \times 2^{-j}$ 的区域上。随着 j 趋向于无穷大支撑变得越来越瘦长。频域的每个元素 $\hat{\psi}_{j,k,l}$ 的方向沿着斜率为 $l2^{-j}$ 的直线，相应的空间域元素 $\psi_{j,k,l}$ 沿着斜率为 $-l2^{-j}$ 的线的方向。方向数在每一个更精细的尺度上加倍。因此，Shearlet 表现出高度的方向敏感性和各向异性。图 6.3(a)所示为 Shearlet 变换的基函数，图 6.3(b)为相应的一对梯形频域支撑。不同于小波基的各向同性，Shearlet 变换的一对梯形元素支撑具有相当高的方向敏感性和各向异性。这些元素在表示 MRI 图像中边缘和纹理特征时很有用。

3. 剪切的方向数没有限制

Shearlet 变换和 Contourlet 变换比较相似。Contourlet 变换在 Laplacian 金字塔分解后紧接着采用了方向性滤波。然而这个方向性滤波与 Shearlet 变换采取的不同。事实上，Contourlet 变换的方向性滤波是通过引入一个结合临界采样扇形滤波器组和前/后重采样操作的方向性滤波器组来获得的。Contourlet 变换和 SFLCT

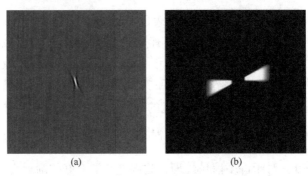

(a)　　　　　　　　　　　　　　(b)

图 6.3　Shearlet 变换的基函数和对应的频域支撑

捕获的图像方向特征比较有限，只能获取图像在 2^M 个方向的几何特征。Shearlet 变换一个明显的优点是在剪切的方向数目上并无限制。这种方向分解的灵活性是 Contourlet 变换中方向滤波器组(directional filters bank，DFB)的扇形滤波器无法获得的。因此，Shearlet 元素在表示各个方向的曲线状的边缘和纹理特征时是非常有效的。MRI 图像中，表示器官、组织或者血管的特征信息可能在各种方向上出现，Shearlet 变换是比其他变换更优的表示，而剪切滤波器唯一的限制是滤波器的大小应该大于或等于最大方向子带数目。

4. 剪切滤波器的小支撑尺寸

在时域用卷积实现剪切滤波是 Shearlet 变换的另一个优点。在实现中，必须限制卷积和所定图像大小一样。Shearlet 变换中，剪切的支撑尺寸也没有限制，这表明剪切滤波器具有比 Contourlet 变换中使用的方向滤波器更小的支撑尺寸，而滤波器的小支撑尺寸能够减少吉布斯(Gibbs)振铃现象并且改善算法的计算效率。确切地说，小尺寸滤波器允许使用一个快速附加重叠方法来计算卷积。图 6.4 所示为使用 Meyer 小波作为窗函数来构建剪切滤波器的示例。

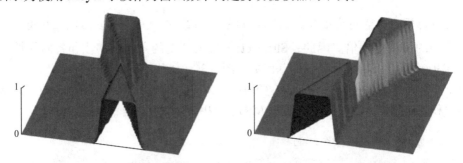

图 6.4　使用 Meyer 小波作为窗函数来构建剪切滤波器的示例

5. 平移不变性

NSST 中的多尺度分解使用的是非下采样拉普拉斯金字塔分解[26]，对不同尺度方向子带的数据没有进行抽取操作，故 NSST 表现出了良好的平移不变性，这有利于在 MRI 欠采样重构中克服吉布斯伪影。虽然非子采样拉普拉斯金字塔分解显得高度冗余，但是这种操作对于消除 k 空间测量噪声对重构图像影响相当有效。

6.2.4　基于 NSST 稀疏先验的高度欠采样 MRI 图像重构方法

对于 CS-MRI，不完整数据采集即 k 空间欠采样的一般模型表示为

$$y = F_u x + n \tag{6.7}$$

式中，$x \in C^n$，表示重构图像；$y \in C^m$，表示 k 空间测量数据；n 表示 k 空间的测量噪声；F_u 表示欠采样傅里叶变换算子。若 x 可表示为 $x = \psi\alpha$，ψ 表示和变换相关的稀疏先验，在这个变换域 MRI 图像 x 具有一个稀疏变换或者稀疏逼近，则测量数据可以通过 $y = F_u\psi\alpha + n$ 给出，$F_u\psi$ 表示感知矩阵。

根据 CS 理论，在图像稀疏性的约束下，CS-MRI 框架为从欠采样 k 空间数据中准确地重构 MRI 图像提供了可能性。也就是说，x 能够从 k 空间数据的一个小子集，通过解式(6.8)的 l_0 范数最小化问题被准确重构。

$$\min_{\alpha} \|\alpha\|_0 \quad \text{s.t.} \quad y = F_u\psi\alpha \tag{6.8}$$

但是，l_0 范数是非凸的，此优化问题的复杂性是 NP-hard[27]，庆幸的是，在一定条件下，l_0 范数的优化问题与 l_1 范数问题等价，这样上面的优化问题就转化为解式(6.9)的凸优化问题。

$$\min_{\alpha} \|\alpha\|_1 \quad \text{s.t.} \quad \|y - F_u\psi\alpha\|_2^2 < \varepsilon \tag{6.9}$$

式中，ε 是误差幅度的描述，定义为噪声的方差或者在逼近中允许的最大误差。最小化目标函数 $\|\alpha\|_1$ 可以提升图像的稀疏性。约束条件 $\|y - F_u\psi\alpha\|_2^2 < \varepsilon$ 用来保证重构的保真度。式(6.10)中的凸优化问题可以表示成无约束拉格朗日形式：

$$\min_{\alpha} \frac{1}{2}\|y - F_u\psi\alpha\|_2^2 + \lambda\|\alpha\|_1 \tag{6.10}$$

式中，第二项是正则化项，表示原始信号的稀疏先验信息，λ 是正则化参数，用来平衡数据保真项和稀疏项。

本小节采用迭代软阈值算法[28-30]来解基于 NSST 稀疏先验的 CS-MRI 图像重构问题。迭代阈值的核心思想是在算法的每次迭代中都保证目标函数减小。算法迭代地执行一个软阈值来减小系数 α 的 l_1 范数、梯度下降来减小 $\|y - F_u\psi\alpha\|_2^2$ 的值，于是通过迭代阈值法解出式(6.10)的解为

$$\alpha_{k+1} = S_{\theta_k}\left(\frac{1}{c}(F_u\psi)^H(y - F_u\psi\alpha_k) + \alpha_k\right) = S_{\theta_k}\left(\frac{1}{c}(F_u\psi)^H r + \alpha_k\right) \tag{6.11}$$

式中，$(F_u\psi)^H$ 表示 $F_u\psi$ 的共轭转置算子，ψ 和 ψ^H 分别表示 Shearlet 逆变换和正

变换；c 的选择应该满足 $c > \left\|(F_u\psi)^H(F_u\psi)\right\|_2 = \lambda_{\max}((F_u\psi)^H(F_u\psi))$；$r$ 表示 k 空间残差。在系数迭代中要使用阈值函数，这里 $S_{\theta_k}(\alpha_k)$ 是一个软阈值算子，用来按照式(6.12)所示的方式收缩系数向量 α 中的每一项 α_i：

$$S_{\theta_k}(\alpha_i) = \begin{cases} 0, & \text{若} |\alpha_i| \leqslant \theta_k \\ \alpha_i - \dfrac{|\alpha_i|}{\alpha_i}\theta_k, & \text{其他} \end{cases} \tag{6.12}$$

在 MRI 图像中，α 是一个复数向量，应该定义一个复数阈值算子：

$$S_{\theta_k}(|\alpha_i|e^{j\omega}) = S_{\theta_k}(|\alpha_i|)e^{j\omega}, \quad \omega \in [0,2\pi] \tag{6.13}$$

为了消除 MRI 图像幅度对于停止准则的影响，采用一个相对误差容忍 $R_k = \|y - F_u\psi\hat{\alpha}\|_2 / \|y\|_2$[15]来代替式(6.9)中关于 ε 的绝对停止准则。在每次迭代中使用衰减因子 $\rho(0 < \rho < 1)$ 来减小阈值。通过欠采样 k 空间数据使用迭代 NSST 软阈值的改进 CS-MRI 图像重构算法如算法 6.1 所示。

算法 6.1　CS-MRI 图像重构算法

步骤 1　初始化相关参数，令 $y \in C^m, \psi \in C^{n \times d}, \eta, \rho(0 < \rho < 1)$。

步骤 2　设 $\theta_0 = \max((F_u\psi)^H r_0), \alpha_0 = [(0,\cdots,0)_{1 \times d}]^T, x_0 = \psi\alpha_0, r_0 = y$。

步骤 3　重复，按照 $\alpha_{k+1} = \alpha_k + S_{\theta_k}((F_u\psi)^H r_k)$ 更新系数向量。

步骤 4　计算残差 $r_{k+1} = y - F_u\psi\alpha_{k+1}$。

步骤 5　更新阈值 $\theta_{k+1} = \rho\theta_k$。

步骤 6　$k = k + 1$。

步骤 7　直到 $r_k = \|y - F_u\psi\alpha_k\|_2 / \|y\|_2 \leqslant \eta$。

步骤 8　返回 $\hat{\alpha}$，$\hat{x} = \psi\hat{\alpha}$。

在这个算法中参数 η 和 ρ 都是常数，在所有实验中都设置成相同的值。大量实验结果表明，$\eta = 10^{-6}$ 和 $\rho = 0.8 \sim 0.9$ 是一个合适的选择，能够获取较好的 CS-MRI 图像重构性能。

实验表明，使用 NSST 对 MRI 图像做三层分解，每层 12 个方向作为 MRI 图像的稀疏表示能够获得最好的重构质量。采用这种分解尺度和分解的方向数可以获得比基于 SFLCT 的 CS-MRI[15]方法采用四层分解，每层 2^M 个方向更优的重构性能。

图 6.5 展现了一幅长有 Ewing 肉瘤的 T2 加权大脑 MRI 图像(来源于哈佛大学研究团队)的 3 层 Shearlet 分解。第一层分解为 6 个方向子带，第二层分解为 8 个方向子带，第三层分解为 12 个方向子带。

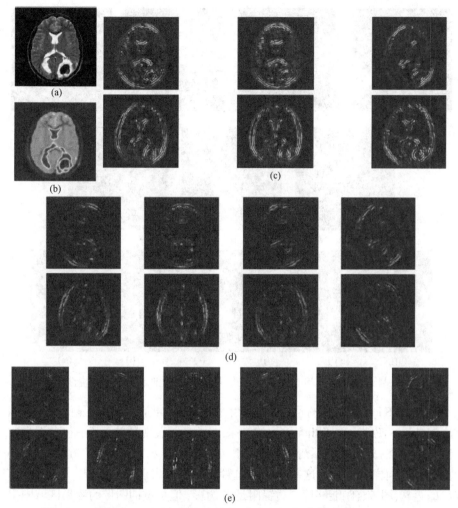

图 6.5　一幅长有 Ewing 肉瘤的 T2 加权大脑 MRI 图像的 3 层 Shearlet 分解

每一层分解的方向数分别是 6、8、12。(a) T2 加权大脑 MR 原图；(b) 逼近的低通子带；(c)～(e) 分别为第一、二、三层分解在每个分解方向上的细节 Shearlet 系数，为了更好地表示采用全颜色谱扩展

图 6.6 所示为针对来源于美国放射服务图片库的 512 像素×512 像素的磁共振血管造影图像，采用基于 NSST 的 CS-MRI 欠采样重构方法与其他四种方法的重构性能对比。图 6.6(a) 表示的是原始参考图像，实验采用的是采样率为 19.92% 的可变密度笛卡尔采样模板，如图 6.6(b) 所示，图 6.6(c)～(g) 分别为采用 zero-filling、LDP、ODWT、SFLCT 和基于 NSST CS-MRI 五种方法重构的结果，图 6.6(h)～(m) 分别为参考图像(图 6.6(a))以及重构图像(图 6.6(c)～(g))同一个区域的局部特写。磁共振血管造影图像的主要形态特征可以由变换提升分段光滑性的稀疏先验模型来近似逼近。

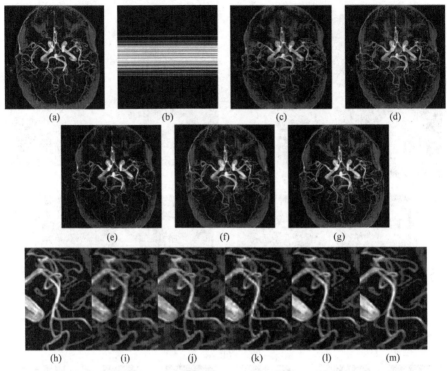

图 6.6　基于 NSST 的 CS-MRI 欠采样重构方法与其他四种方法的重构性能对比

　　基于 NSST CS-MRI 的重构结果看上去整体更加清晰，很明显优于其他四种方法的结果。使用 zero-filling 重构的结果(图 6.6(c))表现最差，其中包含不少曲线状伪影，血管的分布模糊不清。基于 LDP 方法(图 6.6(d))和 ODWT 方法(图 6.6(e))的重构结果同样不能去除这些伪影，血管的边缘处出现模糊现象。基于 SFLCT方法的重构(图 6.6(f))能够抑制边缘附近的伪影，但是重构图像的背景区域中出现了许多原图中并不存在的随机纹理。这些纹理对于应用是不利的，有可能被误认为是纤细的血管，从而影响医生的诊断。相比而言，本节的方法性能优于其他方法，能够获得较高空间分辨率的磁共振血管造影，较好地抑制了出现在边缘附近的 Gibbs 伪影。图 6.6(h)~(m)所示的局部特写更清晰地验证了以上所述现象。图 6.6(m)中血管的分布更加尖锐和清晰可辨，更好地表现出造影图像中曲线状的血管，包括一些相当纤细的血管。可以看到，对于这些细小的特征，其他四种方法并不能有效地重构出来，而本节的方法是可以实现的。几乎所有的血管分布及轮廓通过本节提出的方法都能准确地得以重构。

　　本节针对目前已被应用在 CS-MRI 图像重构中的稀疏化变换存在的不足，在介绍 Shearlet 变换的原理和特性、离散 Shearlet 变换的实现的基础上，主要介绍了将非子采样 Shearlet 变换(NSST)稀疏性作为稀疏先验信息融入非线性正则化重构方程中，然后通过简单有效的迭代软阈值算法进行欠采样磁共振图像重构的方法。利用 NSST 所具有的各向异性、最优稀疏性、高度方向敏感性、最优的逼近特性、任意方向的剪切、平移不变性等优点更加稀疏地表示 MRI 图像，更好地捕获固有的特征信息，从而改善 CS-MRI 重构图像的质量。通过对实数和复数的活体扫描数据和体模数据，采用不同欠采样模式，在不同欠采样率下进行重构实验，结果表明本节提出的方法能显著改善欠采样重构的 MRI 图像的质量，大幅度抑制由 k 空间欠采样带来的混叠和 Gibbs 伪影，较好地保留边缘细节，捕获图像内在的各向异性的特征，有效地去除噪声。另外，本节所提方法重构图像的客观评价指标也优于比较的其他方法，表明了该方法的有效性及 NSST 作为稀疏先验信息在正则化重构中的优势。

6.3　基于扩展的约束型分裂增广拉格朗日收缩算法的 MRI 图像重构

本节将对字典学习算法、过完备字典的构造及基于字典学习的稀疏表示在 CS-MRI 图像重构中的应用进行研究。

针对预定义的稀疏化变换缺乏自适应性的问题，本节介绍一种基于自适应字典过完备稀疏表示和分块约束型分裂增广拉格朗日收缩的 CS-MRI 图像重构方法[31]。该方法包括基于图像块的字典学习及通过扩展的分块约束型分裂增广拉格朗日收缩算法实现 MRI 图像重构两个过程。考虑有约束的基于字典学习的 CS-MRI 图像重构模型，将 k 空间数据的保真度和所有图像块对于字典的总拟合误差一同作为最小化问题的目标函数，将图像块的稀疏性作为约束条件，交替进行训练稀疏化字典和重构图像两个过程。再者，相应于字典学习的分块操作，进一步扩展约束型分裂增广拉格朗日收缩算法，以适用于字典学习分块稀疏化结构，并对重构模型进行有效的数值求解。对于相应的重构最优化问题，考虑到字典训练过程中的计算代价，把一种快速有效的约束型分裂增广拉格朗日收缩算法扩展至适应字典学习过程中的分块策略，从而实现数值求解，有效快速地通过欠采样数据重构出高质量的 MRI 图像。

6.3.1　字典学习和基于字典学习的稀疏表示

一个能够进行稀疏表示的字典 D 可以是预先设定的一组函数，也可以通过自适应给定的信号样本集的内容来进行设计。字典选择的方法主要可以分为以下两类。

1. 第一类是分析变换型字典

分析变换方法的字典是通过公式定义的，没有明确的矩阵形式，在许多情况下，对于这种稀疏表示的计算会有简单快速的实现算法及高度结构化的构架，并且大多数字典可以多尺度地分析图像，选择预先设定的变换矩阵更简单，所以非常受欢迎。实际的例子包括傅里叶变换、小波变换、Curvelet 变换、Contourlet 变换、Steerable 小波滤波器、Shearlet 变换等多尺度几何分析工具。通常优先考虑容易求伪逆的紧标架。这些字典应用的成功主要依赖于它们能非常合适地稀疏描述信号。面向基函数的多尺度几何分析是一类带有方向性的稀疏表示方法，能更好地处理高维奇异性，更符合人类视觉皮层对图像有效表示的要求，即局部性、方向性和多尺度性。这种字典的缺点是自适应能力较差，不能随着信号的变化做出相应的变化。

2. 第二类是基于学习型的字典

基于学习(learning)型的字典[32-35]，其目标是通过学习过程从训练样本中学习得到适合样本特征的自适应字典 D，能够最好地稀疏表示训练信号，是一种自适应的数据表示方法，它能根据信号的特点自适应地选取与其最相关的原子来进行表示。字典学习(dictionary learning，DL)针对不同的图像训练出适合表示该图像内容的字典 D，具有很好的自适应性。字典是从与待重构目标相似的样本集中训练产生的，由于具有与待重构目标相似的特征，目标信号可以更容易通过这类字典稀疏表示。从训练样本学习到的字典通常具有显式矩阵的表达，并且能更精细地拟合数据，从而在许多应用中性能更好。因此，学习型字典有很大的潜能，优于通常使用的预定义字典。然而，字典学习需要根据样本训练，花费的时间相对较长，计算代价高，原子的大小也限制了这种字典的应用。如今随着计算能力的日益提高，通过自适应于特定信号的字典的方法能够获得更显著的性能改善，而计算代价相对已经成为一个次要问题了。

字典学习算法最主要的是基于一组样本，训练自适应于其内容的字典。给定一组样本 $Y = \{y_i\}_{i=1}^{N}$，假定存在一个字典 D，可以通过稀疏组合产生给定的信号样本，也就是说，假定存在字典 D，对于每个样本 y_k 解 P_0 问题就能产生一个稀疏表示 α_k。在这样的环境下，考虑什么样的字典 D 最合适。

假设每个样本的稀疏编码是已知的，定义误差 $e_i = y_i - D\alpha_i$，整个表示的均方误差为 $\|E\|_2^2 = \|[e_1, e_2, \cdots, e_N]\|_2^2 = \|Y - D\alpha\|_2^2$。所有样本 y_i 作为矩阵 Y 的列，采用同样的方式把表示系数向量 α_i 组成系数矩阵 α。设系数 α 固定，可以寻找初始字典 D 的一个更新，从而使得以上误差最小化。

字典学习算法有最大似然法(maximum likelihood method)、最优方向法(method of optimal direction，MOD)、最大后验概率法(maximum aposteriori probability approach)、组合正交基(unions of orthonormal bases)学习算法、广义主成分分析(principal component analysis，PCA)算法、K 奇异值分解(K-singular value decomposition，K-SVD)算法，

其中最常用的两个算法是 MOD[36]和 K-SVD[37]。这两种算法把优化问题的数值求解分成两个阶段，分别为稀疏编码和字典更新，交替执行这两个过程，达到学习字典的目的。几乎所有前面提到的方法都能从根本上解释为 K 均值算法的推广，但是在这些过程中还是存在一些显著的差异。一种好的字典训练算法应当具有灵活性、简单性、有效性，而且要具有很好的目标函数来测量所获解的质量。本节主要介绍相关的 K-SVD 算法，该算法的主要流程如下。

算法 6.2　K-SVD 字典学习算法

任务：通过解最优化问题 $\min\limits_{D,\alpha}\left\{\left\|Y-D\alpha\right\|_F^2\right\}$　subject to　$\forall i,\ \left\|\alpha_i\right\|_0 \leqslant T_0$ 找到最好的字典 D 稀疏地表示数据样本 $\left\{y_i\right\}_{i=1}^N$。

步骤 1　初始化：设 $J=0$。

步骤 2　初始化字典：设置字典矩阵 $D^{(0)}\in\mathbb{R}^{n\times K}$。

步骤 3　归一化：归一化 $D^{(0)}$ 的列。

步骤 4　主要的迭代：重复以下步骤直到收敛(停止准则)。

(1) 稀疏编码阶段：使用任何追踪算法来计算对于每个样本 y_i 的表示向量 α_i，通过逼近以下问题的解来获得 $\min\limits_{\alpha_i}\left\{\left\|y_i-D\alpha_i\right\|_2^2\right\}$　subject to　$\left\|\alpha_i\right\|_0 \leqslant T_0$, for $i=1,2,\cdots,N$。

(2) K-SVD 字典更新阶段：通过以下步骤更新 $D^{(J-1)}$ 中的每一列，$k=1,2,\cdots,K$。

① 使用原子 $\omega_k=\left\{i\,|\,1\leqslant i\leqslant N,\alpha_k^{\mathrm{T}}(i)\neq 0\right\}$ 定义样本的集合。

② 通过 $E_k=Y-\sum\limits_{j\neq k}d_j\alpha_j^{\mathrm{T}}$ 计算总的表示误差矩阵 E_k。

③ 通过只选择相应于 ω_k 的列来约束 E_k，从而获得 E_k^R。

④ 应用 K-SVD 分解 $E_k^R=U\Delta V^{\mathrm{T}}$，选择 U 的第一列作为被更新的字典列 $\tilde{d}_k$，使用 V 乘以 $\Delta(1,1)$ 的第一列来更新系数向量 α_k^R。

⑤ 设 $J=J+1$。

⑥ 停止准则：若 $\left\|Y-D^{(J)}\alpha^{(J)}\right\|_F^2$ 的变化足够小就停止迭代。否则，执行下一次迭代。

步骤 5　输出：期望的结果 $D^{(J)}$。

K-SVD 算法每次更新一个原子(字典的一列)和其对应的稀疏系数，直到所有的原子更新完毕，重复迭代几次即可得到优化的字典和稀疏系数。K-SVD 算法非常灵活，可以与任何追踪算法配合使用。算法很简单地被设计为一种 K 均值算法的直接广义化。由于包含一个有效的稀疏编码过程和一个 Gauss-Seidel-like 加速字典更新过程，K-SVD 算法相当有效。该算法的步骤是彼此相容的，都是朝着一个明确的整体目标函数最小化的方向发挥作用的。K-SVD 算法总可以保证误差单调下降或不变，也不违反稀疏约束，但需要合理设置字典大小和稀疏度。

6.3.2 扩展的约束型分裂增广拉格朗日收缩算法

基于增广拉格朗日的方法已经被证明对于许多不同的应用表现得比其他算法更好[38]。约束型分裂增广拉格朗日收缩算法(constraint split augmented Lagrangian shrinkage algorithm，C-SALSA)是一种优秀的解决正则化图像重构或恢复的约束优化问题的新方法，在解卷积、图像修复、去模糊、图像重构等应用中已经表现出不俗的实力[39]。鉴于分裂增广拉格朗日乘子方法具有收敛性好、算法稳定、计算简便等优点，在重构过程中，相应于稀疏约束和字典学习中的分块操作，可以对 C-SALSA 进一步扩展以适应分块结构，称为基于分块的 C-SALSA(patch-based C-SALSA，PB_CSALSA)，应用在基于压缩感知的欠采样重构中，收敛更快，改善了高度欠采样率下的重构性能。

相应于字典学习稀疏表示，原来的约束问题转换为以下无约束问题：

$$\min_x \phi(D^\dagger x) + l_{E(\varepsilon, l, y)}(F_u x) \tag{6.14}$$

在 PB_CSALSA 实现中，式(6.14)中的 $\phi(\cdot)$ 设置为总变分(total variation，TV)范数。原因是 TV 范数是在图像恢复问题中经常使用的正则化函数。有文献已经验证了约束全变分对于补偿不完整的 MRI 采集来说是一个非常有效的概念[40]。TV 最小化不仅能够填充笛卡尔测量线之间 k 空间的空隙，而且能够外推出 k 空间测量范围以外的数据。同时重构图像没有显著的分辨率损失，还能够抑制吉布斯伪影。与正则化因子 ϕ 相应的 Moreau 逼近映射 $\Psi_{\tau\phi}(y)$ 使用 Chambolle 算法迭代计算。通过定义 $v_0^{(1)} = D^\dagger x_0$ 和 $v_0^{(2)} = y = F_u x_0$，应用变量分裂算子式(6.14)又被转换为另外一个约束问题，其中 $D^\dagger$ 表示 D 的伪逆，满足 $D^\dagger = (D^T D)^{-1} D^T$，$D^T$ 表示 D 的 Hermitian 转置。引入交替方向乘子法(alternating direction method of multiplier，ADMM)分别来解关于字典表示下的稀疏系数 $v_0^{(1)}$ 和 k 空间测量值 $v_0^{(2)}$ 两个子问题，k 是 ADMM 迭代次数的标识。在 DL PB_CSALSA 中，CS 测量值 y 通过欠采样 k 空间来获得。将欠采样数据填零重构图像 $x_0 = F_u^H y$ 作为字典学习和重构的初始图像。

基于字典学习稀疏表示采用扩展的 PB_CSALSA 进行欠采样 MRI 图像重构的 DL PB_CSALSA 算法整个过程总结在算法 6.3 中。

算法 6.3　欠采样 MRI 图像重构的 DL PB_CSALSA 算法

需求：k 空间测量值 y，欠采样傅里叶算子 F_u。

设 $x_0 = F_u^H y$，$k = 0$，选择 $\lambda > 0$。

阶段 1：字典学习

步骤 1　字典的初始化：设训练样本图像块通过奇异值分解得到的左奇异向量和一些随机抽取的样本图像块的混合构成初始字典 $D^{(0)} \in \mathbb{C}^{n \times K}$。

步骤 2　把图像 X 分解为非重叠的图像 $x_{ij} = R_{ij}x$，x_{ij} 向量化为 $n \times 1$ 列向量。

步骤 3　所有图像块的列向量 x_{ij} 再顺序排列，形成一个新的 $\tilde{x}$。

步骤 4　使用选取的样本数据，采用 K-SVD 算法训练过完备字典 D。

阶段 2：PB_CSALSA 重构

步骤 5　设 $v_0^{(1)} = D^\dagger x_0, v_0^{(2)} = y$，$d_0^{(1)} = 0 \times v_0^{(1)}$，$d_0^{(2)} = 0 \times v_0^{(2)}$。

步骤 6　重复步骤 7 至步骤 14。

步骤 7　$r_k = D(v_k^{(1)} + d_k^{(1)}) + F_u^H(v_k^{(2)} + d_k^{(2)})$。

步骤 8　$x_{k+1} = (D^\dagger D + F_u^H F_u)^{-1} r_k$。

步骤 9　$v_{k+1}^{(1)} = \Psi_{\lambda\phi}(D^\dagger x_{k+1} - d_k^{(1)})$。

步骤 10　$v_{k+1}^{(2)} = \Psi_{\ell_E(\varepsilon, l, y)}(F_u x_{k+1} - d_k^{(2)})$。

步骤 11　$d_{k+1}^{(1)} = d_k^{(1)} - (D^\dagger x_{k+1} - v_{k+1}^{(1)})$。

步骤 12　$d_{k+1}^{(2)} = d_k^{(2)} - (F_u x_{k+1} - v_{k+1}^{(2)})$。

步骤 13　$k \leftarrow k + 1$。

步骤 14　直到满足停止准则。

步骤 15　返回 x_{k+1}。

　　DL PB_CSALSA 整个算法包含两部分。字典 D 首先从非重叠图像块中训练得到。基于变量分裂应用 ADMM，分别解两个关于训练字典的稀疏表示及 k 空间测量值的优化子问题来更新图像块。使用更新图像训练得到的字典再作为下一轮迭代的初始图像，从而获得在当前字典 D 下的图像中的新特征。每次大循环阶段 1 和阶段 2 顺序执行，从而获得更新的字典和图像。充分利用字典学习对于图像的自适应性和 PB_CSALSA 的快速收敛，DL PB_CSALSA 获得了相当好的性能，在高度欠采样因子下依然能保留清晰的细节特征。

　　本节主要介绍了基于自适应过完备稀疏表示——字典学习在压缩感知磁共振图像重构中的应用，相应于字典训练过程中的分块操作，进一步扩展一种快速有效的约束型分裂增广拉格朗日收缩算法，以适用于字典学习分块稀疏化的结构。在重构模型中以重构图像对于 k 空间数据的保真度及所有图像块对于字典总的拟合误差共同作为最小化的目标，将图像块的稀疏性作为约束条件，交替执行训练字典和重构图像两个过程。采用扩展的基于块的约束型分裂增广拉格朗日收缩算法 (PB_CSALSA) 对相应重构模型进行有效的数值求解。通过对复值 MRI 图像和体模的重构实验表明，基于分块的稀疏化方法能有效捕获局部图像特征，获得比全局稀疏化变换(小波和 TV 稀疏化)更好的重构质量。此外，扩展的 PB_CSALSA 能较好地保持图像细节、纹理及边缘等信息，并且能快速收敛，具有较强的适用性。虽然基于字典学习的过完备稀疏表示能更好地自适应拟合数据，有益于 CS-MRI 图像重构性能的提升，但是在图像域训练的字典只能在单一尺度下分析信号，缺乏多分辨率特性。因此，在 6.4 节继续探讨对于基本字典学习模型的进一步改进和加强。

6.4 基于 UDCT 域多尺度字典学习的 MRI 图像重构

基于字典学习的 CS-MRI 图像重构方法——字典学习磁共振成像(dictionary learning magnetic resonance imaging, DLMRI)[37]是自适应字典学习在 CS-MRI 中的应用迈出的一大步。然而，DLMRI 及前面提及的 DL PB_CSALSA 重构方法，都是在图像域直接对图像块在单一尺度下进行字典的训练。这种学习型字典虽然可以自适应于训练图像集的内容，并且精细地拟合数据，但是不能够像多尺度几何分析(multiscale geometric analysis，MGA)一样从多尺度角度分析数据。仅从单一尺度训练字典进行稀疏表示存在一定的弊端。由于图像在不同尺度、不同方向下常常包含不同的特征，这些特征往往是图像重构需要保留的重要信息。针对存在的这一问题，结合多尺度几何分析和字典学习两种方法的优点，本节介绍一种基于均匀离散 Curvelet 变换域的多尺度字典学习双重稀疏化模型并应用于 CS-MRI 图像重构问题，进一步扩展 PB_CSALSA 以适用于多尺度字典的分层结构，从而进行相应优化问题的数值求解。

6.4.1 多尺度字典学习

神经生理学家研究结果表明，哺乳动物的视觉皮层的接收场具有局部性、方向性、带通的特性。1996 年，Olshausen 和 Field 的研究[41]为信号的稀疏表示理论的研究奠定了理论基础。他们的实验结果表明，视觉皮层的接收场特性使人类视觉系统只用最少的视觉神经元就能捕获自然场景中的关键信息，这相当于对自然场景的稀疏表示。在大多数情况下，信号的数据通常来源于不同的尺度；不同的子带包含不同尺度的数据。

基于这些事实，Ophir 等[42]结合多尺度几何分析和字典学习两种方法的优点，提出了一个多尺度字典学习框架用于稀疏和冗余信号表示。其主要思想是将分解后的每个小波子带单独处理，分别对各子带进行字典学习。多尺度字典将通用的多尺度表示的优点和训练的自适应字典的优点相结合。因此，这样的字典能够以更加有效的方式表示数据，也就是说可以更加稀疏地表示数据，从而在应用中能更加全局地处理信号。此外，这种多尺度字典的计算代价要比包含大量原子的显式字典的计算代价要低。在一个固定的多尺度算子的分析域应用字典学习，通过这种方式，然后训练出在不同数据尺度的子字典。对于各种图像处理应用，这种多尺度字典都能够被有效地使用在稀疏编码中，其性能优于单尺度字典和多尺度几何分析。

多尺度几何分析具有吸引力的一个关键特性是它们倾向于稀疏化特定的图像内容。由于图像在不同尺度、不同方向下常常包含不同的特征，这些特征往往是欠采样 MRI 图像重构需要保留的细节特征信息。本节探讨以这一重要特性为基础，在现有的多尺度变换之上合并一个学习过程。不是寻求直接的变换来获得信号最终的稀疏化，而是首先使用在这方面做得比较好的现有的变换，然后增加另一层处理来进一步压缩已经稀疏化的信号。单纯多尺度几何分析只能给出原始信号在某种程度上的稀疏表示。进一步压缩变换分解后表示系数的冗余性，特别是在同一个子带内分解系数的空间相关性，这样产生比单一多尺度分解更稀疏的图像表示。多尺度字典学习的稀疏表示方法有效地将这两种字典的优势结合，一方面使字典更有效、更全面、更精确地表示信号，另一方面使字典具有多尺度分析的能力。因此，多尺度字典相对于单尺度字典能够最优匹配图像中的各种成分结构，具有更强的稀疏表示能力。基于此，本节介绍一种基于均匀离散 Curvelet 变换 (uniform discrete curvelet transform，UDCT)域多尺度字典学习的MRI图像重构方法。

6.4.2　均匀离散 Curvelet 变换

2010 年，Nguyen 等提出了一种多尺度几何分析方法——均匀离散 Curvelet 变换[43]。该变换结合了 Curvelet 变换和 Contourlet 变换的优点，借鉴 Contourlet 变换的思想，通过在频域用类似 Contourlet 结构的多分辨率滤波器组(multiresolution filters bank)实现 Curvelet 变换。UDCT 频率域的滤波器组的构造满足 Curvelet 基函数的要求。因此，UDCT 不但具有 Curvelet 结构完整的数学理论基础，而且有类似于 Contourlet 结构的易于实现的滤波器组结构。UDCT 具有比传统快速离散余弦变换(fast discrete cosine transform，FDCT)更低的系数冗余，更灵活的方向选择性及近似平移不变等特点，而且其实现方式简单，更适合工程应用。

该变换结合基于快速傅里叶变换(fast Fourier transform，FFT)的离散 Curvelet 变换和基于滤波器组的 Contourlet 变换的思想，其实质为由快速傅里叶变换得到的多分辨率滤波器组，其设计包括构造 Curvelet 窗函数、方向滤波器组设计及级联三部分。

1. Curvelet 窗函数构造

要得到均匀离散 Curvelet 变换，首先定义 $2N+1$ 个光滑 2 维 Curvelet 窗函数

(N 为整数)，表示为 $u_l(w)$，$l = 0,1,\cdots,2N$，其中 $w = (w_1, w_2)$ 表示离散频率变量。这些函数满足如下准则：

(1) 所有的窗函数在 w_1 和 w_2 方向上都是 2π 周期；

(2) 第一个窗函数 $u_0(w)$（一般作为低通窗函数）具有矩形支撑，在 $[-\pi/2, \pi/2]^2$ 之外函数值为 0；

(3) 其他 $2N$ 个窗函数具有楔形支撑域；

(4) 所有函数为具有紧支撑的光滑函数，其在主支撑域中的大小为 1，由过渡区域光滑地降为 0，参数 η_a 和 η_b 用来调节过渡区域宽度；

(5) 对于楔形支撑函数，最宽区域须小于 2π 的某个整数分割部分；

(6) 所有窗函数满足 $u_0^2(w) + \sum_{l=1}^{2N} u_l^2(w) + u_l^2(-w) = 1$。

窗函数 $u_l(w)$ 的设计包括构造一维投影函数 $\beta(t)$，在区间 $[-1,1]$ 上 $\beta(t)$ 的值为从 0 到 1 的光滑曲线，基于 $\beta(t)$ 构造 2 个同心的矩形函数及 $2N$ 个角度函数，参数 η_a 和 η_b 分别用来调节矩形函数和角度函数的过渡区域宽度。矩形支撑窗函数 $u_0(w)$ 为两个一维函数的乘积，而楔形窗函数 $u_l(w)$ 通过矩形函数和 $2N$ 个角度函数相乘得到。通过以上方法得到一系列参数化的光滑窗函数之后，根据得到的光滑窗函数设计相应的方向滤波器组。

2. 方向滤波器组的设计

在 $2N = 6$ 的情况下，由 7 个 $u_l(w)$ 定义 7 个子带的滤波器组 $F_l(w)$ 如下：

$$\begin{cases} F_0(w) = 2u_0(w) \\ F_l(w) = 2\sqrt{u_l}(w), \quad l = 1,2,\cdots,6 \\ G_l(w) = F_l(w) \end{cases} \tag{6.15}$$

在空间域，综合滤波器与分析滤波器相同，即 $g_l(n) = f_l(n)$。所有子带的抽取率为 $2l$。在滤波器组的输出端，只保留重构图像的实部，因此具有完美重构性能。为了降低离散 Curvelet 分解的过完备率，在滤波之后需要对子带进行抽取。由于 $u_l(w_1, w_2)$ 的支撑域完全由参数 η_a、η_b 和 N 决定，这三个参数须满足以下条件：

$$(2\pi/N)(1 + 2\eta_b)(1 + \eta_a) < \pi/2^n$$

满足条件的参数可以取值为

$$N = 3 \cdot 2^n, \ n \geqslant 0, \ \eta_a = \eta_b = 0.15;$$

$$N = 4 \cdot 2^n, \ n \geqslant 0, \ \eta_a = \eta_b = 0.3;$$

$$N = 5 \cdot 2^n, \ n \geqslant 0, \ \eta_a = \eta_b = 0.5$$

可以选择第一种情况取值，因为该取值使得 Curvelet 窗口在 Curvelet 的基本支撑域周围有转换域，并且很好地局部化空间域 Curvelet。除此之外，这样的参数取值还使得 2 维均匀离散 Curvelet 变换有可接受的冗余度，即

$$\text{Red.UDCT} < 2 \times M \times \frac{3^{M-1}}{2^M - 1} \tag{6.16}$$

式中，M 为信号维数。当 $M = 2$ 时，其冗余度小于 4。基于以上两点，一般选择 $N = 3 \cdot 2^n$，$n \geqslant 0$，$\eta_a = \eta_b = 0.15$，使用 $2N + 1$ 个窗函数 $u_l(w)$ 定义 $2N + 1$ 组滤波器组：

$$\begin{cases} F_0(w) = 2u_0(w) \\ F_1(w) = 2^{\frac{n+3}{2}} u_l(w), \quad l = 1, 2, \cdots, 2N \\ G_l(w) = F_l(w) \end{cases} \tag{6.17}$$

因此，$2N$ 个方向子带滤波器组的抽取率是 $2N = 6$ 情况下的 2^n 倍，则前 $3 \cdot 2^n$ 个方向子带的抽取率 $D_1^{(N)} = \text{diag}\{2, 2^{n+1}\}$，后 $3 \cdot 2^n$ 个方向子带的抽取率 $D_2^{(N)} = \text{diag}\{2^{n+1}, 2\}$。低通子带的抽取率 $D_0^{(N)} = 2l$。由于综合滤波器组和分析滤波器组相同，二次抽样子带不存在混叠，因此可推断该滤波器组实现了紧框架、自对偶的变换。

3. 滤波器组级联实现均匀离散 Curvelet 变换

在低频子带系数应用相同参数值 η_a 和 η_b 的滤波器组进行多尺度分解，此过程即为均匀离散 Curvelet 变换。在图 6.7 中清楚展示了 $J = 3$(J 为均匀离散 Curvelet 变换分解层数)层滤波器组级联，每层 $2N = 6$ 个方向的均匀离散 Curvelet 变换过程：对于信号 $x(n)$，首先使用 $F_l^3(\omega)$，$l = 1, \cdots, 6$ 和 $F_0^3(\omega)$ 在频域滤波，得到 $2N = 6$ 个高通分量和 1 个低通分量；其次对滤波结果进行抽取，变换到空间域，得到相应的均匀离散 Curvelet 变换的 6 个方向的高频系数子带和 1 个低频子带；再次对该低频子带进行同样的滤波、抽取操作得到粗尺度的方向子带及低频子带；最后对该低频子带做同样处理，得到更粗尺度的方向子带及低频子带，故该过程一共得到 9 个方向系数子带和 1 个低频系数子带。

由以上均匀离散 Curvelet 变换的设计过程，可知其是离散 Curvelet 变换的新颖实现，是 FDCT 的一般化和参数化，因而它具备 FDCT 所具有的优点。除此之外，还具有如下特性：

(1) 完美重构性能。

(2) 由于 Curvelet 窗函数被系统地定义和参数化 ($\eta_{a(b)}$)，所用参数在 Curvelet 系数的冗余度和空间域 Curvelet 函数的有效支撑之间取折中值，故可以通过调节参数获得不同的冗余度和支撑形状。

(3) 均匀离散 Curvelet 变换建立在多分辨率滤波器组原理之上。窗函数产生于级联的多分辨率滤波器组，且滤波在频域实现。这是其与快速离散 Curvelet 变

换的最大不同。在时域中，离散 Curvelet 函数中心位于均匀离散的各网格格点上，同一尺度的网格相同，不同尺度的网格具有从属关系，导致各尺度各方向的变换系数展现明确的父子关系。

(4) 均匀离散 Curvelet 变换在实际应用中还有其他的特性，如其在每一尺度的系数数目固定，不依赖于方向子带的个数。每一尺度各方向子带的大小相同。

(5) 均匀离散 Curvelet 变换的前向变换和逆向变换使用相同的滤波器，其对应的 Curvelet 函数是自对偶的，因此逆变换实现较为简单。均匀离散 Curvelet 变换下采样过程不造成频谱混叠，因而该变换具有能量意义上的平移不变性。

6.4.3 基于 UDCT 域多尺度字典学习双重稀疏化模型

多尺度字典学习方法是针对单一尺度学习型字典在图像处理中缺乏多尺度、多方向性提出的。图 6.7 所示为 UDCT 的三层滤波器组级联的实现，UDCT 在某

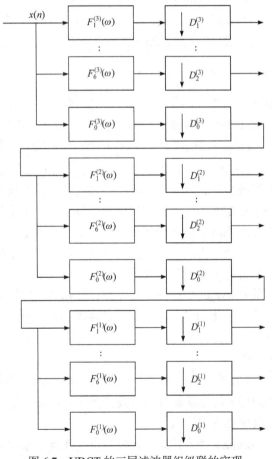

图 6.7　UDCT 的三层滤波器组级联的实现

种程度上可以对原始信号进行稀疏表示,希望通过UDCT分解将冗余进一步减小,特别是相同子带内或者子带间的 UDCT 系数的空间相关性,因而能够产生比单一UDCT 分解更稀疏的图像表示, 故而将多尺度字典学习的问题表示为

$$\min_{D,T} \sum_{i,j} \left\| \Psi x - D\alpha \right\|_2^2 \quad \text{s.t.} \ \left\| \alpha_{ij} \right\|_0 \leqslant T, \forall i,j \tag{6.18}$$

式中, D 表示训练的字典; α 表示稀疏表示系数向量; x 表示所选取的训练集图像; Ψ 表示 UDCT 分析算子。式(6.18)表示在 UDCT 多尺度分解算子的分析域进行字典训练。类似小波分解系数, UDCT 分解系数也不是一个单一的系数向量, 而是一系列系数子带的集合。不同的 UDCT 系数子带包含不同尺度和不同方向的数据。因此, 对于每个子带单独采用相应的字典来表示这些子带系数是有意义的。

对于不同尺度下的不同方向子带分别训练各个子字典,每个子字典 D_b 的训练都是通过解以下优化问题获得的:

$$\min_{D,T} \sum_{b=1}^{B} \sum_{i,j} \left\| R_{ij}(\Psi x)_b - D_b \alpha_{ij} \right\|_2^2 \quad \text{s.t.} \ \left\| \alpha_{ij} \right\|_0 \leqslant T_b, \forall i,j \tag{6.19}$$

式中, B 为滤波器组的数量。

这个问题描述了每个 UDCT 系数子带的每个重叠块 $R_{ij}(\Psi x)_b$ 通过子字典 D_b 进行稀疏表示的问题。其中, α_{ij} 表示子字典对应的稀疏表示系数, 下标 b 表示不同的UDCT 系数子带。目的是找到最稀疏及与每个重叠数据块拟合最好的子字典。通过稀疏约束 T_b 来约束每个 UDCT 系数子带的稀疏性, 从而获得对于训练数据最佳拟合的字典。所有子字典集合构成 UDCT 域的多尺度字典。在每个子带, 随机选取若干个最大重叠的 UDCT 系数块作为样本集, 通过解式(6.19)来训练子字典 D_b 。对于不同尺度下的 UDCT 系数子带 $(\Psi x)_b$ 分别采用改进的 K-SVD 算法来训练每个子字典 D_b 。

这种方法从另外一个角度来说也是有意义的。系数子带本身是具有局部结构的, 也就是说, 相邻的 UDCT 系数总是趋向于相关的。学习过程的本质就是要捕获这个结构。在图像域基于块的方法只强调像素间的局部相关性, 在 UDCT 域多尺度字典中即使在较深分解级中的一个小块也会影响图像域中的很大一个区域。因此, UDCT 域多尺度字典表示既具有全局性也具有局部性。下面算法中造了一个 UDCT 域多尺度自适应字典,这个多尺度字典不仅具有 UDCT 的多尺度表示能力, 而且其中还加入了适应于训练数据集的信息。首先把欠采样填零重构图像使用 UDCT 分解, 用奇异值分解(singular value decomposition, SVD)后的左奇异向量与随机选取图像块的组合共同组成初始字典,对于各尺度的子字典按照 K-SVD 算法独立训练更新, 构造出多尺度学习字典。UDCT 域值多尺度字典学习算法的

具体实现如算法 6.4 所示。

算法 6.4　UDCT 域值多尺度字典学习算法

要求：用来训练多尺度字典的样本数据，UDCT 分析算子 Ψ，分解尺度(级)的数目 J，每个子字典的原子数 K，每个子字典中原子的大小 n，尺度标识 v_J。

UDCT 分解：

步骤 1　将初始图像使用选择的 UDCT 进行分解，总共分成 $B = J \times 2v_J$ 个子带。

初始化：

步骤 2　初始化多尺度字典：把对于相应 UDCT 系数子带进行 SVD 得到的左奇异向量与随机选取的一些系数矩阵的列组合在一起，共同构成每个子带的初始子字典 $D_b \in C^{n \times K}$ $(b = 1, 2, \cdots, B)$。

步骤 3　**for** $b = 1, 2, \cdots, B$，对于每个子带系数 $(\Psi x)_b$，**do**：

从子带系数 $(\Psi x)_b$ 中提取大小为 $\sqrt{n} \times \sqrt{n}$ 的最大重叠块 $\sum_{ij} \mathrm{coef}_{ij}$，向量化系数块 $\mathrm{coef}_{ij} = R_{ij}(\Psi x)_b$，每块排成一个大小为 $n \times 1$ 的列向量。

按顺序重新排列系数块列向量组成一个新的矩阵。

随机抽取一些系数块($\sum_{ij} \mathrm{coef}_{ij}$ 中的一些列向量)作为字典学习的训练样本集。

采用选取的样本集对于每个分解的子带分别应用改进的 K-SVD 算法来训练子字典 D_b，每个子带执行一次。

end for

步骤 4　返回所有子字典 $D_b \in C^{n \times K}$ $(b = 1, 2, \cdots, B)$ 的集合 D，定义为训练的 UDCT 域多尺度字典。

对于欠采样填零重构图像使用 UDCT 进行四层分解，通过在选定的样本集上训练得到了一些来自不同尺度不同子带的有效原子，展示在图 6.8 中，每个方向子带单独训练一个子字典；第一行从左到右的三个原子分别来自低通逼近子带、第二级分解的第一个方向子带和第三级分解的第一个方向子带，第二行和第三行的原子分别来自第四级分解的 6 个不同的方向子带，为了显示单个有效的原子，除一个系数外，其他所有系数(对于在所有子带中的所有块)都设置为零。将保留的这一个系数和训练得到的字典相乘，得到的乘积再通过 UDCT 合成过程就得到了单个有效原子在图像域的显示。从图中可以看到，训练的这些原子确实是多尺度的、局部的、自适应于训练数据的。

此方法，一方面通过在 UDCT 域中学习字典，具有 UDCT 分析的多尺度、多方向特点；另一方面对 UDCT 系数进一步稀疏，达到双重稀疏的效果。因此，基于多尺度字典学习方法既能够比某一多尺度几何分析作为稀疏先验的方法具有更

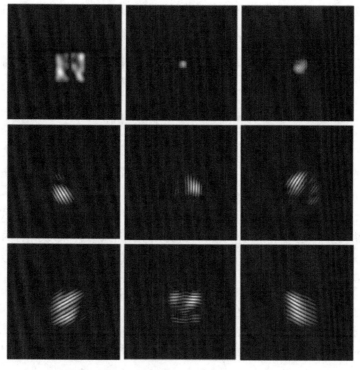

图 6.8　欠采样 T2 加权大脑图像使用四级 UDCT 分解后训练的一些原子

好的稀疏表示图像的能力，又能够比单尺度字典学习具有多尺度分析的能力，从而使得该方法能够更稀疏更有效地表示图像的本质特征。图 6.9 所示为 UDCT 域多尺度字典学习的 CS-MRI 图像重构方法的流程。

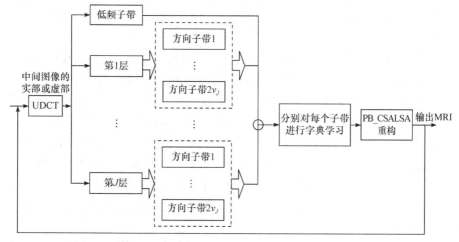

图 6.9　UDCT 域多尺度字典学习的 CS-MRI 图像重构方法的流程

6.4.4　适应于多尺度字典学习双重稀疏化模型的 PB_CSALSA 用于 MRI 图像重构

本小节基于 UDCT 多尺度字典双重稀疏化模型和 PB_CSALSA 的 CS-MRI 图像重构方法表示为 UDCT DL PB_CSALSA，简化表示为 UDPC。通过解约束最优化问题来重构 $\hat{x}$ 的模型：

$$\min_x \sum_{b=1}^{B} \phi((\Psi x)_b) \quad \text{s.t.} \ \left\| F_u x - y \right\|_2 \leqslant \varepsilon \tag{6.20}$$

式中，ϕ 为对于所有 UDCT 系数子带 $(\Psi x)_b$ 的正则化函数；$\varepsilon \geqslant 0$ 为一个依赖于噪声方差的误差。式(6.20)涉及最小化一个凸的非光滑正则化函数，约束条件是使解能够足够好地逼近 k 空间的测量值。

相应于 UDCT 多尺度字典双重稀疏化模型，解决优化问题(式(6.20))的 PB_CSALSA 可以进一步推导，通过向目标函数加入可行集的指示函数，椭圆 $E(\varepsilon, F_u, y) = \{x : \left\| F_u x - y \right\|_2 \leqslant \varepsilon\}$，原来的约束问题(式(6.20))转换为以下无约束问题：

$$\min_x \lambda \sum_{b=1}^{B} \phi((\Psi x)_b) + l_{E(\varepsilon, I, y)}(F_u x) \tag{6.21}$$

式中，正则化参数 $\lambda \geqslant 0$；$E(\varepsilon, I, y)$ 表示一个封闭的半径为 ε 的 Euclidean 球，球的中心在 y 处。在实现中，选择 TV 正则化，相应的 Moreau 逼近映射可以通过 Chambolle 迭代投影算法有效地计算。定义 $u_0 = \{(D_b)^{\#}(\Psi x_0)_b \,|\, b = 1, 2, \cdots, B\}$ 和 $v_0 = F_u x_0$，通过应用变量分裂操作，得到的无约束问题(式(6.21))转换为另外一个约束问题。$v_k = F_u x_k$ 表示 UDCT 系数子字典 D_b 合成算子的逆算子，满足 $(D_b)^{\#} = ((D_b)^* D_b)^{-1} (D_b)^*$，$(D_b)^*$ 表示 D_b 的 Hermitian 转置，如果运算对象是实数，上标可以由 T 来代替。然后，引入 ADMM 来解式(6.21)的两个最小化子问题，一个是关于稀疏系数 u_k 的子问题，另一个是关于 $v_k = F_u x_k$ 的子问题，k 表示 ADMM 迭代次数。

整个 UDPC 方法包含两个阶段：多尺度字典学习阶段和 PB_CSALSA 重构阶段。在 UDCT 域多尺度字典学习阶段，使用初始图像每一个子带的子字典通过式(6.19)来训练，其中所有选择的训练块在使用相应的子字典表示的拟合误差都被考虑。UDCT 多尺度字典学习过程的关键是用来训练子字典的数据块，不是图像块本身，而是对初始图像进行 UDCT 分解后每个尺度下每个子带中的一部分系数块。这样有助于进一步降低 UDCT 分解系数之间的相关性，对图像进行更加稀疏的表示。在重构问题的求解过程中，对基于块的约束分裂增广拉格朗日算法进一步扩展以适应于多尺度字典结构，该算法能够稳定快速地收敛，从而重构出高质量的 MRI 图像。

图 6.10 所示为采用 20.05%的 2D 可变密度随机欠采样模式对于 256 像素×256

像素的 T2 加权大脑复图像 T2wBrain_slice_27 进行重构的实验结果比较。图 6.10(a)
为采样率为 20.05%的 2D 可变密度随机采样模板，图 6.10(b)为全采样重构图像，
图 6.10(c)～(f)分别为采用 LDP、wav_CSALSA、DLMRI 和本节所提 UDPC 方法的
重构结果。四种方法重构结构的峰值信噪比(peak signal-to-noise ratio，PSNR)分别
为 31.92dB、33.64dB、30.99dB 和 34.96dB。LDP 重构结果平滑地过渡了大脑图像
中的组织细节，出现了油画状效应，丢失了大量细节信息。wav_CSALSA 重构结
果中表现出大量全采样重构图像中并不存在的纹理性方格状伪影。DLMRI 重构结
果的对比度很不理想，边缘模糊，丢失了大量精细的结构特征。相比之下，UDPC
重构结果在抑制伪影、保持边缘和细小结构特征方面都优于其他三种方法。

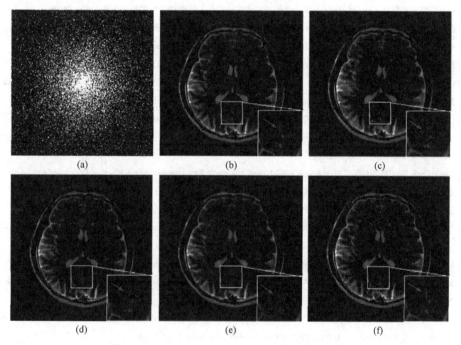

图 6.10　对 T2wBrain_slice_27 重构结果的比较

自然图像通常在不同尺度上展现出有意义的结构和特征，通过多尺度结构这
些内容才能够被分析和有效地描述。基于此，针对预定义稀疏化变换和单尺度字
典学习在稀疏表示信号时存在的不足，本小节首先通过在均匀离散 Curvelet 变换
(UDCT)域的多尺度结构上训练过完备字典提出了一种新颖的双重稀疏化模型，并
且应用于 CS-MRI 图像重构。通过该模型构造的多尺度字典融合了 UDCT 优秀的
多分辨率特性与字典学习的自适应数据匹配能力。然后，将该字典的稀疏先验信
息引入重构模型中，为适用于多尺度分层和分块稀疏化结构，进一步扩展约束型
分裂增广拉格朗日收缩方法，并用于模型的数值求解。实验结果表明，相比于仅

仅使用预定义的分析型变换和图像域单尺度字典稀疏先验，该双重稀疏化模型能够用更少的稀疏系数自适应地匹配 MRI 图像在多分辨率多方向的各种精细特征，有利于重构的快速收敛。本小节提出的方法显著地改善了高度欠采样情况下重构图像的质量，能够获得与全采样重构图像最接近的对比度，较好地抑制伪影和噪声，而且能很好地保护图像边缘细节等信息，具有较好的主观视觉效果和客观评价指标，特别是在高度欠采样情况下，显示了更大的优越性，充分体现了 UDCT 域多尺度字典双重稀疏化模型的优势及扩展的数值求解算法的有效性和稳定性。

参 考 文 献

[1] 袁敏. 基于多尺度几何分析和字典学习的高度欠采样磁共振图像重构研究[D]. 兰州: 兰州大学, 2015.

[2] CANDÈS E J, ROMBERG J, TAO T. Robust uncertainty principles: Exact signal reconstruction from highly incomplete frequency information[J]. IEEE Transactions on Information Theory, 2006, 52(2): 489-509.

[3] DONOHO D L. Compressed sensing[J]. IEEE Transactions on Information Theory, 2006, 52(4): 1289-1306.

[4] CANDES E, ROMBERG J. Sparsity and incoherence in compressive sampling[J]. Inverse Problems: An International Journal of Inverse Problems, Inverse Methods and Computerised Inversion of Data, 2007, 23(3): 969-985.

[5] CANDES E J, ROMBERG J K, TAO T. Stable signal recovery from incomplete and inaccurate measurements[J]. Communications on Pure and Applied Mathematics: A Journal Issued by the Courant Institute of Mathematical Sciences, 2006, 59(8): 1207-1223.

[6] BROWN R W, CHENG Y-C N, HAACKE E M, et al. Magnetic Resonance Imaging: Physical Principles and Sequence Design[M]. New Jersey: John Wiley and Sons, 2014.

[7] BERNSTEIN M A, KING K F, ZHOU X J. Handbook of MRI Pulse Sequences[M]. Amsterdam: Elsevier, 2004.

[8] LIANG Z-P, LAUTERBUR P C. Principles of Magnetic Resonance Imaging: A Signal Processing Perspective[M]. New York: The Institute of Electrical and Electronics Engineers Press, 2000.

[9] LUSTIG M, DONOHO D, PAULY J M. Sparse MRI: The application of compressed sensing for rapid MR imaging[J]. Magnetic Resonance in Medicine: An Official Journal of the International Society for Magnetic Resonance in Medicine, 2007, 58(6): 1182-1195.

[10] MA S, YIN W, ZHANG Y, et al. An efficient algorithm for compressed MR imaging using total variation and wavelets[C]. In Computer Vision and Pattern Recognition, Anchorage, 2008: 1-8.

[11] HUANG J, ZHANG S, METAXAS D. Efficient MR image reconstruction for compressed MR imaging[J]. Medical Image Analysis, 2011, 15(5): 670-679.

[12] YANG J, ZHANG Y, YIN W. A fast alternating direction method for TVL1-L2 signal reconstruction from partial Fourier data[J]. IEEE Journal of Selected Topics in Signal Processing, 2010, 4(2): 288-297.

[13] GHO S-M, NAM Y, ZHO S-Y, et al. Three dimension double inversion recovery gray matter imaging using compressed sensing[J]. Magnetic Resonance Imaging, 2010, 28(10): 1395-1402.

[14] HAO W, LI J, QU X, et al. Fast iterative contourlet thresholding for compressed sensing MRI[J]. Electronics Letters, 2013, 49(19): 1206-1208.

[15] QU X, ZHANG W, GUO D, et al. Iterative thresholding compressed sensing MRI based on contourlet transform[J]. Inverse Problems in Science and Engineering, 2010, 18(6): 737-758.

[16] KIM Y, ALTBACH M, TROUARD T, et al. Compressed sensing using dual-tree complex wavelet transform[C].

Proceedings of the International Society for Magnetic Resonance in Medicine, California, 2009: 2814.

[17] ZHU Z, WAHID K, BABYN P, et al. Compressed sensing-based MRI reconstruction using complex double-density dual-tree DWT[J]. International Journal of Biomedical Imaging, 2013, 2013: 907501-907512.

[18] KIM Y, NADAR M S, BILGIN A. Wavelet-based compressed sensing using a Gaussian scale mixture model[J]. IEEE Transactions on Image Processing, 2012, 21(6): 3102-3108.

[19] CHEN C, HUANG J. Compressive sensing MRI with wavelet tree sparsity[J]. Advances In Neural Information Processing Systems, 2012, 2: 1115-1123.

[20] CHEN C, HUANG J. The benefit of tree sparsity in accelerated MRI[J]. Medical Image Analysis, 2014, 18(6): 834-842.

[21] LABATE D, LIM W-Q, KUTYNIOK G, et al. Sparse multidimensional representation using shearlets[C]. Conference on Wavelets, San Diego, 2005: 59140U59140U9.

[22] GUO K, LABATE D. Optimally sparse multidimensional representation using shearlets[J]. SIAM Journal on Mathematical Analysis, 2007, 39(1): 298-318.

[23] EASLEY G, LABATE D, LIM W-Q. Sparse directional image representations using the discrete shearlet transform[J]. Applied and Computational Harmonic Analysis, 2008, 25(1): 25-46.

[24] LIM W-Q. The discrete shearlet transform: A new directional transform and compactly supported shearlet frames[J]. IEEE Transactions on Image Processing, 2010, 19(5): 1166-1180.

[25] BURT P J, ADELSON E H. The Laplacian Pyramid as a Compact Image Code, in Readings in Computer Vision[M]. Amsterdam: Elsevier, 1987.

[26] DA CUNHA A L, ZHOU J, DO M N. The nonsubsampled contourlet transform: Theory, design, and applications[J]. IEEE Transactions on Image Processing, 2006, 15(10): 3089-3101.

[27] BLOCK K T, UECKER M, FRAHM J. Undersampled radial MRI with multiple coils iterative image reconstruction using a total variation constraint[J]. Magnetic Resonance in Medicine: An Official Journal of the International Society for Magnetic Resonance in Medicine, 2007, 57(6): 1086-1098.

[28] DAUBECHIES I, DEFRISE M, DE MOL C. An iterative thresholding algorithm for linear inverse problems with a sparsity constraint[J]. Communications on Pure and Applied Mathematics: A Journal Issued by the Courant Institute of Mathematical Sciences, 2004, 57(11): 1413-1457.

[29] BREDIES K, LORENZ D A. Linear convergence of iterative soft-thresholding[J]. Journal of Fourier Analysis and Applications, 2008, 14(5-6): 813-837.

[30] DRORI I. Fast minimization by iterative thresholding for multidimensional NMR spectroscopy[J]. EURASIP Journal on Advances in Signal Processing, 2007, 30(1): 020248.

[31] YUAN M, YANG B, MA Y, et al. Multi-scale UDCT dictionary learning based highly undersampled MR image reconstruction using patch-based constraint splitting augmented Lagrangian shrinkage algorithm[J]. Frontiers of Information Technology and Electronic Engineering, 2015, 16(12): 1069-1087.

[32] TOŠIĆ I, FROSSARD P. Dictionary learning[J]. IEEE Signal Processing Magazine, 2011, 28(2): 27-38.

[33] AHARON M, ELAD M. Overcomplete dictionaries for sparse representation of signals[D]. Haifa: Computer Science Department, Technion, 2006.

[34] LEWICKI M S, SEJNOWSKI T J. Learning overcomplete representations[J]. Neural Computation, 2000, 12(2): 337-365.

[35] RUBINSTEIN R, ZIBULEVSKY M, ELAD M. Double sparsity: Learning sparse dictionaries for sparse signal

approximation[J]. IEEE Transactions on Signal Processing: A Publication of the IEEE Signal Processing Society, 2010, 58: 1553-1564.

[36] ENGAN K, AASE S O, HUSOY J H. Method of optimal directions for frame design[C]. TCASSP'99: Proceedings of the Acoustics, Speech, and Signal Processing on 1999 IEEE International Conference, Washington D.C., 1999: 2443-2446.

[37] AHARON M, ELAD M, BRUCKSTEIN A. K-SVD: An algorithm for designing overcomplete dictionaries for sparse representation[J]. IEEE Transactions on Signal Processing, 2006, 54(11): 4311-4322.

[38] YIN W, OSHER S, GOLDFARB D, et al. Bregman iterative algorithms for l1-minimization with applications to compressed sensing: SIAM journal on imaging sciences[J]. List of Figures, 2008, 1(1): 143-168.

[39] AFONSO M V, BIOUCAS-DIAS J M, FIGUEIREDO M A. An augmented Lagrangian approach to the constrained optimization formulation of imaging inverse problems[J]. IEEE Transactions on Image Processing, 2011, 20(3): 681-695.

[40] BLOCK K T. Advanced methods for radial data sampling in magnetic resonance imaging[D]. Göttingen: Universität Göttingen, 2008.

[41] OLSHAUSEN B A, FIELD D J. Emergence of simple-cell receptive field properties by learning a sparse code for natural images[J]. Nature, 1996, 381: 607-609.

[42] OPHIR B, LUSTIG M, ELAD M. Multi-scale dictionary learning using wavelets[J]. IEEE Journal of Selected Topics in Signal Processing, 2011, 5(5): 1014-1024.

[43] NGUYEN T T, CHAURIS H. Uniform discrete curvelet transform[J]. IEEE Transactions on Signal Processing, 2010, 58(7): 3618-3634.

第 7 章　心电图自动分析与心电监护系统设计

心电图(electrocardiogram，ECG)是心脏活动过程中电流差异在体表记录的时间序列构成的波形图，是一种周期性的时间序列，也是目前唯一能反映心电活动的便利技术。静息 12 导联心电图因具有无创安全、简单、成本低且可重复等优势，是医生最常用的心脏类疾病的诊断工具，尤其是动态心电图记录仪 HOLTER 可以记录 24h 心电活动全过程，被广泛用于临床诊断。随着移动互联网的快速崛起，便携式人体生理信号采集、分析设备逐渐走进大家的视野。尤其是兼具实时心电图分析、心血管健康状态评估、危急时刻报警及远程救助等功能的心电监护系统逐渐成为研发热点。虽然，国内外已有一些成熟的心电监护设备已进入医院服务，但由于心电图信号个体差异性、病例差异性很大，且易受人体行为影响，导致在日常行为状态下，数据的稳定采集和病例的准确、实时诊断成为系统设计的技术瓶颈。

本章围绕便携式心电监护设备设计中的关键技术问题，分三节内容重点介绍基于提升小波变换的 ECG 自动分析与基于不同嵌入式平台的 ECG 监护系统实现。具体地，针对便携式心电监护设备的 ECG 预处理及 QRS 波群自动检测问题，7.1.1～7.1.3 小节介绍心电图 ECG 基本特性与预处理技术研究，7.1.4 小节介绍一种基于提升小波变换的 ECG 信号预处理，7.1.5 小节介绍基于 ECG 极大值分布特性的 QRS 波群检测方法；7.2 节介绍一种基于 MSP430 的 ECG 智能监控系统；7.3 节介绍一种基于 STM32 和现场可编程逻辑门阵列(field programmable gate array，FPGA)双处理器架构的 ECG 监护系统设计。

7.1　基于提升小波变换与时域极值分布特性的ECG自动分析

7.1.1　心电信号基础知识

1. 心电图的生理基础

心脏作为人体血液循环系统的动力泵，维持着各器官和组织的基本代谢和功能。如图 7.1 所示，心脏由左、右心房，左、右心室四个腔室组成，具有兴奋性、自律性和传导性[1]。心脏在机械收缩之前，由窦房结内起搏细胞产生电激动，并通过心脏壁内特殊的心肌纤维传至心脏各部位，使得心房与心室按节律收缩。心脏的一次收缩、舒张，就是一个心动周期，依次包括心房收缩、心房舒张、心室收缩和心室舒张这四个过程。在心动周期中，电激动(电流)还可以传至人体表面，心电图机将体表的电激动测出、放大、描记并打印出来，形成心电图。

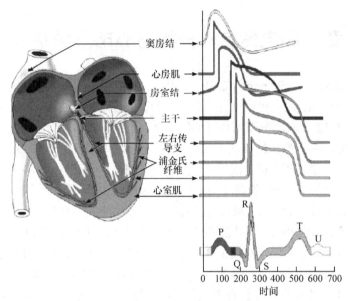

图 7.1　心脏传导组织细胞动作电位图[1]

图 7.2 是典型正常心电信号，它由 P 波、QRS 波群、T 波和微小的 U 波组成。这些波段的形状特征及各波段之间的时间间期是临床医生诊断所需的重要特征参数。其中，最常见、最重要的参数为 QRS 波群，该参数可以反映个人心率及心率变异情况，是 ECG 分析与诊断的基础。QRS 波群由 Q 波、R 波和 S 波三个波组成，代表了心室除极时体表电位差的变化，它的持续时间为 0.06~0.10s，正常成人不超过 0.12s，其形态会因导联不同(电极贴在体表不同位置)而不同(包括方向或形态)。本章检测方法主要针对典型 QRS 波群形态，即 Q 波向下，高而尖的 R 波向上，S 波向下的情况。

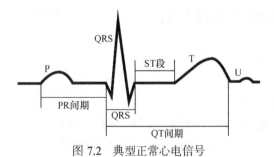

图 7.2　典型正常心电信号

2. 心电信号的导联

日常行为状态下心电信号的监护设备，常用氯化银电极贴片来获取体表心电图,根据电极贴片放置位置的不同可获得不同导联的心电信号,其波形特征也各不相同。目前国际通用的导联体系是标准 12 导联,又称常规 12 导联体系,它包括 I、II 和 III 3 种标准导联,aVR、aVL 和 aVF 3 种加压单极肢体导联,V1~V6 6 种胸导联,共 12 种。这里涉及的心电信号采集基于 CM1 导联模式,即正极放置在如图 7.3 所示的 V1 位置[2],负极放置在左锁骨下窝的 1/3 处。同时,为保证心电信号的稳定采集,放置零电位电极贴片于后腰处。

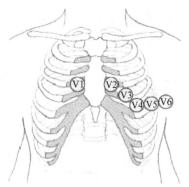

图 7.3　胸导联贴片位置示意图[2]

7.1.2　ECG 特性与预处理研究难点

从上述 ECG 采集的方式不难看出,如果将人体脏器和组织看作信号源,其内阻会很高,即 ECG 信号具有高阻抗特性。此外,ECG 是一种典型的生物电信号,由图 7.4 所示心电信号频谱能量分布图[3]可知,ECG 具有幅值小(幅值为 $10\mu V \sim 5mV$)、频率低(主要能量集中在 $0.05 \sim 100Hz$)、易受干扰等特性。因此,在设计 ECG 监护设备时,硬件外围必须配置高输入阻抗、高增益、高共模抑制比的放大电路,以及性能稳定的滤波电路和屏蔽干扰的右腿驱动电路。软件算法上,也需要辅以相应的数字滤波设计。

图 7.4 中,QRS 波群频谱为 $3 \sim 40Hz$,且 QRS 最大能量集中在 $8 \sim 15Hz$。

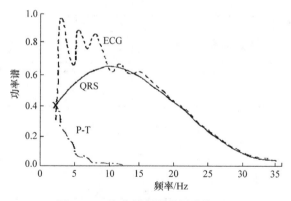

图 7.4　心电信号频谱能量分布图[3]

ECG 信号噪声主要包括工频干扰、基线漂移、肌电干扰、电极接触噪声、运动伪迹、随机噪声及环境干扰等。表 7.1 是 ECG 信号主要噪声产生原因及频率分布,与图 7.4 中 ECG 信号能量分布对照,可知在整个心电信号的全频率范围内都存在不同类型的噪声,且 ECG 个体差异性、病例差异性巨大。因此,如何设计高信噪比、高鲁棒性，且不会丢失主要病理信息的 ECG 滤波算法一直是研究人员关注的焦点。

表 7.1　ECG 信号主要噪声产生原因及频率分布

噪声种类	产生原因	频率分布
工频干扰	电力系统产生	50Hz、60Hz
基线漂移	呼吸、肢体活动及运动心电图测试引起	0.15～0.3Hz
肌电干扰	人体肌肉颤动引起	2k～5kHz 或 10～300Hz

ECG 的数字滤波通常包含工频干扰的去除、基线漂移的纠正、高频肌电噪声的去除及运动伪迹的去除。图 7.5 所示为含不同干扰的 ECG 信号，其中等级一为

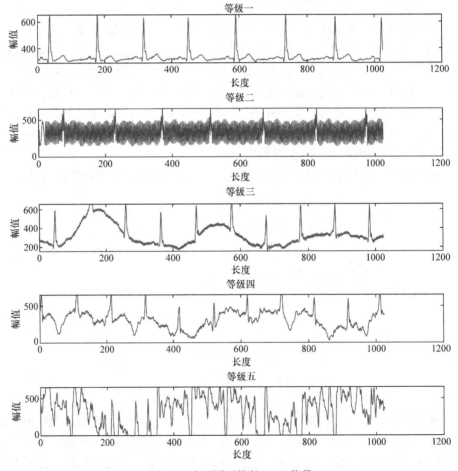

图 7.5　含不同干扰的 ECG 信号

静止状态下的信号，等级二到等级五分别为含有较高的工频干扰、基线漂移与肌电干扰、基线漂移与运动伪迹，以及运动伪迹情况下 ECG 信号波形图。实际处理时，工频干扰比较容易滤除，常用整系数陷波器[4,5]、零相位数字滤波器[6]等处理。相比于工频干扰，基线漂移、肌电干扰和运动伪迹的去除更为困难，常用滤波方法包括三次样条插值进行拟合纠正[7]、小波阈值滤波[8]、经验模态分解法[9]、形态学滤波[10]及神经网络方法[11]。

因为心电图上每段波形反映心脏收缩、舒张过程中心室、心房的电位变化，所以波形特征点的自动检测，结合波形变化进行心功能计算机辅助评估也是 ECG 信号自动分析的重要研究内容。其中，QRS 波群检测是使用较为普遍的特征提取方法，它包括 R 波定位、QRS 波群宽度和面积的计算等。常用的 QRS 波群检测方法包括阈值检测法、模板匹配法、小波变换法、形态学方法及神经网络方法。其中，阈值检测法由于计算量小、处理简单而广泛应用于 ECG 监护设备中，但该类算法在人体非静止状态下容易出错，准确率不高。另外，模板匹配法、形态学方法及神经网络方法等，由于运算量大、算法复杂度高而仍处于实验室研究阶段，比较难应用于临床监测当中。

目前，ECG 信号自动分析技术的发展主要受限于 ECG 信号噪声和干扰的影响，以及 ECG 信号的不稳定性和随机性。降噪会影响后续特征检测，这是由于 ECG 信号自身多变且频谱易与噪声重叠，降噪易丢失 ECG 必要的特征信息。另外，不同人的 ECG 信号差异很大，即便是同一个人在其不同时刻 ECG 信号的变化也很大，这在一定程度上，给普适性算法的实现增加了难度。此外，即使正常人在运动或激动情况下，其 ECG 信号也可能发生较大的变化，可能会对 ECG 信号自动分析及辅助诊断心脏病产生错误，导致误诊。

如今，多种新型智能算法的出现和深度学习的快速发展，心电信号的分析处理研究正在进行新的突破和挑战，但对于 ECG 的 QRS 波群特征检测来说，仍然以提高检测率、简化检测过程、节省检测时间为研究追求的目标。另外，由于 P 波和 T 波的幅值低，斜率特征不够明显，不同病例下的变化较大，所以其识别和定位也仍旧是 ECG 波形检测的难点和各种新算法关注的焦点。

7.1.3　实验数据集

本章后面阐述的数字滤波器的算法设计离不开实验数据集的验证，作者团队应用的实验数据集来源于 PhysioNet(http://www.physionet.org)，这是一个基于 Web 的开放性资源网站，主要为生物医学研究人员提供研究所需的各种生物医学信号和复杂生理信号数据集。

PhysioNet 包括 PhysioNet、PhysioBank 和 PhysioToolkit 三大类数据集。作者团队选用 PhysioBank 下的 ECG 数据集，该数据集样本种类较齐全，记录了正常人、心脏病(如心力衰竭、心脏猝死、心律失常及癫痫等)患者在静息、运动等不同状态下的 ECG 数据。为方便研究使用，数据集中大部分数据经过了专家医生的手动标注。

ECG 数据集包含 MIT-BIH Arrhythmia Database(mitdb)[12]、T-Wave Altemans Challenge Database(twadb)、QT Database(qtdb)等数据集。作者团队用 MIT-BIH Arrhythmia Database 测试 R 波检测算法；用 QT Database 测试 QRS 波群起点、终点检测算法，这是因为 QT Database 中数据单独标注了 QRS 波群起点、终点信息。

MIT-BIH Arrhythmia Database 记录有 48 组 ECG 数据，每组时长约 30min，分两路导联存储，采样率为 360Hz，年龄分布在 23 岁至 89 岁，有不同性别的多种样本。例如，从 Datal00 到 Datal24 的 ECG 记录样本中有较大的波形变化与噪声干扰；从 Data200 到 Data234 的 ECG 记录样本中有部分室性心律失常和传导阻滞等心拍，并且每个心拍有 R 波位置和病情标记，已成为 R 波检测算法评估的常用数据集。

QT Database 记录有 105 组数据，每组数据时长约 15min。其数据一部分来源于 MIT-BIH Arrhythmia Database，一部分来源于 MIT-BIH Arrhythmia Database 数据集中的其他子库(如 European ST-T Database、ST Change 等)。该数据集中的 ECG 信号有 QRS 波群、P 波、T 波的标记，可用于 ECG 各波段检测算法的评估。

PhysioBank 中的每条数据记录至少有三类文件："hea"文件(头文件)、".dat"文件(数据文件)和 ".atr"文件(注释文件)。头文件中记录有名称、数据量、储存格式、采样率、记录时间、数据属性等文本信息；数据文件为二进制存储文件，采用 Format212 格式(每三个字节代表两个十进制数据)存储 ECG 数据；注释文件是记录有专家注释的，包括特征点注释与诊断信息。

上述数据集的数据采集状态在静息状态下，信号质量较好，但实际可穿戴 ECG 监护设备的导联数目比较少，而且通常要求可以在移动设备上进行可视化显示。因此，基于 PhysioNet 平台上数据集开发的算法在可穿戴设备上应用，针对日常行为环境下的动态 ECG 处理分析时，鲁棒性和泛化能力均不够理想。为此，Liu 等整理并发表信号质量数据集，中国生理信号挑战赛 2018、2019 数据集，心律失常数据集，房颤数据集，长期心电数据集等 6 个开放心电数据集[13]。

由于可穿戴设备的 ECG 采集信号质量受人体活动、电极贴合位置与紧密程度的影响比较大，通常在处理分析前需要自动评估信号质量等级。为研究信号质量评估算法的开发，Liu 等开发了信号质量数据集[14]。该数据集记录有 300 组 2 导联 ECG 数据，采样率为 400Hz，每组数据有 10s。其中，信号质量好、信号质量中等、信号质量差的数据均有 100 组。信号质量好的数据，噪声干扰小，波形形态中 P-QRS-T 可清晰分辨出来；信号质量中等的数据，含有较大的噪声，无法识别细节波形特征，但可清晰分别 ECG 心拍节律；信号质量差的数据，因噪声过大，丢失节律信息而无法使用，需要识别后剔除。

中国生理信号挑战赛 2018(China physiological signal challenge 2018, CPSC2018)

数据集[15]旨在鼓励开发病理心拍的识别与分类算法,该数据集训练集包含正常心拍与 8 种病理心拍,共 6877 组 ECG 原始数据及病人信息(.mat 格式)。其中,477 组数据中病理心拍种类在 2 种以上。该数据集数据为 12 导联 ECG,采样率为 500Hz,每组记录持续时间为 6~60s。

中国生理信号挑战赛 2019(China physiological signal challenge 2019,CPSC2019)数据集[16]旨在鼓励开发具有挑战性的 QRS 检测和心率估算算法,该数据集包含 2000 组单导联 ECG,每组数据采样率为 500Hz,持续时长为 10s。该数据集 ECG 来源于不同心血管病患者,数据在形态上存在较大的病理性节奏异常和噪声干扰。CPSC2019 数据集 ECG 存储格式为.mat 文件,包含节律注释和原始 ECG。

心律失常数据集[14]记录有可穿戴设备采集的 200 组 18~82 岁心律失常患者在日常运动、休息、睡眠等状态下的 ECG 数据。数据采样率为 400Hz,采样精度为 12 位,每组数据 30s。此外,为研究房颤信号和 ECG 病理的长时信号,Liu 等也建立了相应的房颤数据集和长期心电数据集供研究人员使用,详细信息可参考文献[13]。

7.1.4 基于提升小波变换的 ECG 信号预处理

自 Sweldens 提出提升小波变换(lifting wavelet transform,LWT)后,该方法极大地促进了小波变换在硬件嵌入式系统开发中的应用。与传统的小波变换不同,它采用基本多项式插补的方式来获取信号的高频分量,通过构建尺度函数来获取信号的低频分量。在保留有小波的多分辨率特性的同时,避免了时频变换导致的大数据量和长耗时。提升小波变换的计算量少、复杂度低,可实现原位计算,存储空间需求少,所以它更加适合硬件实现。一个提升小波变换的完成需要三个阶段:分解、预测和更新。

假设输入信号为 $x(n)(n=1,2,\cdots,N-1)$,根据 $x(n)$ 的序号奇偶性将其分解为 $x(2n+l)$(奇数序列)和 $x(2n)$(偶数序列)两个互不相交的子集,如式(7.1)所示。预测步骤又称"对偶提升",它根据 $x(n)$ 的局域相关性,用分解得到的 $x(2n)$ 去预测或内插 $x(2n+l)$,并用预测值 $P(x(2n))$ 与 $x(2n+l)$ 的误差 $d(n)$ 表示细节信息,如式(7.2)所示。式(7.2)中,$P(*)$ 为预测算子,采用低次插值多项式实现,可获得信号的低频信息。因此,误差 $d(n)$ 便是信号的高频部分。更新步骤又称"原始提升",用于保留 $x(n)$ 的均值、消失矩等全局特性,如式(7.3)所示,其中 $U(*)$ 为更新算子。对 $c(n)$ 重复上述三个步骤,经过多次迭代之后,便可以得到 $x(n)$ 的多级分解,完成提升小波变换,但每次信号长度会缩减一半,分解层数有限。从上述步骤可知,得到提升小波变换的反变换(重构原始信号 $x(n)$)很容易,只需反转上述计算与步骤。图 7.6 说明了提升小波变换的分解和重构过程。

$$\text{Split} = \{x(2n), x(2n+l)\} \tag{7.1}$$

$$d(n) = x(2n+l) - P(x(2n)) \tag{7.2}$$

$$c(n) = x(2n) + U(d(n)) \tag{7.3}$$

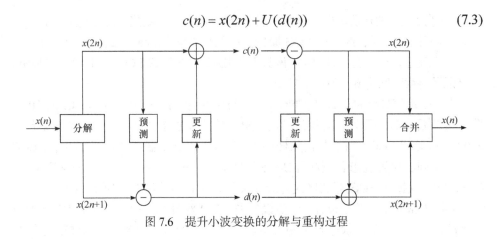

图 7.6　提升小波变换的分解与重构过程

1. 数据标准化处理

为了便于在嵌入式系统中实现 ECG 自动分析算法，作者团队对经过 A/D 转换后的数字信号进行了线性归一化处理(式(7.4))，将数据转换成 0～4096 的整数。式(7.4)中"∗"表示相乘，s 为原始信号，$x(n)$为变换后的信号。由于线性归一化函数只对信号进行伸缩变换，所以并不会丢失心电信号的波形特征。

$$x(n) = 4096 * \frac{s - \min(s)}{\max(s) - \min(s)} \tag{7.4}$$

2. 基于提升小波变换的 ECG 滤波

由于肌电干扰、运动伪迹与 ECG 频谱分布有重叠部分，所以传统的数字滤波器滤波效果并不理想。此外，传统的小波变换由于浮点运算与傅里叶变换运算量大，不适用于低功耗、体积小的便携式 ECG 监护设备，所以本节介绍一种基于提升小波变换的 ECG 滤波方法，该方法已发表在文献[13]中。它能够尽可能地去除肌电、工频干扰所导致的奇异点及基线漂移，同时能够更多地保留 QRS 波群特征不失真。具体操作步骤如下所述。

(1) 选用 9/7 小波提升系数，如式(7.5)所示。

$$\begin{cases} \alpha = \begin{bmatrix} -1.5861 & -1.5861 \end{bmatrix} \\ \beta = \begin{bmatrix} 1.0796 & -0.0530 \end{bmatrix} \\ \gamma = \begin{bmatrix} -0.8829 & -0.8829 \end{bmatrix} \\ \delta = \begin{bmatrix} 0.4435 & 1.5761 \end{bmatrix} \\ \zeta = -1.1496 \\ K = \dfrac{1}{\zeta} = -0.8699 \end{cases} \tag{7.5}$$

(2) 使用式(7.5)中的系数，设计提升小波变换如下：

$$
\begin{cases}
s_l^{(0)} = x_{2l} \\
d_l^{(0)} = x_{2l+1} \\
d_l^{(1)} = d_l^{(0)} + \alpha_1 s_l^{(0)} + \alpha_2 s_{l+1}^{(0)} \\
s_l^{(1)} = s_l^{(0)} + \beta_1 d_l^{(1)} + \beta_2 d_{l-1}^{(1)} \\
d_l^{(2)} = d_l^{(1)} + \gamma_1 s_l^{(1)} + \gamma_2 s_{l+1}^{(1)} \\
s_l^{(2)} = s_l^{(1)} + \delta_1 d_l^{(2)} + \delta_2 d_{l-1}^{(2)} \\
s_l = \zeta s_l^{(2)} \\
d_l = K * d_l^{(2)}
\end{cases}
\tag{7.6}
$$

式中，x_{2l} 是信号的偶数序列；x_{2l+1} 是信号的奇数序列；s_l 和 d_l 是变换得到的小波系数，即 s_l 是逼近(低频)信号，d_l 是细节(高频)信号。

(3) 提升小波分解与软阈值滤波。

这里采用 MIT-BIH Arrhythmia Database 测试 R 波检测算法，从该数据集中选取 4096 点原始 ECG 数据，根据式(7.6)，进行提升小波 6 层分解，如图 7.7 所示，各层细节信号为 $d_1 \sim d_6$，最后 1 层逼近信号为 s_6，横坐标为点数 N。从中可以看出，原始 ECG 信号的高频噪声主要集中在 $d_1 \sim d_3$，低频噪声(基线漂移)主要集中在 s_6 中。因此，可对数字归一化后数据 $x(n)$ 做如下处理。

步骤 1：$x(n)$ 做 6 层提升小波分解。

步骤 2：设置一软阈值 TH(soft)，如式(7.7)所示，将其与前 3 层的高频系数 ($d_1 \sim d_3$) 比较，当 $d_1 \sim d_3$ 中有小于 TH(soft)的值就置零，以滤除肌电、工频等干扰，减少 ECG 信号中的极值点。

$$
\text{TH(soft)} = \delta * \sqrt{2 \log_2 N} \tag{7.7}
$$

式中，δ 是高频系数的标准差；N 是输入 ECG 信号的长度(数据点个数)。

步骤 3：将第 6 层的低频系数 s_6 置零，以滤除基线漂移。

步骤 4：经上述处理后，用更新后的系数再重构 ECG 信号得到 $x(n)$。

图 7.8 是 ECG 数字归一化、提升小波滤波结果。图 7.9 是图 7.8 的局部放大图，信号波形明显平滑且极值点较少。从图 7.8 和图 7.9 可知，本节描述的 ECG 滤波方法能够有效去除基线漂移与高频干扰。

7.1.5 基于 ECG 极大值分布特性的 QRS 波群检测

经过上述滤波后，需要进一步提取 ECG 特征点，这里介绍一种算法复杂度低、运算量小，适用于便携式 ECG 监护设备实时数据处理的 QRS 波群检测方法，即一种基于 ECG 极大值点的直方图分布统计特性的检测方法[17]。

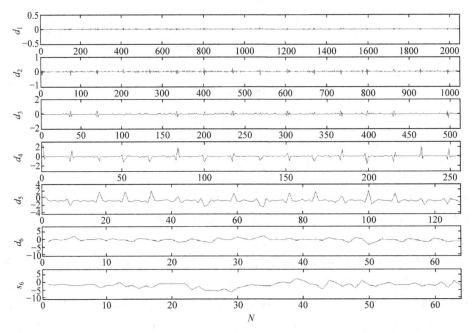

图 7.7 基于 9/7 小波变换的 ECG 信号 6 层分解

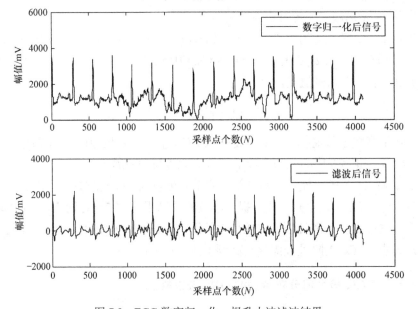

图 7.8 ECG 数字归一化、提升小波滤波结果

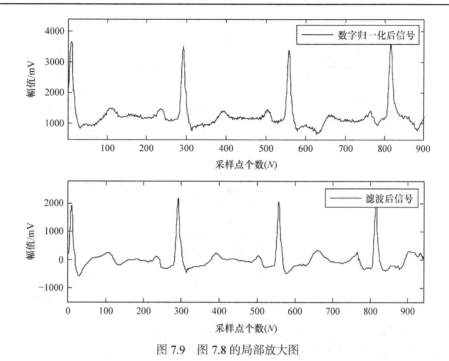

图 7.9　图 7.8 的局部放大图

在进行 QRS 波群宽度检测之前，先进行 R 波定位。由于 R 波有高斜率和高幅度特点，所以先检测信号极值点，再根据极大值点的分布特性设定一个自适应阈值来定位 R 波，算法流程如图 7.10 所示。R 波检测包括以下四个步骤。

步骤 1：极值点检测。

使用二阶差分来寻找经预处理的信号极值点，如下式：

$$X'(n) = \text{sign}(X(n) - X(n+1)) = \begin{cases} 1, & \text{上升} \\ 0, & \text{水平}, \quad n = 1,2,\cdots,N-1 \\ -1, & \text{下降} \end{cases} \quad (7.8)$$

$$X''(n) = X'(n) - X'(n+1) = \begin{cases} 2, & \text{极小值} \\ -2, & \text{极大值}, \quad n = 1,2,\cdots,N-2 \\ \text{其他}, & \text{其他} \end{cases} \quad (7.9)$$

式中，N 是数据长度；$X(n)$ 是经过预处理后的 ECG 信号；$X'(n)$ 是一阶差分结果；$X''(n)$ 是二阶差分结果。当 $X''(n) = -2$ 时，将其对应 $X(n)$ 的幅值和位置记录在二维数组 M 中，则 M 对应 $X(n)$ 中的极大值。

步骤 2：RR 波间期估计和信号的分段处理。

为提高 R 波检测率并克服基线漂移干扰，本小节在算法中加入 RR 波间期估计和信号的分段处理。RR 波间期，就是相邻两个 R 波间的时间间隔。RR 波间期

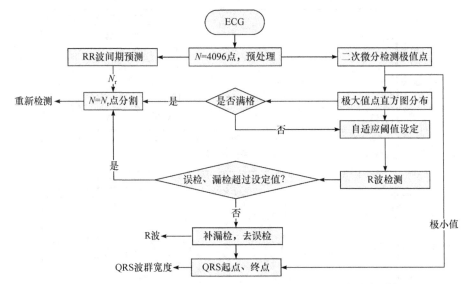

图 7.10　基于 ECG 极大值点的直方图分布统计特性的 QRS 波群检测算法流程

的估计参考 Pan 的算法[18]，在检测前，先用两个心拍来初始化 RR 波间期，之后 RR 波间期随着测出 R 波的位置进行更新。一种更新公式如下：

$$\overline{RR_1} = \frac{1}{8}(RR_{n-7} + RR_{n-6} + \cdots + RR_n) \tag{7.10}$$

式中，$\overline{RR_1}$ 是前 8 个 RR 波间期的平均值。

　　当心拍不规律时，利用式(7.10)计算会出现较大误差，因此本小节定义了 RR 波间期的下限值 RR_{low} 和上限值 RR_{high}：

$$\begin{cases} RR_{low} = 92\% * \overline{RR_1} \\ RR_{high} = 116\% * \overline{RR_1} \end{cases} \tag{7.11}$$

如果式(7.10)中最近的 8 个 RR 波间期中有超出或低于式(7.11)中上限值、下限值的 RR 波间期值时，本小节便抛弃该 RR 波间期值。同时，采用距它最近的且未超出上、下限的值，更新 RR 波间期，如下式：

$$\overline{RR_2} = \frac{1}{8}(RR'_{n-7} + RR'_{n-6} + \cdots + RR'_n) \tag{7.12}$$

　　根据预测的 RR 波间期，本小节可以计算出 4096 点 ECG 数据中，可能出现的 R 波个数 N_e 和每个 R 波可能持续的时间(用点数 N_r 表示)。

　　与此同时，为了提高检测速度并减少运算量，本小节对信号进行了不同长度的分割。主要有两种：①4096 点分割，即每 4096 个点数据，进行一次 QRS 波群检测；②N_r 点分割，N_r 为每个 R 波可能持续的时间。如图 7.10 所示，预处理和极值检测后，用数组 M 中的值做 $N = 4096$ 点的极大值点的直方图分布，并用以下步骤 3 和步骤 4 完成 R 波定位。但是，如果 ECG 在 4096 点数据内包含有高大 T 波或是严重的噪声，那么其极大值点的分布会布满整个直方图，如图 7.11 所示。此时，返回信号分割处，重新选择 $N = N_r$ 来做极大值点的直方图分布，并根据步骤 3 和步骤 4 检测 R 波位置。

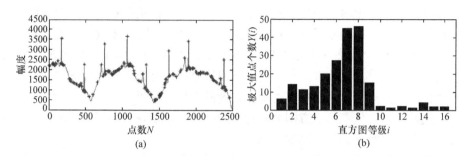

图 7.11　基线漂移严重或心率异常时极大值点分布情况

步骤 3：自适应阈值设定。

预处理后，由于高频噪声的消除，极值点数目明显减少，剩余的极大值点的分布区域包括：①与 P、T 或噪声相对应的极大值点集中分布在低幅值范围；②与 R 波相对应的极大值点分布在高幅值处。通常一个心率周期内，上述极大值分布区域之间，有一段平滑区域，其内没有极大值点。图 7.12 表明了正常情况下极大值点的分布特性。图 7.12(a)中"*"标记的是极大值点，图 7.12(b)是极大值点的直方图分布，可见，图 7.12(a)中无极值点的区域(两线之间)对应着图 7.12(b)(直方图)中的一个零分布，根据这个零分布可以设定自适应阈值。

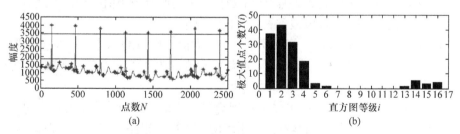

图 7.12　正常情况下极大值点分布特性

为方便硬件实现，做直方图统计时将所有极大值所在的幅值方位均分为 16 等份，可以得到每一份的幅值上限，将其保存在数组 $T(i)$ 中，如式(7.13)所示，从 $T(i)$ 中选取阈值 Rth。

$$T(i) = \min(M) + i * \frac{\max(M) - \min(M)}{16}, \quad 1 \leqslant i \leqslant 16, \ i \in Z \qquad (7.13)$$

也就是，分别统计 $\left[\min(M), T(1)\right]$、$\left[T(i), T(i+1)\right]$（$1 \leqslant i \leqslant 15, \ i \in Z$）幅值范围

内极值点的分布个数, 作如图 7.12(b)所示直方图。根据 R 波的时域特点可知, 直方图中零分布区域后面的极大值点有可能是 R 波。例如, 图 7.12 中, 直方图中的零区域为 $i = 7$ 到 $i = 12$, 所以可令 Rth = $T(13)$。因为极大值点的分布直方图会随着 ECG 波形的变化而变化, 所以这种阈值设定具有自适应特点。

步骤 4: R 波定位与修正。

通过上述步骤得出阈值后, 大于阈值的点即为 R 波极值点。此外, 该 R 波检测方法为保证算法准确率添加了修正措施。定义 N_a 和 N_e 两个量, 前者是实际检测出的 R 波个数, 后者是预先估计的 R 波个数。当 $N_a \geq N_e + 4$ 或 $N_a \leq N_e - 3$ 时, 认为此次检测中存在误检或漏检, 要进行回检修正。最后, 如果检测出的两个心拍发生的时间过近, 本小节便保留斜率较大的点作为 R 波。

上述基于极大值点的直方图分布特性的 R 波检测算法, 不仅可以省运算量和存储空间, 也能保证一个高的检测率。

在准确定位 R 波后, 利用 QRS 波群先验知识, 进行 QRS 波群时域定位。从图 7.2 中知, QRS 的宽度是指从 Q 波起点到 S 波终点的持续时间, 通常 Q 波和 S 波分别是 R 波左、右侧最近的波谷。因此, 最简单的检测 QRS 波群宽度的方法是先检测出 R 波两端最近的波谷, 再寻找出其起点和终点。

如果 QRS 持续时间长于 140ms, 则心脏有可能会出现器质性病变。因此, 本小节以 Q、S 波谷间距不超过 120ms 做估计, 即取 R 波左、右两侧各 15 个点来寻找 Q、S 波波谷(这里 QRS 波群宽度标记 ECG 数据取自 QT 数据集, 其采样率为 250Hz)。找到 Q、S 波波谷后再寻找 QRS 波群的起点和终点。以 Q 波起点的检测为例, 具体步骤如下:

(1)根据式(7.8)计算 R 波左侧 15 个数据点中的所有极小值, 记作数组 A, 并取数组 A 中最小值作为 Q 波波谷, 对应位置记作 a。

(2)从 Q 波波谷位置向左侧寻找第一个极大值点作为 Q 波起点, 对应位置记作 b。若 a 与 b 的距离小于 15 个点, 则认为检测成功, 算法结束。否则, 认为检测失败, 需要修正。

(3)修正。从图 7.2 可知, P 波波峰到 Q 波波谷的这段波形有个特点: 两端曲线的线性度较大, 而其中间基本上是平坦的, 线性度很小。因此, 可根据 a、b 间 ECG 数据的一阶差分值的分布来重新确定 Q 波起点。首先, 取 a 与 b 之间的 ECG 数据 $x(n)$ 做一阶差分, 并将所有差分值取绝对值写入一维数组 C。其次, 将数组 C 中的值, 按式(7.14)归一化为 0、1 两个值。最后, 做 C 中数值的一个分布, 如图 7.13(a)所示。

$$C(i) = \begin{cases} 0, & C(i) \leqslant 30 \\ 1, & C(i) > 30 \end{cases}, \quad i = 1, 2, \cdots, \text{length}(C) \tag{7.14}$$

因为 a 为 Q 波波谷，所以 C 中数值从后往前的分布中必定会有一个突变，本小节取第一个突变值对应的数组 C 的序号值，来修正 Q 波起点。

例如，图 7.13(b) 为最初检测的 Q 波起点 b，它明显出现了误差。做出数组 C 的分布(图 7.13(a))，对数组 C 进行从后往前的搜索，搜索到第一个从 1 到 0 的突变，根据突变位置修正 Q 波起点。修正结果如图 7.13(c) 所示。

(4) 采用同样的方法，在 R 波右侧，本小节可以寻找到 QRS 波群的终点(S 波的终点)。

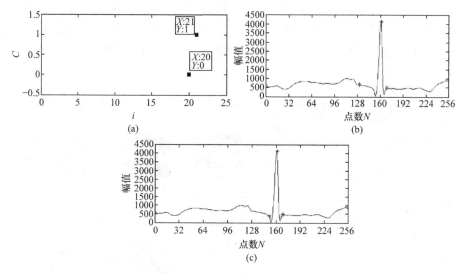

图 7.13　QRS 波群起点检测

上述 QRS 波群检测方法经 MIT-BIH Arrhythmia Database 数据集与 QT 数据集验证，能够获得较高的 QRS 波群检测精度。

本节主要介绍了 ECG 信号的基础知识、信号特征及一种适用于便携式 ECG 监护设备的信号滤波、特征点检测方法，该方法已在 MSP430 上实现。7.2 节介绍便携式 ECG 监护系统的设计与实现。

7.2　基于 MSP430 的 ECG 智能监测系统设计

本节基于 MSP430 微控制器研发了一种新颖、易用、便携、低功耗和实时监控及可以自动报警的心电图(ECG)智能诊断系统[17,19,20]。实时 ECG 信号在 V1 导联获取，通过前端电路实现瞬时放大和滤波，随后将模拟 ECG 信号转换为数字信号，并采用 Cohen Daubechies Feauveau 9/7 Wavelet 进行滤波。同时，采用 7.1 节阐述的实时 R 波检测算法，实现心率实时监测。系统检测到的 ECG 波形会显示在液晶显示屏(liquid crystal display，LCD)上，实时计算心率则显示在分段LCD上，每4s刷新1次，一旦系统检测到异常ECG，蜂鸣器警报和具有患者位置信息的警报消息会被立即发送给医生或病人亲属。其中，模拟与数字混合信号处理器MSP430具有节能环保、电压设置灵活等特点，非常适用于便携式仪器的设计。

目前，大多数心电图系统仅具有简单的监测和报警功能，它们通常不能实现急救功能，且不便于携带[21-23]。一些基于MSP430的ECG监测系统[24-26]，在发生紧急情况时无法进行分析和报警。为克服这些监测系统存在的不足，本节设计和研发了一种新的基于MSP430的ECG智能监测系统，其显著特点是可以实现数据的实时快速处理，具有较高的抗干扰能力，整个系统流程如图7.14所示。

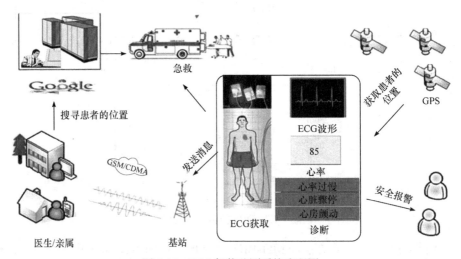

图 7.14　ECG 智能监测系统流程图

GPS 为全球定位系统(global positioning system)；GSM 为全球移动通信系统(global system for mobile communication)；
CDMA 为码分多址(code division multiple access)

7.2.1　硬件设计

ECG 智能监测系统主要由三部分组成，分别是前端电路、微控制单元(MCU)和外围组件，如图7.15所示。

前端电路：从 V1 导联检测 ECG 信号，然后在此部分进行放大和滤波。微控制单元(MCU)：16 位 MSP430F2618 单片机、基于精简指令集计算机(reduced instruction set computer，RISC)的混合信号处理器，专为超低功耗应用而设计。该部分主要由 A/D 转换器、数字滤波器、R 波检测和心率计算模块、诊断模块组成。外围组件：由点阵式 LCD 显示器、分段式 LCD 显示器、蜂鸣器、矩阵键盘模块、GSM/CDMA 模块和 GPS 模块组成，下面分别展开分析。

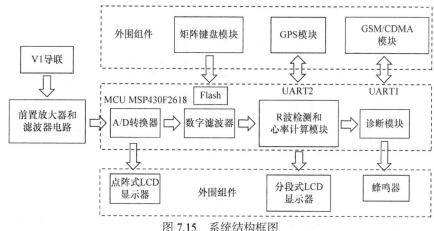

图 7.15　系统结构框图

UART 为通用异步收发器；Flash 为快闪存储器

1. 前端电路

前端电路将前置放大电路、低通滤波器和放大器电路集成到一个小巧轻便的系统中。模拟前端电路采用两个级联的运算放大器电路，用来放大和滤波来自 V1 导联的 ECG 信号。差分放大电路采用低功耗仪表放大器 INA331 实现，增益设置为 250。

使用低功耗 OPA2336 运算放大器的负反馈电路可以在 INA331 的 REF 端降低或增加输出。右侧驱动电路旨在通过另一个 OPA2336 运算放大器降低共模噪声。之后，采用第三个 OPA2336 运算放大器的二阶低通巴特沃斯滤波器消除 ECG 噪声，其截止频率设置为 100Hz，最终测得电路的共模抑制比(CMRR)约为 82dB。

2. 微控制单元

嵌入在微控制器 MSP430F2618 上的高性能 12 位模数转换器 ADC12 模块用于转换来自前端电路的 ECG 信号。ADC12 模块的原理如图 7.16 所示。ECG 信号采样频率为 512Hz，ADC12 模块以单通道单转换模式工作，参考电压设置为 2.5V。转换结果通过 DMA 控制器控制的 DMA0 通道发送至 RAM，无需 CPU 干预。DMA 控制器可以通过允许 CPU 保持在低功耗模式 3(LPM3)而不必将数据移动到指定的 RAM 地址来降低系统功耗，其工作电流小于 0.6μA。本系统预计每 4s 执行大约 5 个 ECG 周期，这足以进行心律失常诊断。

3. 外围组件

外围组件包括点阵 LCD、分段式 LCD、矩阵键盘、GPS、GSM/CDMA 和蜂鸣器。在本系统中，矩阵键盘用于设置电话号码，蜂鸣器用于发出警报，点阵 LCD 和分段式 LCD 用于显示不同的数据。例如，ECG 的波形用点阵式 LCD 显示，而分段式 LCD 显示心率。

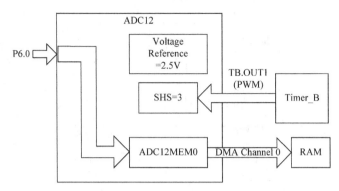

图 7.16　ADC12 模块的原理

本节使用的点阵液晶屏 LM240160GCW 可以显示 240×160 点阵数据，因此可以显示 4s 内监测到的所有 ECG 信号波形。LCD 显示屏的软件流程如图 7.17 所示。LCD 模块的逐帧显示功能使得每帧数据显示的时间能够通过采样时间精确控制，而不考虑 LCD 屏幕的显示速度。由手动按钮控制的可调节显示器背光设计用于减少点阵式 LCD 的电力消耗。通过使用 SPI 协议与 GT23L32S4W 通信，可以在液晶显示屏上显示系统信息和矩阵键盘操作提示，它为医生提供了一种检查心电图信号的方法。

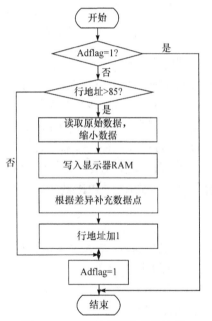

图 7.17　LCD 显示屏的软件流程

用来显示实时心率的分段式 LCD，有一个 LCD 驱动器 BU9796FS，工作电压范围较低，200 位的内存空间，标准的 2-ware I^2C 通信。计算出的心率每 4s 刷新 1 次，心电图波形刷新速率也与之相同。

在这个面向用户的系统中，用户可以将自己需要的电话号码输入以矩阵键盘为用户界面的系统中，这样用户就可以方便地选择急救人员，然后将手机号码写入闪存，以防关机后丢失。用户可以选择是否修改手机号码，在系统开机时可以输入手机号码。

当病人心脏病发作时，全球定位系统(GPS)模块可以实现患者的精确定位，它可以检测患者位置的经纬度，然后将位置信息的格式转换为标准格式，用于互联网在谷歌地图上搜索位置。GPS 模块在 USCI_A2 的 UART 模式下与 MCU 通信，并且位置信息被添加到消息中，该消息会直接发送给提供急救的医护人员。

GSM/CDMA 模块允许执行两项任务：一是发送包括心率、诊断症状和患者位置的英文信息进行报警；二是发送包含上述内容的中文信息进行报警。本系统使用华为技术有限公司制造的 EM310 GSM/CDMA 模块与 USCI_A1 的 UART 模式下的 MCU 进行通信。

为了防止病人移动等因素影响检测及过于频繁地发送报警信息，本小节设计了系统的状态机，确保消息每 7min 发送 1 次。当患者诊断出室性早搏(premature ventricular complex，PVC)时，警报消息发送过程的状态机如图 7.18 所示。例如，系统在正常情况下以 S0 状态启动，当患者有 PVC 时，状态转移到 S1。S1 状态和 S2 状态是防止误诊的等待状态，一旦确认并非误诊，状态就转移到 S3，即发送英文信息或中文信息进行报警。发送消息后，状态将处于 S4，7min 后再回到 S0 状态。这样可以确保每 7min 发送 1 次消息。

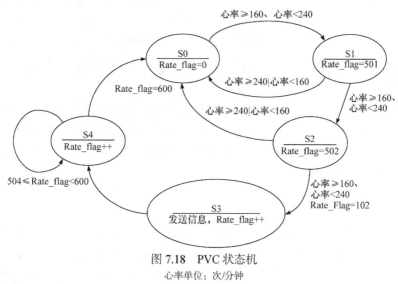

图 7.18　PVC 状态机

心率单位：次/分钟

7.2.2　软件设计

1. CDF9/7 小波滤波器

CDF9/7 小波滤波器采用时域计算，因此在计算量、内存空间、复杂度等方面都优于其他小波滤波器。原型计算操作过程只包括简单的乘法和加法，对于 ECG 信号的预处理，在保留心电图波形特征的同时，可以减少肌肉噪声、基线漂移和运动伪影，是最理想的降噪滤波的选择之一。这里直接采用 7.1.4 小节介绍的基于提升小波变换的 ECG 信号预处理。图 7.19 所示为实测 ECG 信号的小波滤波和重建，该结果表明本系统能够有效消除高频噪声。

2. R 波检测与心率计算

本节采用 7.1.5 小节设计的实时 R 波检测算法[13]，它具有硬件资源占比低、

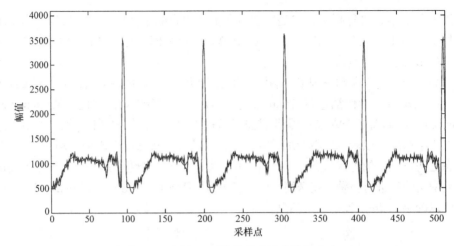

图 7.19　实测 ECG 信号的小波滤波和重建

检测精度高、运行速度快等优势。它能动态自适应地设定阈值，较好地避免了 R 波检测的假警报导致的诊断错误。

该算法主要由 4 个连续的阶段组成，依次为 RR 波间期(两个相邻心跳的时间)估计和段选择、极值检测、阈值确定和 R 波检测。当获得 4s 的"R 峰值"数时，通过"R 峰值"数除以 4 计算心率，根据系统数据刷新率，每隔 4s 计算 1 次心率并显示在分段式 LCD 屏幕上。

3. 心律失常算法

临床医生根据相关经验对心电图波形进行一段时间的观察，以确定患者的病情。在心律失常的智能诊断中，为了分析心电图信号并做出诊断，本节主要根据医生的临床经验进行逻辑判断，识别患者的心律失常。ECG 自动分析系统如图 7.20 所示。

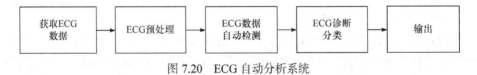

图 7.20　ECG 自动分析系统

自动检测 ECG 参数和 ECG 诊断分类尤为重要。心电信号的时域特征提取方法与临床医生的诊断习惯相一致，且与频域特征提取方法相比，算法运算量小，适合便携式心电仪器。心电图时域参数包括平均心率、RR 波间期和相邻 RR 波间期差等。

本节实际测得的 RR 波间期差用 HRV 表示。

PVC 逻辑判断方法：$HRV(i) > 0.12s \&\& HRV(i+1) > 0.12s \&\& HRV(i+2) > 0.12s$，即当连续 3 次 HRV 均在 0.12s 以上时，根据医生诊断经验判别为 PVC，

显然 HRV 是该方法的关键特征参数。心律失常评估流程如图 7.21 所示。

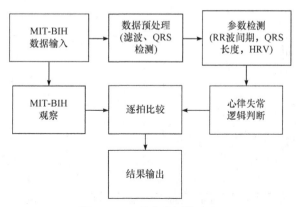

图 7.21　心律失常评估流程

7.2.3　系统测试总结

为了验证本设计系统的有效性,本节采用该系统测试了 20 名不同年龄的健康人。健康受试者的测试结果表明, 该系统智能化程度高, 速度快, 操作可靠。健康人的实时 ECG 信号波形和心率如图 7.22 所示。

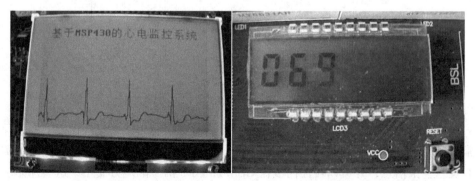

(a) 健康人实时ECG信号波形　　　　　　　　(b) 健康人实时心率

图 7.22　健康人的实时 ECG 信号波形和心率

本节在系统设计和算法验证过程中进行了大量的仿真实验, 实验结果表明, 该系统具有良好的 R 波检测效果。由心律失常实验室研究的 MIT-BIH 心律失常数据集被用于评估算法。它包含 47 名受试者 48.5h 的双通道动态心电图记录, 这些记录的采样频率为 360Hz, 采样精度为 11 位[12]。图 7.23 显示了 MIT-BIH 心律失常数据集第 105 号 ECG 信号的 R 波检测结果。图 7.24 显示了 MIT-BIH 心律失常数据集第 119 号 ECG 信号的 R 波检测结果。

本系统选用 MIT-BIH 数据集中的 19166 个心拍进行硬件 R 波检测功能评估,

可得准确率为 98.8%。同时，经测试发现本系统在 PVC 病例检测方面具有较高的准确性。

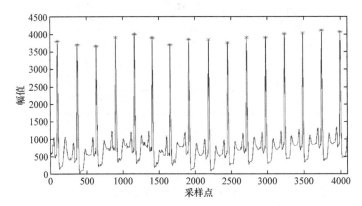

图 7.23　MIT-BIH 心律失常数据集第 105 号 ECG 信号的 R 波检测结果

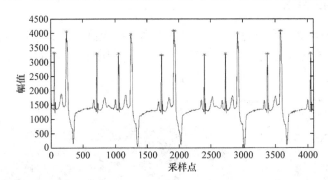

图 7.24　MIT-BIH 心律失常数据集第 119 号 ECG 信号的 R 波检测结果

　　本节基于 MSP430 设计了一套 ECG 智能监测系统，该系统旨在提供心脏异常的实时心电检测和诊断。该系统成本低，扩展性高，能够在紧急情况发生时实时发送警报信息，并可以在任何覆盖 GSM 和 GPS 信号的地方使用，这些优势使得该系统成为远程医疗保健的理想设备。

7.3　基于 STM32 和 FPGA 双处理器架构的 ECG 监护系统设计

　　为系统数据处理能力更强、可扩展性更强，研究基于 STM32 和 FPGA 双处理器架构的 ECG 监护系统设计具有重要的意义。本节[27]的主要内容如下：
　　针对心电信号的电学特性和噪声及干扰的分布情况，提出将平稳小波变换与形态学滤波器相结合的数字滤波器设计方法，在滤波效果、资源占用、处理时间上均取得较好的效果；针对便携式设备的系统需求，提出采用 STM32 及 FPGA 双处理器架构的硬件平台。STM32 主要负责数据采集、存储、定位、人机交互及发送求救信息等控制功能；FPGA 主要负责 ECG 信号滤波、心电特征提取、智能诊断等大数据量的操作任务。另外，采用这样的架构可借助 STM32 的可变静态存储控制器(flexible static memory controller，FSMC) 方便地对 FPGA 进行读写控制，增强了系统的可拓展性、提高了系统的稳定性；针对 ECG 信号低频、微弱的特征，设计了一种专用 ECG 信号放大电路，保证了 ECG 信号采集质量。基于 SIM900 设计的集通用分组无线业务(general packet radio service，GPRS)数据传输、GSM 短信发送、语音通话及基站定位于一体的无线数据传输模块，可以在紧急情况下发出包含病人坐标位置及当前心率的求救信息，基站定位技术的采用，避免了无法进行室内定位的问题，降低了系统硬件设计成本。

7.3.1　基于平稳小波变换和形态学滤波的 ECG 信号去噪算法

1. 平稳小波变换去噪算法

小波变换的多分辨率分析特性使其在信号降噪过程中对高频噪声及低频噪声都表现出优良的抑制特性，但传统的小波变换为正交变换，不具备平移不变性，导致信号重构时会出现 Gibbs 现象[28]，严重破坏信号的几何特征。平稳小波变换(SWT)[29]较正交小波变换有平移不变性的特点，对 Gibbs 现象表现出很好的抑制作用。

平稳小波变换相对于 Mallet 算法进行的小波变换，不对信号进行下抽样处理，而是在滤波器系数间进行插零处理，实现滤波器延展。

假设 L 表示低通滤波器，H 表示高通滤波器，设 $f(t)$ 为原始 ECG 信号序列，A 表示逼近信号，D 表示细节信号，令 $A_0 = f(t)$，$H_0 = H$，则 ECG 信号的平稳小波分解表示为

$$A_{j+1} = L^j A_j \tag{7.15}$$

$$D_{j+1} = H^j A_j \tag{7.16}$$

平稳小波变换是在正交小波变换基础上发展而来的，因此，正交小波变换在降噪过程中，采用的阈值和阈值函数同样适用于平稳小波变换。经阈值调整后的逼近信号和细节信号可逐层重构出最终的去噪信号。

平稳小波变换每层都具有与原始信号长度相同的逼近信号和细节信号，是原始信号的冗余表达，因此，平稳小波变换的反变换算子不是唯一的，可以用不同的方法进行信号的重构，但最终的结果应该是一样的[28]。虽然平稳小波变换的滤波算子 $(L_{[j]}, H_{[j]})$ 是非正交变换，但利用奇数项采样算子 D_1 和偶数项采样算子 D_0 得到的采样变换算子 $(D_0 L_{[j]}, D_0 H_{[j]})$ 和 $(D_1 L_{[j]}, D_1 H_{[j]})$ 仍满足正交条件。设 R_0^j 和 R_1^j 分别表示它们的重构算子，则平稳小波的重构算子可表示为

$$R^{[J]} = \frac{1}{2} * (R_0^{[J]} + R_1^{[J]}) \tag{7.17}$$

因此平稳小波变换可表示为

$$A_j = R^{[J]}(A_{[j+1]}, D_{[j+1]}) \tag{7.18}$$

2. 阈值降噪算法

小波阈值降噪主要根据噪声分布情况，对每层小波系数进行阈值处理，降低噪声对信号的影响，达到去除噪声的目的，可以简略概括为以下三个步骤[27]：

(1) 根据信号的噪声分布情况，确定小波分解层数，将含有噪声的信号进行小波分解，得到各层的逼近信号(低频信号)和细节信号(高频信号)。

(2) 对各层小波系数进行阈值处理。根据每层的逼近信号和细节信号中噪声和信号的分布情况，选择适当的阈值对小波系数进行量化处理。

(3) 重构信号。将进行阈值处理后的小波系数通过小波逆变换的方法进行重构，得到去噪后的信号。

在小波阈值去噪的过程中，选择合适的阈值及对小波系数如何进行阈值处理是影响去噪效果的关键。常用的阈值函数主要包括两种，分别是硬阈值函数和软阈值函数。硬阈值函数：小波系数的绝对值小于阈值时，令小波系数置零；小波系数的绝对值大于阈值时，保持小波系数不变。软阈值函数：小波系数的绝对值小于阈值时，令小波系数置零；小波系数的绝对值大于阈值时，小波系数符号位不变，绝对值与阈值相减。硬阈值函数实现结构简单，但处理后的小波系数在阈值附近是不连续的，因此往往会使得重构信号产生振荡，形成 Gibbs 现象，而软阈值函数处理后的小波系数连续性好，可以有效地抑制重构信号的振荡现象。

ECG 信号中包含的噪声主要分为两类：一类是以工频噪声为代表的高频噪声，另一类是以基线漂移为代表的低频噪声。小波阈值去噪的方法对 ECG 信号中的高频和低频噪声都有很好的抑制作用。由于提取信号中的低频噪声需要对信号进行较高次数的小波分解，针对 ECG 信号中的基线漂移，主要存在于小波分解的第八层逼近信号中，而高频噪声主要存在于小波分解的第一层到第四层细节信号中，另外，由于每层小波分解都需要占用两个滤波器，因此基于 FPGA 的滤波算法的硬件实现中要得到 ECG 信号中的低频噪声，需要占用较多的乘法器资源、性价比较低。为此，本节采用平稳小波去噪的方法只去除 ECG 信号中的高频噪声，对 ECG 信号进行四层小波分解，经软阈值处理，重构出的 ECG 信号对高频噪声有较好的抑制效果。

3. 形态学滤波去噪算法

形态学滤波器基于选取的结构元宽度的不同，可以对信号中的高频噪声和低频噪声产生有效的抑制作用，虽然其滤除高频噪声时会产生高频波动失真，对 ECG 除噪会产生明显的 R 波削峰现象，但其对基线漂移等低频噪声的滤除较为彻底，没有明显的波形失真，且结构简单、运算速度快、硬件实现结构也较简单[30]。

本节 ECG 信号系统的采样频率为 360Hz，ECG 信号中的主要波形包含 P 波、T 波及 QRS 波，而在这些波中 T 波波形最宽，占有最多的采样点数，在 360Hz 的采样频率下，T 波的典型宽度为 50 到 70 个采样点[27]，因此，本节选用的结构元素宽度为 72，波形宽度大于该值的低频信号将得到有效的抑制。本节采用开-闭(open-close，OC)和闭-开(close-open，CO)运算平均(average，AVG)滤波器结构设计，原始信号经过该滤波器后只剩下低频噪声，从原始信号中减去该噪声，即可得到去除基线漂移的 ECG 信号。

7.3.2 系统硬件设计与实现

1. 硬件组成

本系统设计的目的是实时地采集人体 ECG 信号，然后进行进一步的滤波和特征提取处理，根据提取的 ECG 特征确定人体当前的心律，进而确定人体当前的健康状况，当发现异常时系统通过移动基站来定位当前位置，并向监护端发送求救信息。

根据以上需求，考虑系统控制器采用 STM32 嵌入式系统芯片，ECG 信号的滤波等处理采用 FPGA 芯片实现。本系统设计主要包括以下几个硬件模块：ECG 采集和调理电路、人机交互模块、无线数据传输和基站定位模块、数据存储模块及完成系统控制和数据处理的处理器单元。ECG 监护系统硬件结构如图 7.25 所示。

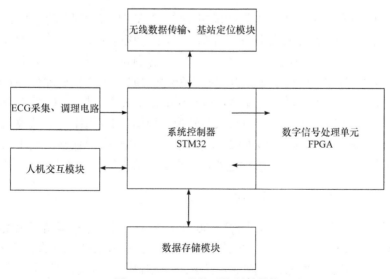

图 7.25 ECG 监护系统硬件结构

2. STM32 和 FPGA 双处理器电路设计方法

STM32 与 FPGA 电路连接方式如图 7.26 所示。其中，数据线 DB[15:0]是 STM32 与 FPGA 间的数据通路；AB[18:16]是 FPGA 端口选择端，本系统的设计方案允许 STM32 分时操作 FPGA 的 8 个读端口和 8 个写端口；CS 和 AB 共同决定 FPGA 片选信号 CS0 的输出情况。由图可知，当 AB[23]、AB[22]、CS 同时为 0 时，CS0 为低电平，FPGA 被选通，即 FPGA 在可变静态存储控制器(flexible static memory controller，FSMC)中的地址映射基地址为 0x6000 0000(0x6000 0000+(0<<23))，AB[18:16]的取值范围为 000～111 对应 FPGA 的八个端口 a～h，在 FSMC 的地址映射中对应 8 个地址偏移量。

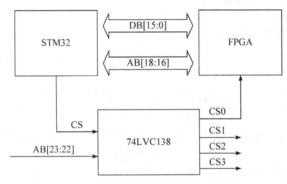

图 7.26　STM32 与 FPGA 电路连接方式

3. 信号采集系统设计

根据 ECG 信号的特点，本设计采用 Ti 的 INA331 与 OPA2336 组成 ECG 信号调理电路，ECG 信号放大电路如图 7.27 所示。该电路是一个成本低廉、精度适中的 ECG 信号放大电路。从人体左右手臂采集到的 ECG 信号经 INA331 放大后输出到运算放大器 OPA2336，由 OPA2336 反向放大 100 倍后即可得到初步的放大信号，再根据 A/D 转换电路对模拟电压的范围要求，将 ECG 信号做进一步调整即可送入 A/D 转换单元，进行模数转换。使用 2MΩ 电阻完成共模电压的设置。VR 作为偏置电压提供给 OPA2336 反向放大，该部分可使输出电压以此偏置电压为工作零点发生变化。右驱动电路由一个运算放大器组成的电压跟随器完成。

4. 无线数据传输与定位电路设计

根据本设计功能定位，选用 SIM900 作为无线数据传输和基站定位模块，该模块同时具备短信收发、无线数据传输、基站定位等功能，属于双频 GSM/GPRS 模块，广泛应用于车载通信、智能电表及远程医疗中。该模块硬件电路设计主要包括以下三部分。

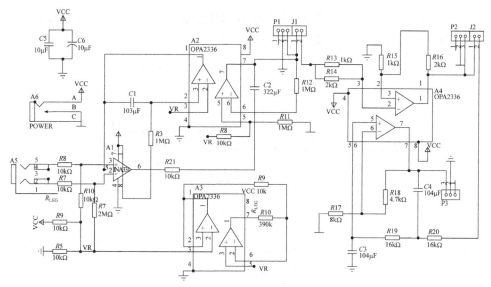

图 7.27　ECG 信号放大电路

1) SIM900 模块

SIM900 采用表面贴装技术(surface mounted technology，SMT)封装形式，该模块外观精巧、性能稳定。在本系统中，主要对该模块的供电接口、天线接口、通信接口(UART)、话筒、耳机及 SIM 卡接口进行连接。

2) 电源供电电路

SIM900 采用 3.4～4.5V 的单电源供电。信息发送时会导致电源电压急剧降低，电流瞬时损耗高达 2A，因此给 SIM900 供电的电源模块需要能够提供高达 2A 的电流值。由于输入和输出电压相差较大，为了有效提高电源供电效率，图 7.28 所示供电电路采用稳压器件 LM2576S。该电路的输入为 9～12V，设计的输出为 4.2V。

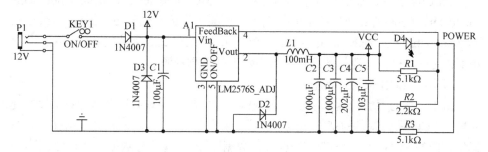

图 7.28　SIM900 模块供电电路设计

3) SIM 卡接口电路

SIM 卡接口主要包括电源引脚、数据输入输出口、时钟引脚、复位引脚及 SIM

卡检测引脚。SIM卡接口的稳定性是无线数据传输模块网络正常连接的重要保证。SIM卡接口电路设计如图7.29所示。

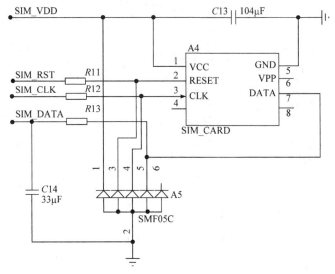

图7.29　SIM卡接口电路设计

5. 数据存储电路设计

本节中的数据存储电路主要分为用户基本信息存储电路和用户ECG数据存储电路。

1) 用户基本信息存储电路

本设计需要根据用户设置相关信息，如病人编号、监护者电话、背景亮度等基本信息，这些信息需要保存到特定的存储器中，考虑到信息内容较少，并不需要占用太多的存储空间，因此选用24LC04作为用户信息存储单元。

24LC04是一款基于互补金属氧化物半导体(complementary metal oxide semi-conductor，CMOS)低功耗技术的带电可擦可编程只读存储器(electrically erasable programmable read only memory，EEPROM)，由两个256字节的存储块组成，采用I²C读写方式，与存储器连接时占用较少的管脚资源。

2) 用户ECG数据存储电路

由于一些心血管疾病需要长时间的监测才能够被发现，因此数据存储功能是便携式ECG采集设备的基本功能。本系统采集ECG信号时，采用与MIT-BIH数据集相同的ECG信号采样频率360Hz，数据以16位有符号数据格式存储，因此，要长时间记录采集到的ECG数据需要占用极大的存储空间，为保证数据能够长期稳定的保存，选择的存储器需要具备掉电不丢失的特点，安全数字(secure digital，SD)卡在具备以上优点的同时，还具有体积小、功耗低、传输速度快、拆卸方便、支持计算机读写等优点，因此这里选择微型 SD 卡(闪存(trans-flash，TF)卡)为存储介质。SD 卡有两种通信模式：串行外设接口(serial peripheral interface，SPI)模式和 SD 模式。SD 模式下，数据传输速度快，但访问规则相对复杂；SPI 模式下速度较低但读写控制较简单。由于本设计中采用的 STM32 微控制器自带 SPI 接口，因此这里的系统采用微型 SD 卡的 SPI 模式读写数据。

6. 人机交互单元设计

人机交互功能即指令输入与数据输出功能，本系统采用按键输入与液晶屏显示的输出方式。其中，按键输入功能包含五个触发按键，采用系统节拍时钟定时扫描方式确定按键输入情况。STM32 对液晶屏的操作采用 FSMC 机制，控制方式与 STM32 对 FPGA 操作类似，如图 7.30 所示。当 AB[23]、CS 同时为 0，AB[22] 为 1 时，CS1 为低电平，液晶屏被选通，即液晶屏在 FSMC 中的地址映射基地址为 0x6080 0000(0x6000 0000+(1<<23))，AB[16]连接寄存器选择引脚，高电平时选择数据寄存器，低电平时选择指令寄存器。

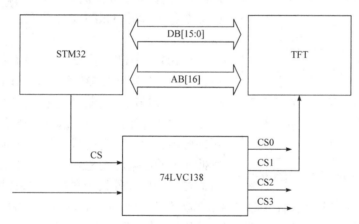

图 7.30　STM32 与液晶屏电路连接方式

TFT 为薄膜晶体管(thin film transistor)

7.3.3　系统软件设计与实现

1. 数据采集控制

STM32 拥有多个模数转换器(analoge-to-digital converter，ADC)，它们是 12 位逐次逼近型模拟数字转换器。本系统采用 ADC1 通道 0 来读取 ECG 信号的电压值，由定时器 2 的中断子程序调用 ADC 模块，通过对定时器分频寄存器及初始值的设置，保证定时器中断的触发频率为 360Hz，从而保证了 ECG 信号采样频率为 360Hz。

2. 监护信息发送

病人位置的确定模块是非常重要的系统组成部分，是病人发病时及时求助的基本要求。考虑到当病人在室内时 GPS 无法完成定位的情况，采用基站定位的方式来锁定病人位置。基站定位是通过检测不同基站下行导频的到达时间和到达时差，并根据基站的坐标来完成移动终端定位的技术，通常实际使用中，需要三个以上的基站辅助完成，基站数目越多，定位精度越高。

SIM900 是本系统中的定位和无线数据传输模块，该模块的操作通过控制器发送 AT 指令完成。SIM900 完成定位功能并用协议数据单元(protocol data unit, PDU)方式发送中文短信求救信息。

3. ECG 数据存储

在 ECG 信号实时监测中，会有大量的 ECG 信号采集数据产生，STM32 自身拥有的片上存储空间有限，因此系统采用外扩的 SD 卡完成数据的存储。利用 FatFS 文件系统对存储媒介进行操作，完成 ECG 数据的读写。FatFS 文件系统结构如图 7.31 所示。

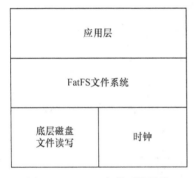

图 7.31　FatFS 文件系统结构

在 SD 卡中建立了 15 个 ECG 存储的 txt 文件，每个文件分为 65535 个小段，每个小段 512 个字节，数据以二进制形式进行读写。采集到的 ECG 数据存储于一个长度为 256 字节的数据缓冲区中，缓冲区每完成一次完整刷新，就将缓冲区中的数据写入 SD 卡中，具体流程包括实时监控子程序软件架构图和数据采集中断子程序软件架构图[27]，数据在 SD 卡中按高八位和低八位的形式存储，每次对 SD 卡的写操作需要写入 512 个字节。在数据回放时，系统以文件标号和小段号为定位信息对数据进行读写。

4. 人机接口设计

对于大多数的嵌入式系统来说，需要一套完整的人机交互体系，辅助用户有效地下达指令和查看系统运行情况。本系统旳操作输入单元采用五个非自锁式触发按键，用系统节拍定时器 SysTick 定时查询按键的触发情况，保证能及时有效地响应用户选择。

系统采用 TFT 液晶屏为输出图形用户界面(x-GUI)，支持汉字和英文多种字体、字号，支持直线、矩形等多种几何图形的显示，对字符及图形的显示有丰富的属性设置模式，本节系统完成了友好的用户界面设计，对于五种用户子模式都分别提供专门的图形化显示界面。

5. FPGA 读写控制

在系统中，对 FPGA 的读写访问通过 FSMC 机制来完成，FPGA 侧设计的通信模块包含 8 个读端口及 8 个写端口，控制端包含读使能、写使能、3 根地址线及 8 个双向数据线，对 FPGA 的写操作由函数"fpga_write(n,data)"完成，该函数中 n 代表端口号，取值为 0~7，选择写入数据的端口号；data 代表要写入的数据。对 FPGA 的写操作由函数"data = fpga_read(n)"完成，其中 n 代表端口号，data 代表读取的 FPGA 返回的数值。

STM32 将采集到的信号写入 FPGA 进行处理，处理后的 ECG 信号及计算得到的心律值，通过不同的端口返回给 STM32，对 FPGA 的读写及数据的采样均由系统定时器 2 控制完成。

7.3.4　系统测试总结

系统调试完成后，各项基本功能测试正常，达到预期设计目标，包含的五个功能，其运行效果分别如图 7.32~图 7.36 所示，用户发送求救请求后用户编号、当前心律、定位信息、求救时间等以中文短信方式发送给监护端手机，监护端短信接收显示如图 7.37 所示。

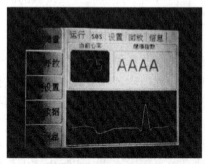

图 7.32　实时监测模式

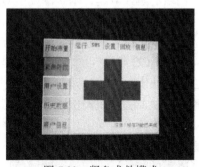

图 7.33　紧急求救模式

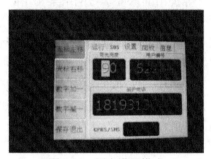

图 7.34　用户设置模式

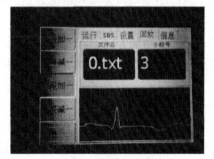

图 7.35　数据回放模式

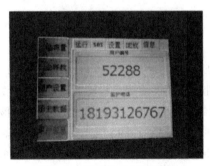
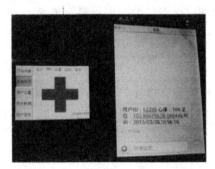

图 7.36　用户信息显示模式　　　　　　图 7.37　监护端短信接收显示

本小节基于 STM32 和 FPGA 双处理器架构 ECG 监护系统, 设计了一种有效的 ECG 信号采集电路, 进行 ECG 信号的降噪滤波研究, 采用双阈值检测方法定位 QRS 波群, 以确定 ECG 信号对应的心律特征。最后, 该系统在以上算法保证的基础上, 实现了 ECG 数据监测、存储、智能诊断、病人定位、发送求救信息、设置用户信息、监测数据回放等功能, 该系统有一定的使用价值和市场应用推广潜力。

综合 7.1~7.3 节内容, 本小节介绍了作者团队在便携式 ECG 监护系统的软、硬件开发设计方面的一些成果, 希望能给读者带来一定的启发与思考。随着深度神经网络的迅速崛起, 基于深度学习的 ECG 智能分析处理也成为该领域的研究热点。目前, 深度神经网络在 ECG 除噪、波形检测、病理分类等领域都有一定的应用, 这里综述一些较新的文献方法, 供读者参考。

针对 ECG 除噪问题, Wang 等提出了一种基于有监督深度因子分析的心电信号去噪算法[31]。该算法建立了深度因子分析模型, 利用隐藏因素对心电信号进行反重构, 从而去除肌肉伪影、电极运动和基线漂移噪声。其中, 因子分析模型的每一层都剔除高斯噪声, 而混合噪声则由更深的网络层剔除。同时, 采用梯度下降算法对模型顶层进行优化, 提高了整个算法的性能。该算法的优势在于充分利用了噪声的特性, 不依赖于频域信息和阈值的设置, 但该算法对实际生活中复杂的非线性加性噪声鲁棒性不够理想。Nurmaini 等提出的深度学习网络架构由除噪自动编码器(denoising autoencoder, DAE)、特征提取自动编码器和 DNN 分类器组成, 该方法由较为成熟的编码网络同时完成 ECG 的除噪与分类, 但该方法需要在预处理阶段对 ECG 进行心拍分割, 分割的精度会对后续处理造成一定的影响[32]。与此同时, 为消除 DNN 网络处理对 ECG 特征信息造成的损失, 文献[33]提出了基于多层卷积网络的 ECG 除噪。虽然, DAE 用于 ECG 滤波能够取得较好的效果, 但它需要成对的受噪声干扰的样本和干净的样本, 这对于某些类型的噪声来说很难获得。文献[34]通过使用生成对抗网络架构克服了配对问题, 获得了良好的滤波效果, 且在一定程度上解决了实际医疗中样本缺少的问题。

针对 ECG 特征检测、分类问题，随着神经网络在分类方面的优秀表现，许多研究人员选用 CNN、循环神经网络(recurrent neural network，RNN)及 RNN 的变种长短期记忆(long short term memory，LSTM)等网络来完成处理任务。同时，为了更好地适应 ECG 分类，研究者在参数优化、网络结构改进、目标优化等方面做了一定的改进。Zhao 等基于小波变换与 CNN 设计了 ECG 分类算法，该算法包含 24 层卷积层，使用不同的卷积核大小和数量来挖掘尽可能多的数据特征，最后使用 softmax 分类器对其进行分类[35]。Mohamed 提出一种基于堆叠式自编码器深度神经网络模型的 QRS 波群检测方法，在多个数据集上测试，其 QRS 波群检测性能优良[36]。Huiqian 提出一种基于改进的 U-Net 卷积神经网络模型的 QRS 波群检测方法，其中用稠密连接的空间分簇抑制噪声干扰[37]，在 MIT-BIH 心律不齐数据集上的准确性和 F1 分数超过现有的基于 Res-Net[38]模型等的检测算法。为捕捉 ECG 在时间上的连续性和相关性，作者团队提出一种基于堆叠式双向 LSTM 的心电图自动识别算法[39]，双向 LSTM(bidirectional LSTM，BILSTM)模型比传统卷积神经网络模型更适合处理心电图波形这样的时间序列，分别在 2017 年、2018 年世界生理信号挑战赛的两个 ECG 数据集上进行测试，相比单层的双向 LSTM 网络模型的结果，分类准确率分别提升 4.2%和 5.7%。随着深度学习技术的发展和硬件算力的提升，相信基于深度学习的心电信号自动处理与分析将会给便携式 ECG 监护系统的设计带来新的突破。文献[40]构建了小规模 LSTM 模型，通过训练 α 和 β 两个模型，执行多个较小的 LSTM 模型来降低总计算量，为可穿戴设备带来了基于 LSTM 的 ECG 分类与连续监测。

基于深度学习和多种卷积神经网络模型的 ECG 信号分析方法性能明显优于传统的基于模式识别的机器学习方法，但这些方法对软硬件环境的要求较高，离不开 GPU 等加速卷积神经网络运算性能的软硬件平台的支持，对这些方法目前进行轻量化改进和基于嵌入式软硬件平台的实现研究，然后再进行边缘计算和移动平台的改进研究，才能在可穿戴式心电监护、便携式心电信号分析监护仪上应用。

参 考 文 献

[1] MALMIVUO J, PLONSEY R. Bioelectromagnetism: Principles and Applications of Bioelectric and Biomagnetic Fields[M]. Oxford: Oxford University Press, 1995.

[2] 陈文彬, 潘祥林. 诊断学[M]. 北京:人民卫生出版社, 2010.

[3] 王伟敏, 范学忠. 基于 TL084C 的心电信号检测系统设计[J]. 电子元器件应用, 2010, 12(6): 24-30.

[4] WARIAR R, ESWARAN C. Integer coefficient bandpass filter for the simultaneous removal of baseline wander, 50 and 100 Hz interference from the ECG[J]. Medical and Biological Engineering and Computing, 1991, 29(3):333-336.

[5] SANDER A, VOSS A, GRIESSBACH G An optimized filter system for eliminating 50 Hz interference from high resolution ECG[J]. Biomed Tech (Berl), 1995, 40(4): 82-87.

[6] 纪跃波, 秦树人, 汤宝平. 零相位数字滤波器[J]. 重庆大学学报, 2000, 23(6): 4-7.

[7] MCMANUS C D, TEPPNER U, NEUBERT D, et al. Estimation and removal of baseline drift in the electrocardiogram[J]. Computers and Biomedical Research, 1985. 18(1): 1-9.

[8] DONOHO D L. De-noising by soft-thresholding [J]. IEEE Transactions on Information Theory, 1995, 41(3): 613-627.

[9] ZHAO Z D, CHEN Y Q. A new method for removal of baseline wander and power line interference in ecg signals[C]. International Conference on Machine Learning and Cybernetics, Dalian, 2006:4342-4347.

[10] 毛玲, 孙即祥, 张国敏, 等. 基于形态滤波的心电信号基线矫正算法[J]. 信号处理, 2008, 24(4):582-585.

[11] XUE Q, HU Y H, TOMPKINS W J. Neural-network-based adaptive matched filtering for QRS detection[J]. IEEE Transactions on Biomedical Engineering, 1992, 39(4): 317-329.

[12] MOODY G, MARK R. The impact of the MIT-BIH arrhythmia database[J]. IEEE Engineering in Medicine and Biology Magazine, 2002, 20(3): 45-50.

[13] CHENGYU L, JIANQING L. Feature Engineering and Computational Intelligence in ECG Monitoring[M]. Singapore: Springer, 2020.

[14] YANG C X, FAN F, ARANOFF N, et al. An open-access database for the evaluation of cardio mechanical signals from patients with valvular heart diseases[J]. Frontiers in Physiology, 2021, (12): 1603.

[15] LIU F, LIU C, ZHAO L, et al. An open access database for evaluating the algorithms of electrocardiogram rhythm and morphology abnormality detection[J]. Journal of Medical Imaging and Health Informatics, 2018, 8(7): 1368-1373.

[16] GAO H, LIU C, WANG X, et al. An open access ECG database for algorithm evaluation of QRS detection and heart rate estimation[J]. Journal of Medical Imaging and Health Informatics, 2019, 9(9):1853-1858.

[17] MA Y, TIAN Y, MA Y, et al. A new real-time R-wave detection algorithm based on integral projection function[C]. Biomedical Engineering and Sciences, Malaysia, 2013: 837-842.

[18] PAN J P, WILLIS J T. A real-time QRS detection algorithm[J]. IEEE Transactions on Biomedical Engineering, 1985,32(3):230-236.

[19] YAN Z, YI T, WANG Z, et al. An ECG intelligent monitoring system with MSP430 microcontroller[C]. International Workshop on Systems, Signal Processing & Their Applications, Algiers,2013: 214-219.

[20] TIAN Y, ZHANG Y, MA Y, et al. Design of pertable ECG monitoring and alarm system on MSP430[C]. 3rd International Conference on Wireless Mobile Communication and Healthcare (Mobihealth), Paris, 2012: 158-166.

[21] NEMATI E, DEEN M J, MONDAL T. A wireless wearable ECG sensor for long-term applications[J]. IEEE Communications Magazine, 2012. 50(1): 36-43.

[22] KO S Y, WANG K M, LIAN W C,et al. A portable ECG recorder[C]. 2012 2nd International Conference on Consumer Electronics, Communications and Networks, Yichang, 2012: 3063-3067.

[23] GAO Z, WU J, ZHOU J, et al. Design of ECG signal acquisition and processing system[C]. International Conference on Biomedical Engineering & Biotechnology, Macao, 2012: 762-764.

[24] JIN H, MIAO B. Design of Holter ECG system based on MSP430 and USB technology[C]. International Conference on Bioinformatics and Biomedical Engineering, Wuhan, 2007:976-979.

[25] TANG Y, JIANG K, FU X, et al. Low power Dual-core Holter system based on MSP430 and ARM7[C]. International Conference on Bioinformatics and Biomedical Engineering, Beijing, 2009:1-3.

[26] HONG M, ZHANG Y, HU X. Portable ECG measurement device based on MSP430 MCU[C]. International Conference on Biomedical Engineering and Informatics, Sanya, 2008:667-671.

[27] SHAOHUA Z, LE T, YIDE M. Design of a dual-core Holter systerm based on STM32 and FPGA[C]. Proceedings of

the 2nd International Conference on Computer Science and Electronics Engineering, Atlantis, 2013: 1486-1489.

[28] 高清维, 李海鹰, 庄镇泉, 等. 基于平稳小波变换的心电信号噪声消除方法[J]. 电子学报, 2003, 31(2) :238-240.

[29] NASON G P, SILVERMAN B W. The stationary wavelet transform and some statistical applications[J]. Science, 1995, 346(6212): 918-919.

[30] 吴力, 赵志华. 基于形态学与小波变换的信号自适应去噪算法[J]. 自动化技术与应用, 2009, 28(1): 78-81.

[31] WANG G, YANG L, LIU M, et al. ECG signal denoising based on deep factor analysis[J]. Biomedical Signal Processing and Control, 2020, 57: 101824.

[32] NURMAINI S, DARMAWAHYUNI A , NOVIAR A , et al. Deep learning-based stacked denoising and autoencoder for ECG heartbeat classification[J]. Electronics, 2020, 9(1):135-153.

[33] CHIANG H T, HSIEH Y Y, FU S W, et al. Noise reduction in ECG signals using fully convolutional denoising autoencoders[J]. IEEE Access, 2019, 7:60806-60813.

[34] WANG J L, LI R F, LI R, et al. Adversarial de-noising of electrocardiogram [J]. Neurocomputing, 2019, 349: 212-224.

[35] ZHAO Y, CHENG J, ZHANG P, et al. ECG classification using deep CNN improved by wavelet transform[J]. Computers, Materials and Continua, 2020, 64(3):1615-1628.

[36] BELKADI M A, DAAMOUCHE A, MELGANI F. A deep neural network approach to QRS detection using autoencoders[J]. Expert Systems with Applications, 2021, 24(2): 515-523.

[37] WANG H, HE S, LIU T, et al. QRS detection of ECG signal using U-Net and DBSCAN[J]. Multimed Tools Appl , 2022: 13319-13333.

[38] WANG X, ZOU Q. QRS detection in ECG signal based on residual network[C]. 11th International Conference on Communication Software and Networks, Chongqing, 2019: 73-77.

[39] 王文刀, 王润泽, 魏鑫磊,等. 基于堆叠式双向 LSTM 的心电图自动识别算法[J]. 计算机科学, 2020, 47 (7): 118-124.

[40] SAADATNEJAD S, OVEISI M, HASHEMI M. LSTM-Based ECG classification for continuous monitoring on personal wearable devices[J]. IEEE Journal of Biomedical and Health Informatics, 2020, 24(2):515-523.

第8章 医学图像的混沌加密

8.1 数字图像加密算法概述

8.1.1 数字图像加密算法的要求

与文本信息不同，图像数据具有其自身特点。例如，像素之间具有较高的冗余度和相关性，同时图像所包含的数据量要远远大于普通文本信息，因此，传统的数据加密方法难以应用于图像，而且加密速度也不快。如何高质量和高度安全地完成图像加密是一个不小的挑战。图像加密和文本加密的差别具体体现在：加密文本时，密文应保证无损并且解密后的文本必须等于原文。但是，由于图像间各像素具有一定的相关程度，加密图像可以允许某些损失；文本数据一般都为单词序列，这使得它可以直接采用分块加密或密钥流加密。数字图像数据表现为二维序列，使用传统的文本的一维序列加密技术不能直接加密图像数据；图像的存储空间大，因此直接加密或解密文件的效率不高。为了减少其存储空间和传输空间，可以仅加密/解密其被压缩的部分。

成熟的图像加密系统在安全机制方面不仅是柔韧的，而且也能够高度安全地运行，它应该具有如下特征：加密系统在计算上是安全的，对算法的攻击需要极长的时间，未经授权的用户无法读出特定的图像；加密和解密应该足够快速而且不会降低系统的性能，加密/解密算法应该简单，使得能够满足在个人计算机上使用；安全机制应该尽可能面面俱到；安全机制应该柔韧；加密数据不应该有比较大的膨胀[1]。

攻击者的最终目的就是确定使用的密钥，按照攻击者获取的信息分类，主要有以下四种攻击类型。

(1) 仅知密文攻击(ciphertext-only attack，COA)：攻击者仅具有一串密文，在这种情况下，攻击者会采用蛮力攻击(brute force attack，BFA)的方式。它基于穷举法对密钥进行搜索。

(2) 已知明文攻击(known-plaintext attack，KPA)：攻击者具有一串明文及其相对应的密文。以此来确定密钥或部分密钥。

(3) 选择明文攻击(chosen-plaintext attack，CPA)：攻击者可以选择明文输入包含加密算法和加密密钥的黑箱，这个黑箱输出相应的密文。攻击者利用明文-密文对累积起来的知识揭示密钥或一部分密钥。

(4) 选择密文攻击(chosen-ciphertext attack，CCA)：攻击者可以选择密文输入包含解密算法和解密密钥的黑箱，黑箱输出相应的明文。攻击者通过明文-密文对累积起来的知识常识揭示密钥或一部分密钥。

Kerckhoffs 原理表示：即使除密钥外的整个系统的一切都是公开的，这个密码体制也必须是安全的。尤其是即使攻击者知道系统的加密算法和解密算法，此系统也必须是安全的。

根据 Kerckhoffs 原理，攻击类型与提供的条件如表 8.1 所示。

表 8.1 攻击类型与提供的条件

攻击类型	加密分析提供的条件
仅知密文攻击	(1) 加密算法； (2) 密文
已知明文攻击	(1) 加密算法； (2) 密文； (3) 明文和明文对应的密文
选择明文攻击	(1) 加密算法； (2) 密文； (3) 由攻击者选择的明文和根据明文计算出的密文
选择密文攻击	(1) 加密算法； (2) 密文； (3) 由攻击者选择的密文和根据密文解密出的明文

8.1.2 几种典型的数字图像加密算法

针对这几种攻击类型，研究者提出了很多加密方案。1998 年，Fridrich[2]就提出了一种基于二维标准面包师映射的块加密算法。两年之后，Cheng 和 Guo 就将经典的 Logistic 映射应用在图像加密领域中[3]。随着研究的继续，越来越多的混沌系统，如 Lorenz 系统、蔡氏系统、Rossler 系统、陈氏系统被应用在图像加密领域[4-6]，它们都取得了很好的效果。

目前，图像加密算法按照加密思路主要分成以下六类[7]。

(1) 基于空间的像素置乱:其主要的置乱方法有 Arnold 变换、Baker 映射、幻方变换、魔方变换等。该方法的优点是计算复杂度较低，缺点是安全性不高，由于其不能改变像素值，通过对明文的像素直接对比就可以发现置乱规律。

(2) 基于变换域的加密：这种方案多利用离散傅里叶变换(discrete Fourier transform，DFT)、离散余弦变换(discrete cosine transform，DCT)、离散小波变换(discrete wavelet transformation，DWT)、分数傅里叶变换(fractional Fourier transform，FRFT)等方式，具有计算复杂度小、保密性能高的优点，但是，由于计算机精度有限，该方案在变换与反变换的时候存在精度损失，解密后的图像不会与原图像完全相同。

(3) 基于秘密分割与共享的加密：该方案把原文图像按照某种算法分割，并把分割后的数据交给不同的接收者，恢复原文时，则需要所有接收者共同参与。这种方案在实际应用时，会使得密文数据发生膨胀，给本来数据量就大的图像带来更大的存储和传输负担。

(4) 基于盲源分离的加密：盲源分离是信号处理领域的热门课题，它在源信号和混合参数均未知的前提下，能够从混合信号中分离得到源信号的估计。一些文献利用盲源分离来设计加密算法，由于盲源分离存在顺序性和幅度模糊性，这种方案解密得到的图像可能发生顺序变化和像素值反转。并且，盲源分离通常无法分离强相关信号。当明文图像之间相关性较强时，在盲源解密之前，必须对加密图像信号进行去相关预处理，如高通滤波、多分辨率子带分解等，这增加了解密运算量。另外，基于盲源分离的图像加密要求密钥图像与原明文图像大小相等，数量相同，这就对密钥的设置产生了更高的要求。

(5) 基于神经网络和元细胞自动机的加密：该方案利用神经网络具有非线性、联想记忆等特点，生成伪随机序列，利用该伪随机序列对图像进行加密，该方案简单易行，但是相比于基于混沌的图像加密，该方案的安全性还不够高。

(6) 基于混沌的加密：该方法利用混沌系统表现出来的非常复杂的伪随机特性，对初始条件和控制参数极端敏感的特性，设计相应的混沌系统，通过迭代得到伪随机序列，形成了良好的加密系统。

8.2　混沌理论概述

8.2.1　混沌的定义

由于迄今为止人们尚未彻底认清混沌系统的奇异性和复杂性，因此混沌至今尚无一个统一的确切的定义。数学上主要从以下几方面定义混沌：①从初值的敏感性出发的定义；②从 Li-Yorke 混沌角度得出的定义；③从熵的角度刻画出系统的复杂性，从而得出混沌的定义；④从回复性强这一属性来定义混沌。下面介绍离散混沌的定义。

1. Li-Yorke 定理的混沌定义

Li-Yorke 定理从区间映射的角度出发定义混沌。因此，先给出 Li-Yorke 定理[8]，之后介绍 Li-Yorke 给出的混沌的定义。

定理 8.1.1　假设 $f(x)$ 为 $[a,b]$ 上的连续自映射，若 $f(x)$ 存在周期 3，则对于任意正整数 n ，$f(x)$ 存在周期 n 。

定义 8.1.1　$[a,b]$ 上连续自映射是混沌的，如果其满足：

(1) f 的周期无上界；

(2) 存在不可数子集 $S \subset [a,b]$，S 中没有周期点，满足对于任意 $(x,y) \in S$，$x \neq y$，有

$$\lim_{n \to \infty} \inf \left| f^n(x) - f^n(y) \right| = 0 \tag{8.1}$$

式中，$f^n(\cdot) = f(f(f(\cdot)))$ 表示 n 重函数关系。

对于任意 $(x,y) \in S$，$x \neq y$，有

$$\lim_{n \to \infty} \sup \left| f^n(x) - f^n(y) \right| > 0 \tag{8.2}$$

对于任意 $x \in S$ 和任意周期点 $z \in [a,b]$，有

$$\lim_{n \to \infty} \sup \left| f^n(x) - f^n(z) \right| > 0 \tag{8.3}$$

从 Li-Yorke 定理的混沌定义可以看出，混沌运动具有以下三个特征：

(1) 存在无穷多个可数的稳定周期轨道；

(2) 存在无穷多个不可数稳定非周期轨道；

(3) 至少存在一个不稳定非周期轨道。

2. Devaney 的混沌定义

Devaney 从拓扑角度出发[9]，定义混沌内容如下。

定义 8.1.2　在度量空间 V 上的映射 $f:V \to V$ 是混沌的。如果其满足：

(1) 对初值的敏感性，即存在 $\delta > 0$，$\forall \varepsilon > 0$ 和 $\forall x \in V$，在 x 的 ε 邻域 I 内，存在 y 和自然数 n，使得距离 $d(f^n(x), f^n(y)) > \delta$；

(2) 拓扑传递性，对于 V 上的任意开集 X 和 Y，存在 $k > 0$，$f^k(x) \cap y \neq \varnothing$；

(3) f 的周期点集在 V 中稠密。

Devaney 的混沌定义从初值敏感依赖性、拓扑传递性等几个角度刻画了混沌运动的几个重要特征。混沌系统对于初值的敏感性表明无论相距多近的两个初始点 x 和 y，在映射 f 的多次作用下，两者之间的距离会扩大到一定程度 $(> \delta)$。拓扑传递性表明，在任意一点的邻域内，在 f 的反复作用下将遍历度量空间 V，说明 f 不可能分解为两个子系统，这两个子系统在 f 的作用下互不影响。周期点集在 V 中稠密意味着混沌系统存在规律性，并非混乱一片。

3. Wiggins 混沌定义

Devaney 的混沌定义仍然不是十分严格，文献[10]证明，如果 f 在 V 上连续，则根据定义 8.1.2 中的(1)和(2)可以推出(3)。在 1990 年，Wiggins 给出了一种新的混沌定义[11]：

定义 8.1.3　度量空间 V 上的映射 $f:V \to V$ 是混沌的，如果其满足：

(1) 对初值的敏感依赖性；

(2) 拓扑传递性。

以上这些混沌定义从数学的角度比较严格，但是物理意义却表现得不是很清楚，人们更容易接受的混沌定义[12]如下所述。

定义 8.1.4(混沌定义)　假设 S 是 f 的一个不变集，f 在 S 上是混沌的，如果下面条件成立：

(1) S 是孤立不变集；

(2) S 不可分解(S 拓扑传递)；

(3) f 在 S 上的限制具有对初始条件的敏感性。

有了离散系统的混沌定义，就不难定义连续系统中的混沌。与离散系统一样，连续系统中混沌最明显的特点也是对初值的敏感依赖性，因此，针对连续系统中的混沌，先给出敏感性的定义，然后给出连续系统的混沌具体定义。

定义 8.1.5(系统对初值敏感性的定义)　一个系统 $\dot{x} = F(x)$ 若满足在 x_0 处存在一个 $\gamma > 0$，使得对于任意一个 $\delta > 0$，存在某个 y_0，使得 $\|x_0 - y_0\| < \delta$，以及对某个 $\tau > 0$，有 $\|\varphi(\tau, y_0) - \varphi(\tau, x_0)\| \geqslant \gamma$，则称该系统对初始条件具有敏感性。

定义 8.1.6(连续系统的混沌定义)　假设 S 是一个不变集，$\dot{x} = f(x)$ 是混沌的，则以下三个条件成立：

(1) S 是孤立不变集；

(2) S 不可分解；

(3) $\varphi(\tau, x)$ 在 S 上对初始条件具有敏感性。

8.2.2　混沌系统的判断方法

混沌属于非线性系统，但并不是所有的非线性系统都是混沌的。对于一般的非线性系统，通常有以下几种方法来定量和定性地刻画系统是否是混沌的[13]。

1. 直接观测法

直接观测法是根据动力学系统的数值运算结果，画出相空间中相轨迹随时间的变化图，以及状态变量随时间的历程图。通过对比和分析来确定系统是否为混沌系统。在相空间中，周期运动对应于封闭曲线，而混沌运动则对应于一定区域内随机分离的永不封闭也永不相交的轨迹(奇异吸引子)。利用这种方法可以确定分岔点和普适常数。

2. 分频采样法

对于周期外力作用下的非线性振子，为了研究其倍周期分岔和混沌现象，可采用分频采样法，该方法是实验物理学中闪烁采样法的推广。为了避免复杂运动在相空间中轨迹混乱不清，可以只限于观察一定时间间隔(称为采样周期)在相空间的代表点(称为采样点)，这样原来在相空间的连续轨迹就被一系列离散点所代表。分频采样法目前是辨认长周期混沌带的最有效方法。

3. 庞加莱截面法

利用相图的方法可以简化复杂运动系统，但是对于有些非常复杂的系统，研究其轨道是非常困难的。例如，有些倍周期运动的周期倍数非常高，则其轨道看起来可能很混乱，从轨道来看很难把其与非周期运动区分开来，这时就要用庞加莱截面法来研究。它不仅容易区别周期和非周期，而且也能清楚地反映出动力系统在庞加莱截面上的相应结构。庞加莱截面法是多维相空间中选取一个恰当的截面，称为庞加莱截面。通过计算机画出庞加莱截面上的截点，然后观察截点的分布，从而判断出运动的性质。研究结果表明：当庞加莱截面上是一条封闭曲线时，运动是准周期的；当庞加莱界面上只有一个不动点或少数离散点时，运动是周期的；当庞加莱截面上是一些成片的密集点时，就是混沌运动。

4. 空间重构法

重构相空间的轨迹反映了系统状态的演化规律。定态对应于一个点；周期运动对应有限的点；混沌运动则对应具有一定分布形式或结构的离散点。

Lyapunov(李雅普诺夫)指数是反映系统动力学特性的一个重要定量指标，是对非线性映射产生的运动轨道相互趋近或分离的整体效果进行定量刻画。混沌运动的基本特点是运动对初始条件极为敏感，两个靠得很近的初值所产生的轨道随时间的推移按照指数方式分离，Lyapunov 指数就是定量描述这一现象的量。对混沌系统而言，正的 Lyapunov 指数表明轨道在每个局部都是不稳定的，相邻轨道按指数分离。但是，由于吸引子的有界性，轨道不可能分离到无限远处，所以只能在一个局限区域内反复折叠，但又永远互相不相交，由此形成了混沌吸引子的特殊结构。同时，正的 Lyapunov 指数也表示相邻点信息量的丢失，其值越大，信息量丢失越严重，混沌程度越高。

为了考察李雅普诺夫指数的含义，首先考察一维映射下的李雅普诺夫指数。考虑初值为 x_0 的点和它的临近点 $x_0 + \Delta x_0$ 在一维映射 $x_{n+1} = f(x_n)$ 下经过一次迭代后，两点间的距离为

$$\Delta_1 = f(x_0 + \Delta x) - f(x_0) = f'(x_0)\Delta x \tag{8.4}$$

经过 n 次迭代后，这两点间的距离为

$$\Delta_n = f^n(x_0 + \Delta x) - f^n(x_0) = \frac{\mathrm{d}f^{(n)}}{\mathrm{d}x}\bigg|_{x=x_0} \Delta x = \mathrm{e}^{\lambda n}\Delta x \tag{8.5}$$

式中，

$$\lambda = \frac{1}{n}\ln\frac{\Delta x_n}{\Delta x} = \frac{1}{n}\ln\left|\frac{\mathrm{d}f^{(n)}(x_0)}{\mathrm{d}x}\right| \tag{8.6}$$

这里用到了复合函数的链式法则：

$$\frac{\mathrm{d}f^{(n)}(x_0)}{\mathrm{d}x} = \frac{\mathrm{d}f(x_0)}{\mathrm{d}x}\frac{\mathrm{d}f(x_1)}{\mathrm{d}x}\frac{\mathrm{d}f(x_2)}{\mathrm{d}x}\cdots\frac{\mathrm{d}f(x_{n-1})}{\mathrm{d}x} \tag{8.7}$$

式中，

$$x_1 = f(x_0), x_2 = f(x_1) = f^2(x_0), \cdots \tag{8.8}$$

当式(8.6)的极限存在时就可以定义李雅普诺夫指数：

$$\lambda = \lim_{n\to\infty}\frac{1}{n}\sum_{i=0}^{n=1}\ln\left|f'(x_i)\right| \tag{8.9}$$

一维映射只有一个李雅普诺夫指数，当 $\lambda < 0$ 时，该映射趋向于一个不动点，表明该轨道稳定。当 $\lambda = 0$ 时，表明该映射处于周期变化的状态。当 $\lambda > 0$ 时，表明该轨道不稳定，相邻轨道按照指数分离；轨道在整体的稳定性因素(耗散性、有界性等)作用下反复折叠，形成混沌吸引子，这个时候，该一维映射处于混沌状态。

对于多维映射，将式(8.9)中 $f'(x_i)$ 换为多维映射的雅可比矩阵，即可得到多维映射的李雅普诺夫指数。

设 $f'(x_i)$ 为多维映射 $x_{i+1} = f(x_i)$ 的雅可比矩阵，即

$$f'(x) = \frac{\partial f}{\partial x} = \begin{bmatrix} \dfrac{\partial f_1}{\partial x_1} & \cdots & \dfrac{\partial f_1}{\partial x_n} \\ \vdots & & \vdots \\ \dfrac{\partial f_n}{\partial x_1} & \cdots & \dfrac{\partial f_n}{\partial x_n} \end{bmatrix} \tag{8.10}$$

令 $J_i = f'(x_0)f'(x_1)\cdots f'(x_{i-1})$，将 J_i 的 n 个复特征根取模后，依次从大到小排列为

$$\left|\lambda_1^{(i)}\right| \geqslant \left|\lambda_2^{(i)}\right| \geqslant \cdots \geqslant \left|\lambda_n^{(i)}\right| \tag{8.11}$$

则映射 $x_{i+1} = f(x_i)$ 的李雅普诺夫指数定义为

$$\lambda_k = \sum_{i\to\infty}\lim\frac{1}{i}\log(\lambda_k^{(i)}), \quad k = 1,2,\cdots,n \tag{8.12}$$

当时间趋于无穷时，李雅普诺夫指数可以定量描述迭代系统的动力学状态，如果在某方向上李雅普诺夫指数小于零，表明相邻的轨道在该点处收缩，运动稳定，对初始条件不敏感；如果在某方向上李雅普诺夫指数大于零，表明相邻的轨道按照 λ 的速率分离，这种运动对初始条件敏感；如果某方向上李雅普诺夫指数

为零，则在该方向上轨道既不发散，也不收缩。表 8.2 给出了部分微分动力系统的李雅普诺夫指数的性质。

表 8.2　部分微分动力系统的李雅普诺夫指数的性质

李雅普诺夫指数	符号	状态
一维 (λ)	+	发散
一维 (λ)	−	稳定不动点
二维 (λ_1, λ_2)	(−,−)	稳定不动点
二维 (λ_1, λ_2)	(0,−)	极限环
三维 $(\lambda_1, \lambda_2, \lambda_3)$	(−,−,−)	稳定不动点
三维 $(\lambda_1, \lambda_2, \lambda_3)$	(0,−,−)	极限环
三维 $(\lambda_1, \lambda_2, \lambda_3)$	(0,0,−)	二维环面
三维 $(\lambda_1, \lambda_2, \lambda_3)$	(+,+,0)	不稳定极限环
三维 $(\lambda_1, \lambda_2, \lambda_3)$	(+,0,0)	不稳定二维环面
三维 $(\lambda_1, \lambda_2, \lambda_3)$	(+,0,−)	混沌，奇异吸引子
四维 $(\lambda_1, \lambda_2, \lambda_3, \lambda_4)$	(+,0,−,−)	混沌，奇异吸引子
四维 $(\lambda_1, \lambda_2, \lambda_3, \lambda_4)$	(+,0,0,−)	亚超混沌(环面混沌)，奇异吸引子
四维 $(\lambda_1, \lambda_2, \lambda_3, \lambda_4)$	(+,+,0,−)	超混沌，奇异吸引子

8.2.3　几种经典的混沌系统

1. 蔡氏系统

1983 年，美国伯克利(Berkeley)大学的蔡少棠教授发明了蔡氏电路(Chua's circuit)，蔡氏电路因其简洁性和代表性而成为研究非线性电路中混沌的典范[14]。蔡氏电路是由线性电阻、电容、电感和非线性"蔡氏二极管"组成的三阶自治电路。它满足以下几种能够产生混沌的条件：①非线性元件不少于一个；②线性有效电阻不少于一个；③储能元件不少于三个。蔡氏电路如图 8.1 所示。典型的蔡氏电路如图 8.2 所示。

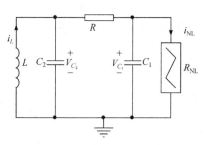

图 8.1　蔡氏电路框图

另一种典型的蔡氏电路如图 8.3 所示，也是经常被讨论的一个电路。

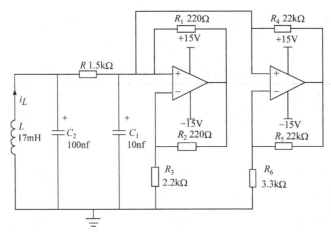

图 8.2　典型的蔡氏电路

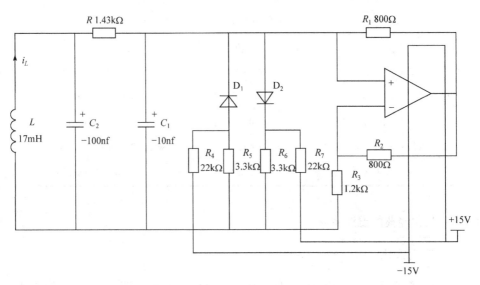

图 8.3　另一种典型的蔡氏电路

图 8.1 中，蔡氏电路状态方程为

$$
\begin{cases}
\dfrac{\mathrm{d}V_{C_1}}{\mathrm{d}t} = \dfrac{G}{C_1}(V_{C_2} - V_{C_1}) - \dfrac{1}{C_1}G(V_{C_1}) \\[2mm]
\dfrac{\mathrm{d}V_{C_2}}{\mathrm{d}t} = \dfrac{1}{C_2}i_L + \dfrac{G}{C_2}(V_{C_2} - V_{C_1}) \\[2mm]
\dfrac{\mathrm{d}i_L}{\mathrm{d}t} = -\dfrac{1}{L}V_{C_2}
\end{cases}
\tag{8.13}
$$

式中，V_{C_1}、V_{C_2} 和 i_L 分别是元件 C_1、C_2 两端的电压和通过电感的电流；G 是可调阻抗器 R 的电导；$G(V_{C_1})$ 为非线性负阻的 I-V 特性函数，该函数由式(8.14)计算：

$$I = G(V) = G_b V + \frac{1}{2}(G_a - G_b)[|V + E| - |V - E|] \tag{8.14}$$

可以看到，该 I-V 特性函数为一个三段分段线性函数，I 为流过非线性负阻的电流，V 为加在非线性负阻两端的电压；G_a 与 G_b 为分段非线性函数的斜率；E 为两个转折点的位置。I-V 特性函数图像如图 8.4 所示。

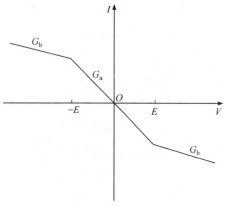

图 8.4　蔡氏电路 I-V 特性函数图像

式(8.13)是一个等式右端不显含时间的常微分方程组，系统状态由 V_{C_1}、V_{C_2} 和 i_L 三个状态变量描述，构成三维相空间。

典型蔡氏电路的电压、电流波形呈现复杂的运动形态，处于无休止的运动，不是周期性的运动，如图 8.5 所示，其中 C_1 的电压 V_1 与 i_L 在两个正、负数值之间跳来跳去，波形相同而极性相反；C_2 的电压 V_2 在零附近无规则地变化。

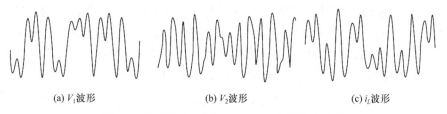

(a) V_1波形　　　　　　(b) V_2波形　　　　　　(c) i_L波形

图 8.5　典型蔡氏电路 V_1、V_2 和 i_L 信号输出波形

蔡氏电路的相图是 V_1-V_2-i_L 三维空间的相轨迹流线图，在 V_1-V_2、V_1-i_L、V_2-i_L 三个平面的相图分别如图 8.6(a)、(b)、(c)所示，将 3 个相图画在一起并用立体图的形式表示则如图 8.6(d)所示。由相图清楚可见，相图轨线在三维相空间中围绕两个点旋绕并在这两个点之间跳来跳去，永不闭合，运动是非周期性的。蔡氏电路的这一个运动形态被称为"双涡旋"，因为它的相图很像两个靠近的漩涡。图 8.6(e)是三维相图的形象化画法。

2. Lorenz 系统

美国气象学家 Lorenz 通过对对流实验的研究，得到了第一个表现奇异吸引子的连续动力系统。该系统描述了从水桶底部加热时，桶内液体的运动情况。加热

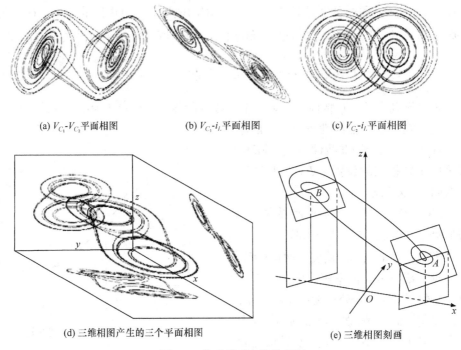

(a) V_{C_1}-V_{C_2}平面相图　　　　　　(b) V_{C_1}-i_L平面相图　　　　　　(c) V_{C_2}-i_L平面相图

(d) 三维相图产生的三个平面相图　　　　　　(e) 三维相图刻画

图 8.6　典型蔡氏电路的相图

时，底部的液体越来越热，并开始逐渐上升，产生对流，当提供足够的热量并保证不变时，对流便会以不规则湍流的运动方式开始运动。这个系统经过傅里叶分解、截断、无量纲化，得到一个三维的常微分方程组。Lorenz 系统是迄今为止被研究得最为深入的吸引子。Lorenz 系统的数学模型为

$$
\begin{cases}
\dot{x} = -10x + 10y \\
\dot{y} = -28x - y - xz \\
\dot{z} = -xy - \dfrac{8}{3}z
\end{cases}
\tag{8.15}
$$

式(8.15)的奇点为 $O(0,0,0)$、$A(6,6,27)$、$B(-6,-6,27)$。在奇点处线性近似系统的特征方程为

$$
\begin{bmatrix}
-10-\lambda & 10 & 0 \\
28-x & -1-\lambda & -x \\
y & x & -\dfrac{8}{3}-\lambda
\end{bmatrix}
\tag{8.16}
$$

相应的特征值：点 $(0,0,0)$ 对应的特征值为 $\lambda_1 = -\dfrac{8}{3}$，$\lambda_2 = 11.83$，$\lambda_3 = 22.83$；

点 (±6,±6,27) 对应的特征值为 $\lambda_1 = -13.85$，$\lambda_{2,3} = 0.094 \pm 10.19i$，三个奇点都有正实部的特征值，都不稳定。洛伦茨方程奇异吸引子三维相图如图 8.7 所示。

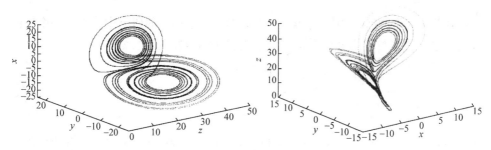

图 8.7　洛伦茨方程奇异吸引子三维相图

下面讨论图 8.7 所示吸引子。取李雅普诺夫函数：

$$V = 14x^2 + 5y^2 + 5(z-56)^2 \tag{8.17}$$

式中，$V(x,y,z) = C > 0$ 是一族同心椭球面。

$\dfrac{\mathrm{d}V}{\mathrm{d}t} = \dfrac{\partial V}{\partial x}\dot{x} + \dfrac{\partial V}{\partial y}\dot{y} + \dfrac{\partial V}{\partial z}\dot{z} = \left(\dfrac{\partial V}{\partial x}, \dfrac{\partial V}{\partial y}, \dfrac{\partial V}{\partial z}\right)(\dot{x},\dot{y},\dot{z})$ 是上述椭球的外法线方向与

方向场的数量积，具体为 $\dfrac{\mathrm{d}V}{\mathrm{d}t} = -10\left[28x^2 + y^2 + \dfrac{8}{3}(z-28)^2\right] - \dfrac{6272}{3}$。

因此，在椭球面

$$28x^2 + y^2 + \frac{8}{3}(z-28)^2 = \frac{6272}{30} \tag{8.18}$$

的外面，$\dfrac{\mathrm{d}V}{\mathrm{d}t} < 0$，即在式(8.18)的椭球面外面包围的光滑闭曲面上，式(8.15)所示轨迹线皆穿过闭曲面进入曲面内部。取一个这种光滑曲面为

$$14x^2 + 5y^2 + 5(z-56)^2 = 18000 \tag{8.19}$$

则奇点 O、A、B 与式(8.18)所示椭球面皆被包含在式(8.19)所示椭球面之内。式(8.19)所示椭球面 $V = C$ 所围之区域 D 是式(8.15)所示轨线的"捕捉区"，研究结果表明，式(8.15)所示轨迹无闭轨，而且在 D 内存在奇异吸引子，此奇异吸引子的维数是 2.06。

数值计算表明，相轨线在 A 附近绕若干圈之后下沉，然后甩到左侧，继而在 B 附近绕若干圈后再下沉，甩到右侧在 A 附近绕若干圈，如此，忽左忽右地往复徘徊，且每次在 A 附近或 B 附近绕行的圈数是随机的。这种确定系统的内部随机

性正是一种混沌表现，其长期行为是无法预测的。

3. 陈氏系统

陈关荣于1999年在混沌系统反控制(或称为混沌化)的研究中发现了一个新的系统，这个系统被称为陈氏系统。该系统的动力学方程为

$$\begin{cases} \dot{x} = a(y-x) \\ \dot{y} = (c-a)x - xz + cy \\ \dot{z} = xy - bz \end{cases} \tag{8.20}$$

式中，a、b、c是实参数。当$a=35$、$b=3$、$c=28$时，系统表现混沌行为，其奇异吸引子如图8.8所示。

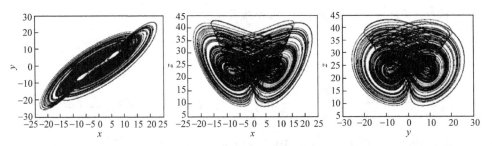

图 8.8　陈氏系统奇异吸引子

尽管陈氏系统看上去与Lorenz系统有着相似的结构，但它们是拓扑不等价的。

在Celikovský和Vaněček意义下，陈氏系统被证明是Lorenz系统的对偶系统：如果把陈氏系统写成线性部分Ax和二次型部分$f(x)$之和，即$\dot{x} = Ax + f(x)$，其中$A = [a_{ij}]_{3\times3}$，则对于线性部分，Lorenz系统满足$a_{12}a_{21} > 0$，陈氏系统满足$a_{12}a_{21} < 0$。

4. 吕氏系统

在2002年，吕金虎和陈关荣进一步发现了一个混沌系统，即吕氏系统，该系统满足$a_{12}a_{21} = 0$，刻画了Lorenz系统和陈氏系统之间的过渡。此系统可以描述为

$$\begin{cases} \dot{x} = a(y-x) \\ \dot{y} = xz + cy \\ \dot{z} = xy - bz \end{cases} \tag{8.21}$$

式中，a、b、c是实参数。当$a=36$、$b=3$、$c=20$时，系统表现混沌行为，其奇异吸引子如图8.9所示。

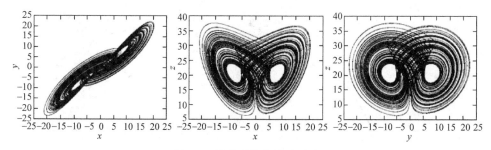

图 8.9　吕氏系统奇异吸引子

5. 统一系统

2002 年，一个"统一系统"被构造出来，作为 Lorenz 系统、吕氏系统和陈氏系统之间的光滑连接。该系统可以表述为

$$\begin{cases} \dot{x} = (25a+10)(y-x) \\ \dot{y} = (28-35a)x - xz + (29a-1)y \\ \dot{z} = xy - \dfrac{1}{3}(a+8)z \end{cases} \tag{8.22}$$

式中，a 是实参数。对于所有的 $a \in [0,1]$，系统处于混沌状态。

这个"统一系统"本质上是 Lorenz 系统和陈氏系统的凸组合。然而，它代表了由中间无穷多个混沌系统组成的整个家族，而 Lorenz 系统和陈氏系统是它的两个极端例子：当 $a=0$ 时，它是 Lorenz 系统；当 $a=1$ 时，它成为陈氏系统；当 a 在 0 与 1 之间变化时，所有的系统均保持混沌状态。

6. Logistic 映射

Logistic 映射即虫口模型，它是目前研究非常广泛的一种混沌映射。Logistic 映射的物理意义：在某一范围内单一种类的昆虫繁殖时，其子代数量远远大于其亲代数量，这样可以认为，在子代出生后，其亲代的数量可忽略不计。设 x_n 是某种昆虫第 n 年的个体数目，这个数目与年份有关，n 只取整数值，第 $n+1$ 年的数目为 x_{n+1}。

一维 Logistic 映射的表达式如下：

$$x_{n+1} = \mu x_n (1 - x_n) \tag{8.23}$$

式(8.23)由 3 个因素构成：x 是变量，表示"人口"，下标 n 表示"代"，x 取 0~1；μ 是增长系数，$\mu < 1$ 表示人口负增长，$\mu > 1$ 表示人口增长；$(1-x_n)$ 是环境限制因素。标准 Logistic 映射的分岔图和李雅普诺夫指数分别如图 8.10 和图 8.11 所示。

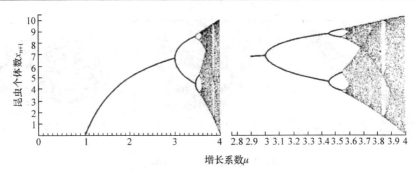

图 8.10　标准 Logistic 映射的分岔图

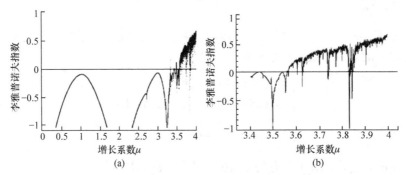

(a)　　　　　　　　　　　　　　　　(b)

图 8.11　标准 Logistic 映射的李雅普诺夫指数

如图 8.10 所示，$\mu=1\sim3$ 时呈现的特性是周期 1，$\mu=3\sim3.4$ 时呈现的特性是周期 2，之后分别是周期 4、周期 8、周期 16 等，$\mu>3.83$ 时呈现的特性是周期 6、周期 12、周期 24，等等。下面仔细分析周期 1 的一段曲线，将这些参数代入式(8.23)，因为：

$$x=\mu x(1-x) \tag{8.24}$$

解 x 的二次代数方程，得第一个解是 $x_1=0$，为该方程的稳定点，第二个解代入式(8.24)得 $\mu=1+\dfrac{x}{1-x}$，由于 x 为 $0\sim1$，得到 $\mu>1$，即周期 1 开始于 $\mu=1$。下面分析周期 2 的一段曲线，将这些参数代入式(8.24)，根据周期 2 的定义：

$$x_{n+2}=x_n \tag{8.25}$$

即

$$\begin{cases} x_1=\mu x_2(1-x_2) \\ x_2=\mu x_1(1-x_1) \end{cases} \tag{8.26}$$

解之得

$$\begin{cases} x_{1,2}=\dfrac{\mu+1\pm\sqrt{(\mu+1)(\mu-3)}}{2\mu} \\ x_1+x_2=1+\dfrac{1}{\mu} \end{cases} \tag{8.27}$$

由式(8.27)可得 $\mu > 3$，即周期 2 开始于 $\mu = 3$。分析周期 4 的一段曲线，计算结果是

$$\mu > 1 + \sqrt{6} = 3.4496 \tag{8.28}$$

总结以上几个数据，周期 2 的区间长度与周期 1 的区间长度之比是

$$\frac{3-1}{1+\sqrt{6}-3} = \frac{2}{\sqrt{6}-2} \approx 4.449 \tag{8.29}$$

以同样的方法得到周期 4 的区间长度与周期 2 的区间长度之比，以此类推，能够得到一个收敛的极限值。理论物理学家费根堡姆(Feigenbaum)于 1978 年对 Logistic 映射及其他的映射与方程进行全面、系统的研究，找到这个区间长度之比收敛的极限值是 4.66920…，是普遍存在于自然界的普适常数——费根堡姆常数，如同相对论中的光速常数与量子力学中此值的普朗克常数，具有深刻的哲学意义。

不过，Logistic 存在不同点的问题。

设 $f(x)$ 是由式(8.24)表示的 Logistic 映射，若映射 $f(x)$ 存在不动点 x，则由迭代方程

$$x_{n+1} = f(x_n) \tag{8.30}$$

得到的序列 $x_n(n = 0, 1, \cdots)$ 将收敛到方程：

$$x = f(x) \tag{8.31}$$

解方程

$$x = \mu x(1 - x) \tag{8.32}$$

得到

$$x_1 = 0, x_2 = 1 - \frac{1}{\mu} \tag{8.33}$$

显然，当 $x = 0$ 时，$f(x) = 0$，所以 $x = 0$ 是一个平凡点，即映射存在不动点，则其解 $x_2 = 1 - \frac{1}{\mu}$ 是其唯一的不动点。若初始点 $x_0 \in (0, 1)$，使得 $x_i = x_0 (i = 1, 2, \cdots)$，则称这种密钥为周期 1 平凡密钥，类似地，对于某个正整数 k，若使得 $x_k = x_0$，$x_{j+k} = x_k(j = 1, 2, \cdots)$，则这种密钥为周期 k 平凡序列。平凡密钥和拟平凡密钥的存在使得 Logistic 映射不能产生混沌序列，从而可能使整个加密失效，为防止这种现象发生，可以在加密方案中用混合混沌映射代替单个 Logistic 映射。

二维成对 Logistic 映射(2D coupled Logistic map)定义如下：

$$\begin{cases} x_1(n+1) = \mu_1 x_1(n)(1 - x_1(n)) + \gamma_1 x_2^2(n) \\ x_2(n+1) = \mu_2 x_2(n)(1 - x_2(n)) + \gamma_2(x_1(n) + x_1(n)x_2(n)) \end{cases} \tag{8.34}$$

这个映射具有 2 个二次项, 当 $2.75 < \mu_1 \leqslant 3.4$ 、$2.75 < \mu_2 \leqslant 3.45$ 、$0.15 < \gamma_1 \leqslant 0.21$ 、$0.13 < \gamma_2 \leqslant 0.15$ 时, 该映射称为混沌映射, 其中 $x_1(n) \in (0,1)$, $x_2(n) \in (0,1)$ 。

为了提高随机性和混沌序列加密性能, 将两个 Logistic 映射通过彼此的控制参数混合和关联, 形成成对 Logistic 映射, 其定义如下:

$$\begin{cases} x_{n+1} = \mu_x x_n (1 - x_n) \\ y_{n+1} = \mu_y x_n (1 - x_n) \end{cases} \tag{8.35}$$

式中, μ_x 和 μ_y 是参数; x_n 和 y_n 是混沌序列的值。参数 μ_x 和 μ_y 按照如下公式变化:

$$\mu_x = \begin{cases} 3.9, & 0 < y_j \leqslant 0.5 \\ 3.988, & 0.5 < y_j \end{cases} \tag{8.36}$$

$$\mu_y = \begin{cases} 3.9444, & 0 < x_i \leqslant 0.5 \\ 4.0, & 0.5 < x_i \end{cases} \tag{8.37}$$

7. 新型混沌系统及其伪随机序列性能分析

基于传统混沌系统的图像加密方案有以下几个问题: 第一, 经过几十年的发展, 传统混沌系统的研究已经成熟, 这些系统容易被分析、预测。例如, 作为最常见的基于混沌的伪随机序列产生器: Logistic 映射、帐篷映射和切比雪夫映射等一维离散混沌映射, 在图像加密系统中大量使用。然而, 使用这些混沌映射的加密系统可以通过基于相空间重构的非线性预测方法进行破解。第二, 离散混沌映射更容易表现出动力学特性的退化, 这使得使用混沌系统的加密方案变得不可靠。

基于以上考虑, 本节提出了一种新型简单的四阶双曲正弦混沌系统, 系统的方程为[15]

$$\begin{cases} \dot{x}_1 = 6x_2 - x_1 \\ \dot{x}_2 = x_3 \\ \dot{x}_3 = x_4 \\ \dot{x}_4 = -x_4 - \sinh(x_3) - x_1 \end{cases} \tag{8.38}$$

该系统在不同初始条件下会表现出不同的状态。例如, 当初始条件为 $(x_1, x_2, x_3, x_4) = (0.7, 0.9, 1.0, 1.3)$ 或 $(x_1, x_2, x_3, x_4) = (-0.7, -0.9, -1.0, -1.3)$ 时, 该系统会表现出周期特性。当系统的初始条件为 $(x_1, x_2, x_3, x_4) = (7, 9, 10, 13)$ 或 $(x_1, x_2, x_3, x_4) = (-7, -9, -10, -13)$ 时, 系统会表现出混沌特性。在初始条件为 $(x_1, x_2, x_3, x_4) = (7, 9, 10, 13)$ 的情况下, 系统的李雅普诺夫指数为 $(0.1268, 0, -0.9999, -1.1269)$ 。

当系统给定初始条件、仿真步长时, 在四阶龙格库塔算法不断迭代的条件下,就能迭代出伪随机序列。然而，NIST SP 800-22 的测试标准对序列的伪随机特性的测试结果表明，该序列的伪随机特性并不够强，这是因为该序列的概率分布具有一定规律。式(8.38)所示方程四个变量的概率密度分布如图 8.12 所示。

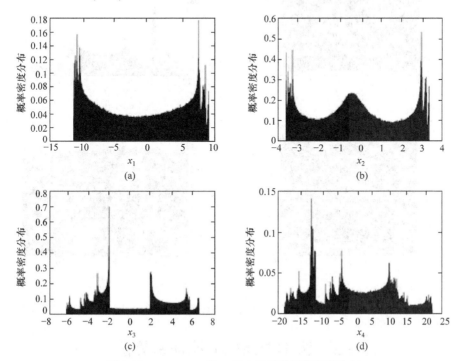

图 8.12　x_1、x_2、x_3 和 x_4 四个变量的概率密度分布

从图 8.12 中可以看到，该混沌系统的所有变量输出的伪随机序列并不满足均匀分布。这种情况可以使用降相关的方法，该方法的方程描述为

$$S_{\text{out}} = S_{\text{in}} \times 10^4 - \text{floor}(S_{\text{in}} \times 10^4) \tag{8.39}$$

式中，S_{in} 为输入序列，该序列可以选择变量 x_1、x_2、x_3、x_4；S_{out} 为输出序列。

根据 NIST SP 800-22 标准，对 x_1、x_2、x_3、x_4 经过式(8.39)后的伪随机特性的测试结果如表 8.3 所示：表明四阶龙格库塔算法能有效提高序列的伪随机特性。图 8.13 为 x_4 降相关操作前后的波形变化和概率密度分布变化，从该图中可以直观地看到，经过降相关操作后的序列，符合均匀分布特征。

表 8.3　统计特性分析(NIST SP 800-22)

序列	变量 x_1	变量 x_2	变量 x_3	变量 x_4
降相关前的混沌序列	失败	失败	失败	失败
降相关后的混沌序列	成功	成功	成功	成功

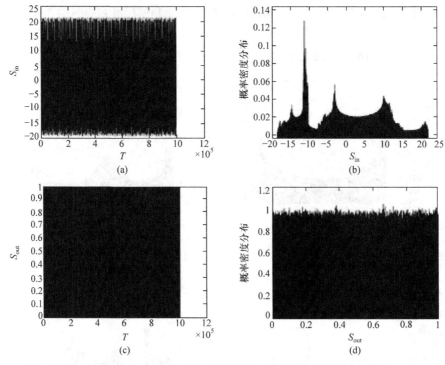

图 8.13　输出序列波形变化与概率密度分布变化图

8.3　医学图像的混沌加密算法

自 1988 年 Morris Collen 教授提出医院信息系统(hospital information system，HIS)的定义起，该方向经过几十年的发展，已经成为新兴的医学信息学(medical informatics)的重要分支。目前，国内的大型医院已经基本实现了信息化管理[16]。但是，该系统的普及尚不完善。此外，在已经使用 HIS 系统的医院中，由于经费和管理者的缺乏，针对医疗信息的保护还存在诸多方面的隐患。

医院信息系统包括医学影像信息系统 (picture archiving and communication systems，PACS)、临床信息系统(clinical information system，CIS)、放射学信息系统(radiology information system，RIS)、实验室信息系统(laboratory information system，LIS)和本节主要讨论的医学影像信息安全系统。

医学影像信息系统涉及的图像主要包括 X 射线成像[17]、计算机断层(CT)成像[18]、超声成像[19]、磁共振成像(MRI)[20]等，它们已经成为诊断疾病不可缺少的手段，所产生的医学图像能够直接反映一些疾病病理特征，是一些疾病最简便、最可靠的检测手段。这些医学图像一般存储在医院自有医学影像数据集和影像处理的服务器或者工作站中，如果不对该医学图像加密，就存在病人医疗信息容易被他人盗取、篡改等风险[21]。此外，远程医疗技术、基于云的电子病历信息与医学影像信息共享的发展，以及病例信息隐私保护法律的规范，催生和加速了医学影像信息加密技术的研究[22]。

8.3.1　混沌加密算法简介

8.2.3 小节已证明，简单四阶双曲正弦混沌系统经过降相关操作后产生的伪随机序列具有均匀分布的特性，通过 NIST SP 800-22 标准，可以将其直接应用在图像加密方案中，并能够取得很好的效果[15,23,24]。

简单双曲正弦混沌系统图像加密算法流程如图 8.14 所示。

该加密算法详细描述如下。

步骤 1：图像预处理，计算出图像大小，并根据计算出的图像大小产生出伪随机序列；

步骤 2：将伪随机序列中的每个元素进行降相关、取模等操作，并将输出结果与图像相应位置像素值进行异或操作；

步骤 3：将该伪随机序列的索引取出；

步骤 4：利用该索引序列，对步骤 2 的输出图像进行行置乱。

步骤 5：利用该索引序列，对步骤 4 的输出图像进行列置乱；

该加密算法的伪代码如算法 8.1 所示。

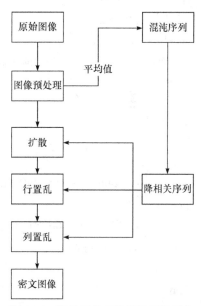

图 8.14　简单双曲正弦混沌系统图像加密算法流程图

算法 8.1　加密算法伪代码

输入：原始图像 Org_Img、混沌系统的初始条件及控制变量。

输出：加密后的图像 En_Img。

```
[m,n] ← size(Org_Img);
Avg_pixel_value ← mean2(Org_Img)*10^(-5)    % mean2 返回矩阵的均值


x(1) ← x(1) + Avg_pixel_value
y(1) ← y(1)
z(1) ← z(1)
u(1) ← u(1)
```

s(1) ← u(1)*10^4 – floor(u(1)*10^4)

For i=1:1:m*n　　　　　　　　　　%产生步骤 2 和步骤 4 所需的伪随机序列
[dx, dy, dz, du] ← Runge-Kutta (x(i), y(i), z(i), u(i))　　%调用四阶龙格库塔算法
x(i+1) ← x(i) +dx
y(i+1) ← y(i) +dy
z(i+1) ← z(i) +dz
u(i+1) ← u(i) +du
　　s(i+1) ← u(i+1)*10^4 – floor(u(i+1)*10^4)
End

Count=1　　　　　　　　　　　%计数标志
For i=1:m　　　　　　　　　　%扩散
　　For j=i:n
　　　　diff(Count) ← mod (s(Count)*10^14, 256)　%转换 S，使其可以与图像进
行异或
　　　　En_Dif(i,j)=bitxor(Org_Img(i,j), diff (Count));　%按位异或
　　　　Count= Count+1;
　　End
End

S_index ← Sort(s)
For i=1:n　　　　　　　　　　%列置乱
　　For j=1:m
　　　　En_per_col (i,j) ← Sort (En_Dif, S_index)
　　End
End
For i=1:m　　　　　　　　　　%行置乱
　　For j=1:n
　　　　En_Img (i,j) ← Sort (En_per_col, S_index)
　　End
End

该加密算法的解密过程为加密过程的逆过程。简单双曲正弦混沌系统图像解密算法流程如图 8.15 所示。

该解密算法详细描述如下。

步骤 1：根据图像大小和初始条件产生伪随机序列；

步骤 2：将该伪随机序列的索引序列取出；

步骤 3：用该索引序列进行行恢复；

步骤 4：用该索引序列进行列恢复；

步骤 5：置乱恢复，将伪随机序列中的每个元素进行降相关、取模等操作，并将输出结果与图像相应位置像素值进行异或操作；

步骤 6：图像重建，得到解密后的图像。

该解密算法的伪代码如算法 8.2 所示。

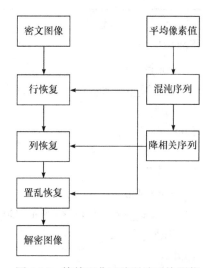

图 8.15　简单双曲正弦混沌系统图像解密算法流程

算法 8.2　解密算法伪代码

输入：加密后的图像 En_Img、初始条件及控制变量、原始图像平均像素值。

输出：原始图像 Org_Img。

```
[m,n] ← size(En_Img);
x(1) ← x(1) + Avg_pixel_value
y(1) ← y(1)
z(1) ← z(1)
u(1) ← u(1)
s(1) ← u(1)*10^4 – floor(u(1)*10^4)

For i=1:1:m*n                        %产生解密用的伪随机序列
[dx, dy, dz, du] ← Runge-Kutta (x(i), y(i), z(i), u(i))
x(i+1) ← x(i) +dx
y(i+1) ← y(i) +dy
z(i+1) ← z(i) +dz
u(i+1) ← u(i) +du
    s(i+1) ← u(i+1)*10^4 – floor(u(i+1)*10^4)
End
```

```
S_index ← Sort(s)
For i=1:m                              %行恢复
    For j=1:n
        De_per_row (i,j) ← Sort (En_Img, S_index)
    End
End

For i=1:n                              %列恢复
    For j=1:m
        De_per_col (i,j) ← Sort (De_per_row, S_index)
    End
End

Count=1                                %计数标志
For i=1:m                              %扩散恢复
    For j=i:n
        diff(Count) ← mod (s(Count)*10^14, 256) % transform s, which could be
used for XOR
        Org_Img (i,j)=bitxor(De_per_col (i,j), diff (Count)); % Bitwise exclusive OR
        Count= Count+1;
    End
End
```

8.3.2　实验结果

本小节实验选用乳腺 CT 图像和胸部 CT 图像作为测试的灰度图像，对 8.3.1
小节介绍的图像加密算法做了测试，加密测试结果如图 8.16 所示。

1. 密钥空间分析

密钥空间的大小往往与抵抗蛮力攻击的性能相关，密钥空间越大，通过蛮力
攻击进行数据破译就变得越不可能。密钥空间系统具有四个初始条件，吸引域内
的每个点都可以作为加密系统的密钥。由于吸引域的变化上限大于 1，因此可以
有 $10^{15\times4}=10^{60}$ 种选择，即系统的密钥空间远大于 10^{60}，这对一个成熟的加密系统
是足够的。

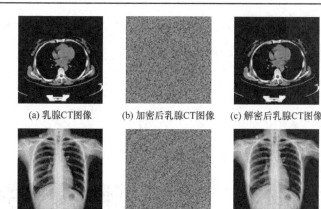

图 8.16　简单四阶双曲正弦混沌系统加密测试结果

2. 密钥敏感性分析

在控制变量和其他初始条件不变的情况下，仅仅将方案中 x 的初始值加上一个微小的增量，令该增量 $\Delta x = 10^{-14}$，得到系统的输出序列，如图 8.17 所示。可以看到，在图 8.17(a)中，两个变量的差值随着时间也呈现出伪随机的特性，进一步研究表明，该差值分布呈现正态分布特征，表明该系统密钥对初始条件极端敏感。为了进一步研究基于双曲正线混沌的加密系统的密钥敏感性，使用两个具有极小差异的密钥对同一幅图像进行加密，并将加密后的图像相减，结果如图 8.17(b)、(c)所示，从图中可以看到，两幅图像加密后的差值图如同噪声一般，进一步分析表明，在测试的两组图片中，原始图像和加密图像中不同像素的占比均达到了96%，这意味着，当密钥仅变化 10^{-14} 时，即可带来加密图像的巨大变化。因此，基于双曲正线的加密方案能够有效抵御已知明文攻击。

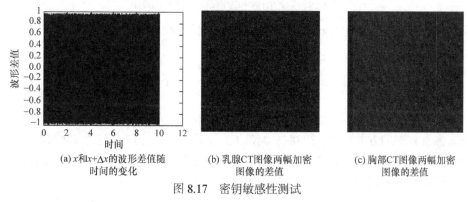

图 8.17　密钥敏感性测试

3. 直方图分析

直方图显示了像素之间的分布特征。一个理想的加密方案加密后的数字图像数据应该是均匀分布的, 以免攻击者从加密后的直方图中得到一些有用的信息。原始图像和加密后图像的直方图如图 8.18 所示。

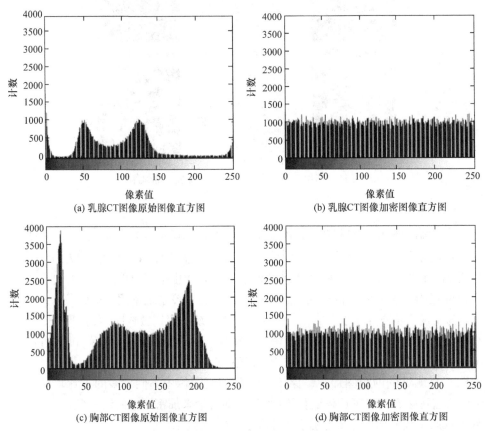

(a) 乳腺CT图像原始图像直方图　　　　　　(b) 乳腺CT图像加密图像直方图

(c) 胸部CT图像原始图像直方图　　　　　　(d) 胸部CT图像加密图像直方图

图 8.18　原始图像和加密后图像的直方图

为了进一步定量地分析直方图, 使用直方图方差来描述加密前后直方图的变化, 公式为

$$\text{var}(Z) = \frac{1}{n^2} \sum_{i=1}^{n} \sum_{j=1}^{n} \frac{1}{2} (z_i - z_j)^2 \tag{8.40}$$

经过计算得到, 本实验中, 乳腺 CT 原始图像直方图方差为 96979895, 而加密图像直方图的方差仅为 137381; 胸部 CT 原始图像直方图方差为 624214, 而加密图像直方图的方差仅为 142212。这表明, 该方案有效抹平原始图像的直方图信息, 使得系统可以有效抵御统计攻击的破译方式。

4. 相关性分析

图像像素之间往往具有很高的相关性, 这也是图像的冗余特性。因此, 一个有效的加密方案能够移除这些统计特性，使得它们能够抵抗如统计分析等攻击方式。该相邻像素的相关性如图 8.19 和图 8.20 所示。

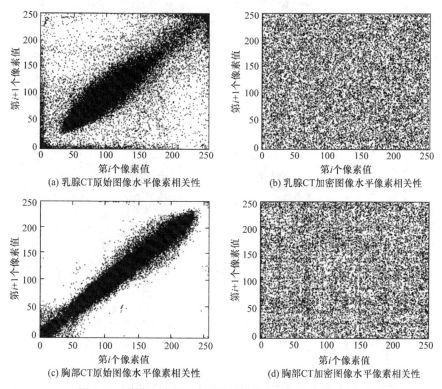

(a) 乳腺CT原始图像水平像素相关性

(b) 乳腺CT加密图像水平像素相关性

(c) 胸部CT原始图像水平像素相关性

(d) 胸部CT加密图像水平像素相关性

图 8.19 乳腺和胸部 CT 图像相邻像素相关性分析(水平)

为了进一步定量衡量该相关性，使用以下的公式：

$$\begin{cases} E(x) = \dfrac{1}{N}\sum_{i=1}^{N} x_i \\[2mm] D(x) = \dfrac{1}{N}\sum_{i=1}^{N}(x_i - E(x))^2 \\[2mm] \mathrm{Cov}(x,y) = \dfrac{1}{N}\sum_{i=1}^{N}(x_i - E(x))(y_i - E(y)) \\[2mm] \gamma_{x,y} = \dfrac{\mathrm{Cov}(x,y)}{\sqrt{D(x)D(y)}} \end{cases} \quad (8.41)$$

原始图像和加密图像相邻像素间的相关性如表 8.4 所示。

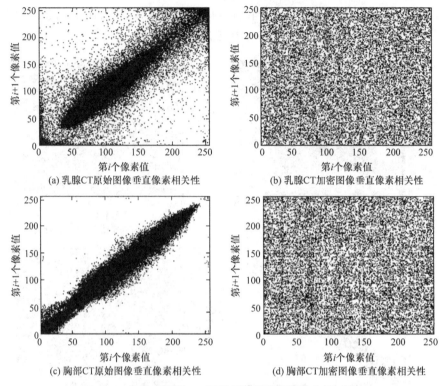

(a) 乳腺CT原始图像垂直像素相关性　　　　　(b) 乳腺CT加密图像垂直像素相关性

(c) 胸部CT原始图像垂直像素相关性　　　　　(d) 胸部CT加密图像垂直像素相关性

图 8.20　乳腺和胸部 CT 图像相邻像素相关性分析(垂直)

表 8.4　原始图像和加密图像相邻像素间的相关性

图像名称	方向	原始图像	加密图像
摄像者图像	水平方向	0.983146	0.001731
	垂直方向	0.990025	0.004141
	对角线方向	0.973249	0.000324
乳腺 CT 图像	水平方向	0.978292	0.002500
	垂直方向	0.955481	0.006207
	对角线方向	0.940737	0.003071
胸部 CT 图像	水平方向	0.994585	0.001267
	垂直方向	0.994761	0.001267
	对角线方向	0.991973	0.001558

该结果表明，系统可以有效抵御如统计攻击等攻击方式，具有较高的安全性。

5. 差分攻击分析

通常意义上，通过对原始图像某个部分做小的修改，然后追溯这部分改变在加密图像中的分布特征，可以推知原始图像和加密图像之间的联系。这种攻击方式被称为差分攻击。衡量抗差分攻击能力的指标主要为像素改变率(number of pixel change rates，NPCR)和归一化平均像素改变率(unified average changing intensity，UACI)，这两个指标的定义如下：

$$
\begin{cases}
\mathrm{NPCR} = \dfrac{\sum\limits_{i,j} D(i,j)}{W \times H} \times 100\% \\[4mm]
\mathrm{UACI} = \dfrac{1}{W \times H} \left[\sum\limits_{i,j} \dfrac{\left| c_1(i,j) - c_2(i,j) \right|}{255} \right] \times 100\%
\end{cases}
\tag{8.42}
$$

式中，c_1 和 c_2 是两张大小为 $M \times N$ 的图片。如果 $c_1(i,j) = c_2(i,j)$，则 $D_1(i,j) = 0$；反之，则 $D_1(i,j) = 1$。在乳腺 CT 图像加密实验中，NPCR 和 UACI 的值分别达到了 99.5804%和 33.3227%；在胸部 CT 图像加密实验中，NPCR 和 UACI 的值分别达到了 99.6159%和 33.6034%。本节提出了医学影像的混沌加密算法，并对方案进行了测试。测试结果表明，本方案可以抵御多种已知的图像加密攻击，这为安全的医学影像信息系统提供了基础。本章主要针对现有医学影像信息系统中的医学图像存在容易被他人盗取、篡改等风险，结合现有图像加密研究热点，研究了基于混沌系统的医学图像加密方案。

首先，本章从攻击者的角度介绍了几种图像加密系统的攻击方式，并由此引出了一个合格的图像加密方案应该满足的要求。根据这些要求分析了几种主流的图像加密系统的优缺点。其次，本章介绍了混沌理论，具体内容包括混沌系统的定义、混沌系统的判断方法及几种经典的混沌系统。在此基础上，本章还分析了现有混沌系统存在的问题，并提出了一种新型的混沌系统，分析了系统输出序列的伪随机特性。针对序列的概率密度分布存在一定统计特征，加密系统易被攻击者实现旁路攻击的问题，使用了降相关的方法。实验证明，该方法可以有效提高序列的伪随机特性。最后，本章将混沌系统应用在医学图像加密中。测试结果表明，这种混沌加密方法可以抵御多种已知的图像加密攻击，如蛮力攻击、已知明文攻击、已知密文攻击、选择明文攻击、选择密文攻击、统计攻击、差分攻击等。本章的内容为实现安全的医学影像信息系统提供了基础。

参 考 文 献

[1] 孙燮华. 图像加密算法与实践——基于 C#语言实现[M]. 北京: 科学出版社, 2013.

[2] FRIDRICH J. Symmetric ciphers based on two-dimensional chaotic maps[J]. International Journal of Bifurcation and Chaos, 1998, 8(6): 1259-1284.

[3] CHENG J, GUO J I. A new chaotic key-based design for image encryption and decryption[C]. 2000 IEEE International Symposium on Circuits and Systems, Geneva, 2000, 4: 49-52.

[4] CHEN G, MAO Y, CHUI C K. A symmetric image encryption scheme based on 3D chaotic cat maps[J]. Chaos, Solitons and Fractals, 2004, 21(3): 749-761.

[5] ZHANG X F, FAN J L. Digital image hiding technology based on chaos system [J]. Computer Engineering, 2007,28 (9): 134-136.

[6] ZHAO L, ZHANG X F, FAN J L. A digital image encryption algorithm based on chaotic sequences[J]. Micro-electronics and Computer, 2007, 24(2): 73-75.

[7] 文昌辞, 王沁, 苗晓宁, 等. 数字图像加密综述[J]. 计算机科学, 2012, 39(12):6-9.

[8] LI T Y, YORKE J A. Period three implies chaos[J]. The American Mathematical Monthly, 1975, 82(10): 985-992.

[9] DEVANEY R L. Introduction to Chaotic Dynamical Systems[M]. Boston: Addivon-Weslay, 1989.

[10] KIRCHGRABER U, STOFFER D. On the definition of chaos[J]. ZAMM-Journal of Applied Mathematics and Mechanics/Zeitschrift für Angewandte Mathematik und Mechanik, 1989, 69(7): 175-185.

[11] WIGGINS S. Introduction to Applied Nonlinear Dynamical System and Chaos[M]. New York: Springe-Verlag, 1990.

[12] 李清都. 混沌系统的分析与设计[D]. 武汉: 华中科技大学, 2008.

[13] 任涛, 井元伟, 姜囡. 混沌同步控制方法及在保密通信中的应用[M]. 北京: 机械工业出版社, 2015.

[14] 张新国, 马义德, 李守亮, 等. 非线性电路:基础分析与设计[M]. 北京: 高等教育出版社, 2011.

[15] LIU J, MA Y, LI S, et al. A new simple chaotic system and its application in medical image encryption[J]. Multimedia Tools and Applications, 2018, 77(17): 22787-22808.

[16] 刘欣. 浅谈医院信息管理系统的应用[J]. 数字技术与应用, 2011, (11): 205.

[17] STAMMBERGER H, JAKSE R, BEAUFORT F. Aspergillosis of the paranasal sinuses: X-ray diagnosis, histopathology, and clinical aspects[J]. Annals of Otology, Rhinology and Laryngology, 1984, 93(3): 251-256.

[18] SCARFE W C, FARMAN A G, SUKOVIC P. Clinical applications of cone-beam computed tomography in dental practice[J]. Journal-Canadian Dental Association, 2006, 72(1): 75-80.

[19] TRANQUART F, GRENIER N, EDER V, et al. Clinical use of ultrasound tissue harmonic imaging[J]. Ultrasound in Medicine and Biology, 1999, 25(6): 889-894.

[20] EDELMAN R R, HESSELINK J R, ZLATKIN M B. Clinical magnetic Resonance Imaging Vol 1[M]. Philadelphia: Saunders, 1996.

[21] APPARI A, JOHNSON M E. Information security and privacy in healthcare: Current state of research[J]. International Journal of Internet and Enterprise Management, 2010, 6(4): 279-314.

[22] WILKOWSKA W, ZIEFLE M. Privacy and data security in E-health: Requirements from the user's perspective[J]. Health Informatics Journal, 2012, 18(3): 191-201.

[23] LIU J, TANG S, LIAN J, et al. A novel fourth order chaotic system and its algorithm for medical image encryption[J]. Multidimensional Systems and Signal Processing, 2019, 30(4): 1637-1657.

[24] LIN Z, LIU J, LIAN J, et al. A novel fast image encryption algorithm for embedded systems[J]. Multimedia Tools and Applications, 2019, 78(14): 20511-20531.